운동 혁명

일러두기

이 책은 개인적인 경험과 연구 결과를 정리한 것으로 의료용 가이드나 치료법을 대체하지 않습니다. 저자와 출판사는 책의 내용을 적용하여 직간접적으로 발생한 손해에 책임지지 않으며, 의학적 의문이 있을 경우 사전에 의사와 상담하기를 권합니다.

Masterplan Gesundheit: Was Körper und Geist brauchen, um lange jung und fit zu bleiben
by Jörg Blech
© 2023 by Deutsche Verlags-Anstalt
a division of Penguin Random House Verlagsgruppe GmbH, München, Germany.

All rights reserved. No part of this book may be used or reproduced in any manner whatever without written permission except in the case of brief quotations embodied in critical articles or reviews.

Korean Translation Copyright © 2024 by Woongjin Think Big Co., Ltd.
Korean edition is published by arrangement with Penguin Random House Verlagsgruppe GmbH through BC Agency, Seoul

이 책의 한국어판 저작권은 BC에이전시를 통해 저작권사와 독점 계약을 맺은 웅진씽크빅에 있습니다. 저작권법에 의해 국내에서 보호를 받는 저작물이므로 무단 전재와 복제를 금합니다.

운동 혁명

Masterplan Gesundheit

외르크 블레히 지음 | 이덕임 옮김

병을 이기고 나이를 돌리는
내 몸을 위한 인생 튜닝

웅진 지식하우스

추천의 말

박용우
강북삼성병원 서울건진센터 및 성균관대학교 의과대학 임상교수
유튜브 〈박용우의 스위치온〉 운영자
『내 몸 혁명』 저자

혈압, 혈당, 콜레스테롤 수치를 떨어뜨릴 뿐 아니라, 허리둘레를 줄이고 뇌를 젊게 만들며 심장병, 중풍, 당뇨병, 우울증에 더 나아가 치매까지 예방해주는 약이 있다면? 유병장수 시대인 21세기를 살아가는 우리에게 꼭 필요한 이 만병통치약은 바로 '운동'이다. 물론 다른 약물치료와 마찬가지로 알맞은 용법과 용량이 있고 하루라도 일찍 처방받을수록 그 효과는 더 크다.

현대사회를 사는 인류는 체중과 뱃살이 꾸준히 늘어 다이어트가 필요한 몸이 되었다. 그런데 사람들은 지금 당장 '치료'를 받으려 하지 않는다. 바쁜 일정이 끝나고 여유가 생길 때 다이어트에 돌입하겠다는 것이다. 차일피일 미룰수록 몸은 더 망가지고 체중과 뱃살이 더 늘어날 거란 생각을 하지 못한다. 마찬가지로 오늘이 내 근육이 남은 인생에서 가장 많을 때란 사실도 직시하지 못한다. 앞으로 줄어들 일만 남았는데 말이다. 노년기 삶의 질을 뚝 떨어뜨리는 근감

소증은 가속노화의 결과물이고 난치병이다. 예방이 최선의 치료이고 치료의 시작은 지금부터여야 한다.

저자는 평균수명이 늘어난 현대인들에게 건강수명을 늘리고 노년기 삶의 질을 유지하기 위해서는 지금부터 '근육 테크'를 시작해야 한다고 강조한다. 꼼짝 않고 앉아 있거나 누워 있는 시간이 많고 규칙적 운동이라는 만병통치약이 포함되지 않는다면 아무리 초가공식품을 멀리하고 항노화 치료에 집중해도 뇌 건강, 면역력을 유지할 수 없고 근감소증을 피할 수 없다. 내 저서『내 몸 혁명』에서 조금 아쉬웠던 운동 관련 내용을 깊이 있게 다뤄준 책이 출간되어 반가운 마음이다.

프롤로그

더 젊게
20년 더 오래 사는 건강의 비밀

움직이는 멋진 기계를 선물 받았는데 작동법을 제대로 모른다고 상상해보자. 그래서 수명을 늘리기 위해 사용 빈도를 줄인다면 어떤 일이 벌어질까. 또 내연기관의 종류에 대해 제대로 설명받은 적이 없어서 무작정 불이 잘 붙는다는 고효율 연료로 탱크를 채운다면 어떨까. 알고 보니 그것이 기계의 엔진에 맞지 않는 연료였다면? 오히려 독이 되어 기계의 수명을 더 단축시키고 말 것이다. 게다가 이 모든 것을 관장하는 제어센터가 뛰어난 성능을 지녔다는 사실을 잊은 채, 오래된 하드웨어에 실망해 새 소프트웨어 설치까지 미룬다면 상황은 더 나빠질 수 있다.

이 기계는 다름 아닌 우리의 몸이다. 우리가 삶을 영위하는 경이로운 수단이다. 그런데 우리 몸의 많은 부분이 우리가 생각하는 것과 다르게 작동하기 때문에 우리는 종종 이것을 잘못 '작동'시키곤 한다. 한 예로, 관절은 아낄 필요가 없다. 활동할수록 오히려 기능이 왕성해진다. 또 장은 혼자서 음식을 소화하는 것이 아니라 수억 수조 개의 박테리아의 도움을 받아서 소화를 담당한다. 때문에 장 건강을 위해서는 박테리아를 관리해야 한다. 뿐만 아니라 우리가 끊임없이 도전하고 새로운 과제를 부여하면 마음은 노년기에도 활력과 민첩성을 유지할 수 있다.

이런 예들만 봐도 몸과 영혼에 대한 비과학적인 생각이 꽤나 많이 퍼져 있다는 것을 알 수 있다. 놀랍게도 연구를 진행하면서 건강에 대한 확고한 통념이 실제로는 의학적 신화에 불과하다는 사실을 여러 번 발견했다.

나이가 들면서 기력을 잃는 것은 피할 수 없는 삶의 과정처럼 보이지만, 우리는 사실 100년 동안 활력을 유지할 수 있다. 당신이 건강에 대해서 잘못 알고 있는 상식을 그대로 따르지만 않는다면 말이다. 대개 사람들은 심혈관 질환이 암보다 덜 위협적이라며 간과한다. 실제로 건강에 심각한 영향을 미칠 수 있는데도 말이다. 그 위험성을 빨리 인식하고 예방하고자 한다면, 쉽게 예방할 수 있음에도 그 시기를 놓친다. 그리고 기억력 감퇴를 노화의 과정으로 당연하게 받아들인 탓에 뇌를 보호할 방법이 얼마든지 있지만 실천하지 못한다.

이러한 의학적 문제와 오류를 감지하는 것이 어려운 이유는 그것들이 그럴듯하게 들리기 때문만은 아니다. 수많은 의사가 이야기한 다양한 이론들이 대중의 의식 속에 깊이 자리 잡고 있기 때문이다. 허리 통증의 원인이라고 하면 대부분 추간판(디스크)을 떠올리겠지만 근육의 긴장과 정신적 스트레스가 더 큰 원인일 수 있다. 허리 질환을 진단받은 후 운동을 하는 것이 회복에 더 큰 도움이 될 수 있음에도 대부분의 환자는 움직임을 줄이라는 의사의 권유를 받는다.

체중 감량도 의학적 가이드북에 적힌 설명과는 상당히 다른 방식으로 작용한다. 우리는 제대로 된 사용 설명서 없이는 소중한 기계를 다루려고 감히 시도하지 않는다. 그런데 몸에 관한 한 그렇게 한다. 사람들의 이런 무모함 때문에 이 책을 쓰게 됐다.

이 책은 25년간 의학 저널리스트로 일하면서 연구한 내용을 요약한 것이다. 그 과정에서 나는 사회에 만연해 있는 몸에 관한 기존의 설명에 의문을 제기하지 않을 수 없었다. 호기심 많은 과학자이자 의심 많은 저널리스트로서 나는 오로지 사람들을 깨우치기 위해 있는 그대로를 전하고자 한다. 또한 이 책은 건강관리라는 주제에 대한 과학적 연구의 결론이다. 다양한 환자와 심리학자, 생물학자, 인류학자, 의사, 교수, 주치의, 자연요법사 들이 이 주제에 대한 정보를 기꺼이 나눠주었다. 이 책은 그분들에게 큰 빚을 지고 있다.

작가라는 직업이 가진 멋진 점은 독자들과 대화를 나눌 수 있다는 것이다. 내 글을 읽은 사람은 대부분 깨달음을 얻었다고 말했지만 때로는 비판적인 내용도 있었다. 나는 이 모든 반응에 깊이 감사한다. 그 마음이 이 책에도 어느 정도 반영되어 있으리라 믿는다.

이 책은 누구를 옹호하거나 찬양하기 위해서 쓴 것이 아니다. 누구나 활동적이고 건강한 라이프스타일을 유지해야 할 의무가 있는 것도 아니다. 몸이 아플 때는 어떤 방식으로든 자신이 원하는 대로 치료하는 것도 괜찮다. 다만 몸이 아프고 병들었을 때 무엇을 할 수 있을지에서 한 발 더 나아가 어떻게 하면 건강을 유지할 수 있는지에 초점을 맞추고자 한다. 오랫동안 이어져 내려온 통념과는 달리,

우리 몸의 구조는 많은 부분이 고정되어 있지 않으며, 스스로 재생하고 회춘할 능력을 갖추고 있다. 그렇기 때문에 늦더라도 아니, 적어도 중년기에는 건강을 위한 계획을 세우는 것이 좋다. 긍정적인 효과는 반드시 나타난다. 몸의 통증과 아픔이 점차 사라지며, 삶이 더욱 건강하고 균형 잡히고 행복하다는 느낌을 받게 될 것이다. 물론, 이런 개선의 노력은 빠르면 빠를수록 좋다.

이 책은 전통적인 의미의 가이드북 그 이상을 목표로 한다. 더 오래, 건강하게 살기 위해 무엇을 할 수 있는지뿐만 아니라 우리 몸에 무엇이 왜 필요한지에 대해서도 설명할 예정이다. 몸이 정말로 무엇을 원하는지를 잘 알면 그것을 충족시키기 위해 효과적으로 노력할 수 있다. 이 책은 건강을 유지하는 비밀을 밝혀내고, 건강한 모습으로 더 오래 사는 방법을 찾기 위한 여정의 길잡이가 될 것이다.

차례

추천의 말 4

프롤로그 6

1부 몸과 진화의학
"우리 몸은 더 움직이도록 설계되었다"

1장 인간은 왜 병에 걸리는가   17
진화의학으로 보는 우리 몸의 비밀

TIP 옛날 사람처럼 살아라

2장 앉거나 눕는 것은 망하는 지름길이다   45
모든 신체 시스템에 악영향을 끼치는 비활동의 위협

TIP 지금 당장 침대에서 일어나라

3장 근력은 나이까지 되돌린다   60
근력 테크의 놀라운 효과

TIP 그럼에도 근육을 사랑하라

4장 면역력은 당신의 생활 습관에 달렸다   87
바이러스를 이기는 절대 비결

TIP 운동이라는 백신을 맞아라

2부 질병과 운동

"근력 운동만 한 예방과 보약은 없다"

5장 삶을 망치는 허리 통증, 수술만이 답이 아니다 109
거짓말을 하지 않는 허리 강화 운동

TIP 아픈 허리를 다시 움직여라

6장 무릎 통증의 명약은 체중 감량이다 137
평생 후회 없이 걷기 위해 오늘 우리가 해야 할 일

TIP 아스팔트 위가 아닌 숲길을 걸어라

7장 암을 이겨낸 사람들의 선택 158
암 환자의 천연 항암제, 운동의 힘

TIP 운동으로 세포가 암과 싸우게 하라

8장 소리 없이 찾아오는 심혈관 질환을 막아라 178
심근세포를 다시 재생시키는 가장 저렴한 방법

TIP 심장이 좋아하는 중강도 지구력 운동을 시작하라

3부 운동과 건강한 삶

"방패 같은 몸을 만들면 인생이 달라진다"

9장 장 속의 슈퍼히어로가 활력을 만든다 201
매일 식이섬유 30그램 섭취의 위력

TIP 장내 유익균을 훈련시켜라

10장 왜 운동해도 몸무게가 줄지 않을까 225
체지방을 불태우는 간헐적 단식과 공복 운동

TIP 근육은 일하게 하고 소화기관은 쉬게 하라

11장 운동할수록 뇌도 젊어진다 254
해마의 부피도 늘리는 운동이라는 마법

TIP 죽어가는 뇌세포를 운동으로 되살려라

12장 왜 남성이 여성보다 먼저 죽을까? 276
기대수명을 깎는 잘못된 생활 습관

TIP 최대한 수도사처럼 살아라

13장 마음에도 근력이 필요하다 292
마음을 위한 운동, 명상의 치유력

TIP 항우울제만큼 효과적인 마음 이완에 힘쓰라

정리하며 몸과 마음을 위한
궁극의 건강 마스터플랜 313

TIP 이렇게 당신의 건강수명을 23년 연장하라

감사의 말 337

그림 및 도표 출처 339

참고문헌 341

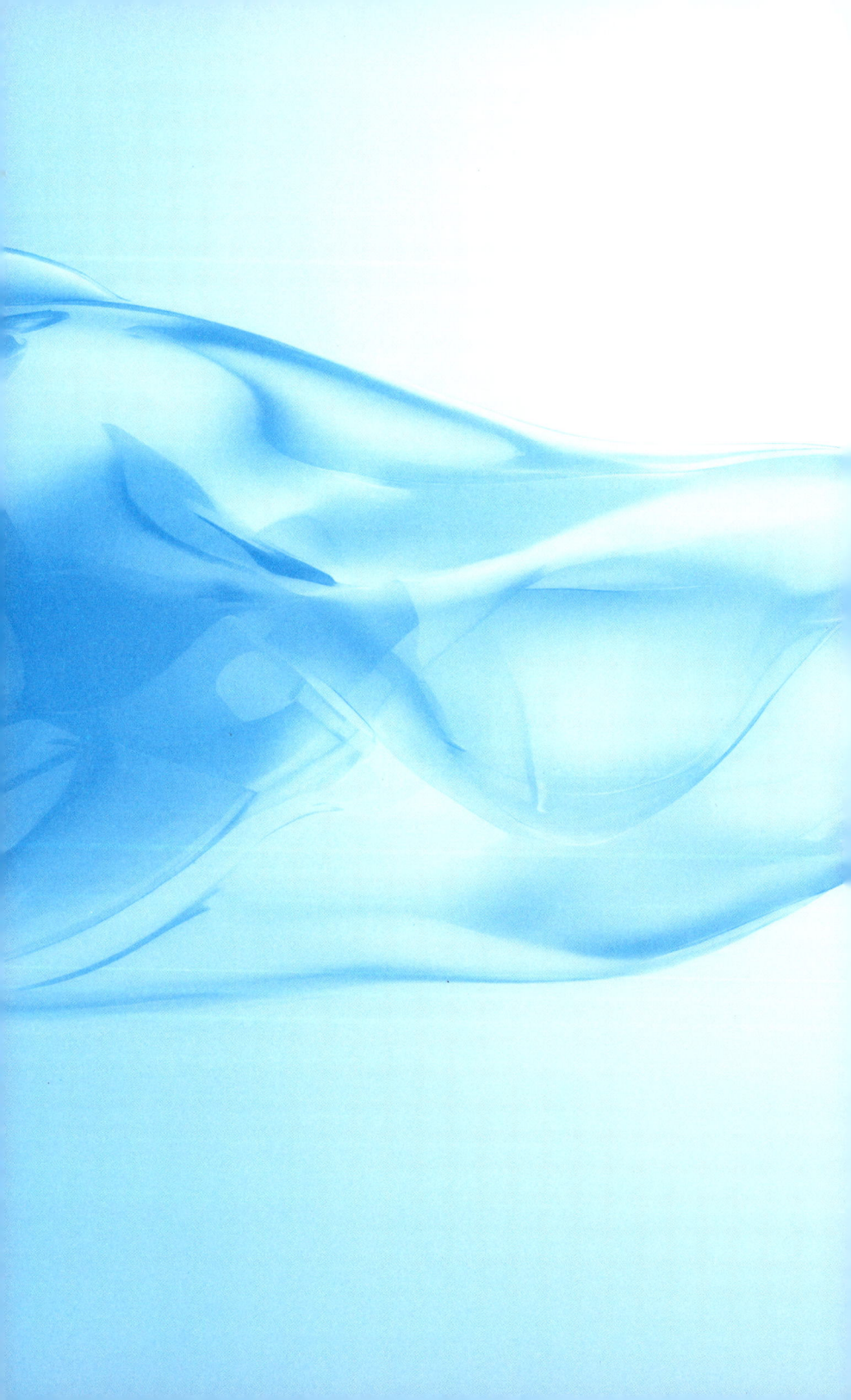

1부

몸과 진화의학

"우리 몸은 더 움직이도록 설계되었다"

1장

인간은 왜 병에 걸리는가

진화의학으로 보는 우리 몸의 비밀

 사실 우리 몸이 그다지 건강하지 않다는 것은 놀라운 일이다. 영국의 생물학자 찰스 다윈이 설명한 자연선택의 원리에 따르면 말이다. 그는 각 세대마다 생존에 유리한 적자만이 살아남는다고 말했다. 하지만 살아남았다고 하여 오늘날 현대인이 늘 넘치는 건강을 자랑하는 것은 아니다. 인류의 진화 기간이 너무 짧았기 때문이라는 주장도 있지만, 그것만으로는 이 간극을 설명할 수 없다. 약 600만 년 동안 기후 붕괴, 자원 부족, 운석 충돌과 같은 일이 일어나지 않았다면 인간의 선조인 유인원은 병이나 죽음을 두려워할 필요가 없는 존재로 진화했을 수 있다.

 하지만 현실은 그러지 못했다. 우리는 여러 측면에서 결핍된 존재다. 왜 우리 몸에는 고기 뼈나 생선 가시 같은 음식물이 걸려서 질식할 수 있는 위험이 있는데도 식도와 호흡기가 교차하여 자리 잡고 있는 걸까? 왜 우리는 설탕과 지방이 많이 함유된 음식을 과잉 섭취하면 동맥경화가 올 수 있다는 것을 알면서도 절제하지 못할까? 이것이야말로 우리가 나이프와 포크로 자신의 목숨을 끊는 것이나 다름없는 일인데도 말이다. 게다가 어째서 많은 사람의 뇌는 노년기가 되면 수명이 다한 듯 더 이상 자기가 살아온 삶조차 기억하지 못하는 것일까?

 의학은 눈부신 진보를 거듭하며 특정 질병의 전조 증상과 위험 요인까지 점점 더 정확하게 밝혀내고 있다. 그래서 우리는 이제 특정 질환에 걸리는 이유를 이해하게 되었다. 하지만 이 지식이 완전하지는 않다. 의사는 종종 기계공의 관점으로 신체를 바라본다. 피와 살로 이루어진 이 기계가 어떻게 작동하는지, 무엇이 잘못되었는지, 어떻게 손상을 복구할 수 있는지 알아내려고 한다.

 반면 진화의학進化醫學은 더 근본적인 질문을 던진다. 질병은 왜 존재하는가? 신체는 왜 지금과 같은 모습이 되었는가? 우리에게는 왜 규칙적인 운동이 필요한가? 그 반대의 측면도 탐구한다. 신체 활동은 과연 몸에 스트레스를 주고 마모를 가속해 수명을 단축하는가?

 미국의 의사인 랜돌프 네스Randolph Nesse와 생물학자 조지 윌리엄스George Williams는 공저 『인간은 왜 병에 걸리는가』(사이언스북스, 1999)에서 "경이로울 정도로 잘 만들어진 기계에 왜 그렇게 많은 약점과 결함, 임시방편이 존재하여 우리를 질병에 취약하게 만드는지는 의학의 최대 미스터리"라는 질문을 던졌다. 이 책은 여러 언어로 번역되었으며 건강에 대한 완전히 새로운 관점을 제시하는 선언문으로 여겨진다.

 진화의학은 질병의 진정한 원인을 이해하고, 예방하며, 치료하기 위해 진화의 관점에서 질병을 바라본다. 겉보기에 무의미해 보이는 질병에도 종종 진화생물학자의 관점에서는 그럴듯한 이유가 있을 수 있다. 또한 진화의학에 따르면 우리 몸의 단점 중 일부는 생존과 적응을 위해 균형을 맞추려는 타협의 결과로 보여지기도 한다. 이러한 관점에서 대부분의 질병은 우리의 몸이 현대사회의 환경과 생활 방식에 적응하지 못했기 때문에 발생하는 것으로 해석된다. 그리고 현재는 더 많은 생물학자와 의사가 이 근본적인 관점에 주목하며, 우리 조상이 신체를 어떻게 형성하고 움직이며 살아왔는지를 연구 대상으로 삼고 있다. 또한 인간의 몸과 오늘날의 환경 사이의 부조화를 어떻게 줄일 수 있는지에 대해서도 숙고하고 있다.

문명의 발달이 우리 몸에 남긴 결함들

진화의학 분야의 선구자 중 한 명인 미국의 인류학자 대니얼 리버먼 Daniel Lieberman 은 자신의 연구를 매혹적인 이야기로 풀어내는 뛰어난 재주가 있다. 그는 30년 전부터 인체의 진화에 관심을 두었다. 그는 하버드 대학의 붉은 벽돌 건물에 자리 잡은 인간진화생물학과 Human Evolutionary Biology 를 수년간 이끌고 있다.

그를 처음 만난 날, 리버먼은 한 방으로 나를 안내했다. 긴 복도를 지나 문을 열고 들어가보니 고요함이 감도는 곳 한쪽에 해골이 있었고 철제 선반에는 수천 개의 골판지상자가 진열되어 있었다. 나는 그 상자들이 사람들의 유해를 보관하는 데 사용된 사실을 곧

알게 되었다. 리버먼은 뼈 보관실, 더 정확하게는 하버드 대학 산하의 피바디Peabody 박물관 골학osteological 수집물 보관소로 나를 데려간 것이다.

리버먼은 선반에서 무작위로 택한 57886번 상자의 뚜껑을 열고 갈색 두개골을 꺼냈다. 그는 오른쪽 검지손가락으로 해골 위턱의 고른 치아열을 만지며 열정적인 눈빛으로 나를 바라보았다. 그가 말했다.

"얼마나 근사하게 배열되어 있는지 한번 보시죠. 어금니도 모두 제자리에 있지요!"

이 두개골은 수백 년 전의 것이었다. 해골 주인은 교정기를 착용한 적이 없지만 부러울 정도로 치아가 가지런했다. 그 이유는 아마도 동물의 힘줄과 식이섬유가 많이 포함된 당시의 식단 덕분일 것이다. 당시 사람들은 음식물을 한입이라도 삼키려면 그것을 꼭꼭 씹어야 했다. 리버먼은 이를 이렇게 표현했다.

"턱에는 기계적 압력이 필요합니다. 그래야 턱뼈가 충분히 성장하고 각 치아를 위한 공간을 제대로 확보할 수 있지요."

반면 대량 산업으로 제조된 부드러운 음식을 섭취하는 현대인들은 치아가 비뚤게 자랄 가능성이 더 크다. 리버먼은 바위너구리를 대상으로 한 먹이 실험을 통해 이 연관성을 과학적으로 증명해 보였다. 아프리카와 서아시아에 서식하는 초식동물인 바위너구리는 해부학적으로 인간과 매우 유사하게 어금니로 먹이를 부숴 먹는다. 리버먼의 연구팀은 성장 중인 바위너구리에게 잘게 썬 사과, 당근, 고구마를 전자레인지에 부드러워질 때까지 조리한 이질적인 사료를 3개월 동안 먹인 후 이들의 두개골을 측정했다. 그러자 놀라운 결과가 드러났다. 말린 과일과 채소 같은 딱딱한 먹이를 먹은 대조군에 비해 부드러운 사료를 먹은 바위너구리의 턱이 어림잡아 6%나 더 작아진 것이다.

이러한 결과는 가공식품을 주로 먹는 어린이와 청소년에게 그대로 적용될 수 있다. 공장에서 생산되는 가공식품은 어린 소비자들이 더 쉽게 삼킬 수 있도록 부드럽게 만들어진다. 그 영향을 받은 아이들의 턱은 점점 작아지고 치아는 비뚤어져서 와이어로 교정해야만 모양을 되돌릴 수 있게 되었다. 이런 현상은 이미 많은 선진국 청소년에게서 일반적으로 볼 수 있게 된 지 오래다.

진화가 건강에 미치는 영향을 보여주는 또 다른 예는 발이다. 신발은 상처로부터 우리를 보호하고 보온을 유지하지만, 발의 자연스러운 발달을 방해하기도 한다. 인도의 어린이 2,300명을 대상으로 연구한 결과에 따르면 항상 맨발로 걷는 아이들이 평발인 경우는 2.8%에 불과했다. 이와 대조적으로 신발을 신는 아이들은 13.2%의 수치를 보였다. 신발이 발의 특정 근육을 위축시키고 충분히 사용하지 못하게 하여 발의 아치 부분이 아래로 내려가는 원인이 될 수 있는 것이다.

또 다른 예로 눈을 들 수 있다. 독일에서는 고등학교를 졸업할 때쯤이면 학생의 30~40%가 근시 판정을 받는다고 한다. 또 한국 어린이의 73% 정도가 근시라는 연구 결과도 있다. 2050년에는 전 세계 인구의 절반이 근시가 될 것이라는 전망은 더 큰 위기감을 불러일으킨다. 실내에서 책을 읽거나 모니터를 보거나 근거리 작업을 오래 하다 보면 성장 중인 안구가 지나치게 길어져서 초점이 맞는 먼 곳의 물체만 볼 수 있게 된다. 반면 실외의 빛은 안구가 지나치게 길어지는 것을 억제하는 효과가 있다. 그러니 눈을 위해서라도 아이들은 밖에서 열심히 뛰어놀아야 한다.

진화의 한계

우리가 왜 질병에 취약한가에 대해서 진화생물학은 많은 통찰을 제공한다. 시카고 대학의 고생물학자 닐 슈빈Neil Shubin은 이렇게 설명한다.

"우리를 괴롭히는 거의 모든 질병에는 포유류에서 어류를 비롯하여 그 너머까지 거슬러 올라가는 역사적 요소가 있습니다."

그는 인체를 자동차 폭스바겐 비틀에 비유한다. 폭스바겐은 수십 년 동안 시장에 출시되었지만 기술적인 변화는 거의 없었다. 특유의 원형을 유지한 채 전방이 아닌 트렁크에 공기 냉각식 엔진이 탑재된 초기 모델을 수정하는 데 한계가 있었기 때문이다. 더는 모델을 수정할 수 없다는 사실은 엔지니어들을 절망에 빠뜨렸다.

우리 몸도 상황이 비슷하다. 기껏해야 좁은 틀 안에서만 변경할 수 있다. 그런 면에서 진화의 혁신은 결코 큰 도약이 아니라 늘 타협을 통해 이루어진 결과인 셈이다. 그리고 이 중 일부는 앞서 언급한, 식도와 기도의 교차로 인해 발생하는 위험으로 이어지기도 한다. 이상해 보일지 모르겠지만 안전을 위해서라면 인간의 입은 이마에, 코는 목에 달려 있는 편이 훨씬 나을 것이다.

남성의 전립선은 요도를 둘러싸고 있으며 나이가 들수록 점점 커진다. 그 결과, 많은 중년 남성이 방광을 완전히 비우지 못해 자주 화장실을 드나드는 상황이 발생한다.

조류에게서 관찰되는 이족보행을 포유류가 하는 경우는 희박하다. 무엇보다 포유류인 캥거루와 조류의 이족보행도 직립보행으로는 볼 수 없다. 오직 인간만이 직립보행을 한다. 인간의 직립보행은 무작위 돌연변이가 생존에 유리한 것으로 판명되어 진화에 성공한 것이다. 두 발로 걷는 인간은 발목으로 걷는 침팬지보다 네 배나 적은 에너지를 사용한다. 또한 두 발로 걸으면서 열매를 따고, 도구를 만들고, 아기를 안고, 매머드를 사냥하며, 오늘날처럼 슈퍼마켓에서 빵이나 버터, 소시지, 두부를 장바구니에 담을 때 두 손을 자유롭게 사용할 수 있다.

반면에 직립보행은 많은 질병과 연결되기도 한다. 중이염과 치질, 여성 생식기 탈출증, 정맥 혈전증, 요실금, 탈장, 뒤꿈치 박차, 건막류, 무릎 손상, 허리 통증을 비롯해 무수한 문제가 직립보행으로 인해 발생한다.

왜 인간은 홀로 출산할 수 없을까

진화 과정에서 여성의 골반도 변화했다. 잘 걸을 수 있게 되면서 골반은 점점 더 압축되었다. 동시에 아기의 뇌는 진화 과정에서 더 커졌다. 태아의 머리 지름은 방향에 따라 산도보다 커서 좁은 산도를 빠져나오기 위해서는 머리와 몸을 뒤틀어 방향을 바꾸는, 태아와 산모 모두에게 힘겨운 동작을 해야만 세상에 나올 수 있다. 영장류는 쭈그리고 앉은 자세에서 태아의 안면이 어미를 향한 채 산도를 빠져나와 어미가 홀로 출산 뒤처리를 할 수 있는 반면, 사람의 경우 아기가 고개를 뒤로 젖힌 채 태어나기 때문에 산모가 아기를 잘못 받았다가는 목을 부러뜨릴 우려가 있다. 그 자세로 신생아의 얼굴에서 점액을 닦아내거나 탯줄을 떼어내는 것도 무리다.

미국 뉴멕시코 주립대학의 인류학자 웬다 트레바탄Wenda Trevathan은 이 같은 생물학적 제약이 출산을 사회적 행사로 바꾸어놓았다고 설명한다.

"모든 문화권에서 여성은 아이를 낳을 때 다른 사람의 도움을 받아야 합니다."

하지만 누군가의 도움을 받더라도 아기의 탄생에는 곡예와 같은 고도의 기술이 필요하다. 과거에는 출산이 가임기 여성의 가장 흔한 사망 원인 중 하나로 꼽혔다.

신생아를 맞이하는 엄마의 행복과는 별개로 출산은 고통스러운 과정임이 틀림없다. 설문조사에 따르면 산모의 약 38%가 극심한 통증을 경험했고, 56%는 견딜 수 없을 정도로 고통스러운 경험이었다고 답했다. 그러니 많은 여성이 자연분만을 두려워하는 것은 당연하다. 하지만 출산의 과정이 사회적 연대의 토대가 되어온 것은 분명해 보인다. 조산사 훈련을 받은 인류학자 트레바탄은 이러한 고통이 진화의 중요한 유산이라고 믿는다.

"과거에 여성들이 출산 과정에서 느낀 두려움과 고통은 주변 사람의 도움을 구하는 데 필수 조건이었으므로 유용한 측면이 있을 수 있습니다."

하나의 가정일 뿐이지만 분만실에서 산모에 대한 돌봄과 정서적 지원은 매우 중요한 부분이라는 점에서 그의 말은 간과하기 어렵다.

현재 독일에서는 출생아 3명 중 1명이 제왕절개로 태어나며, 브라질에서는 그 비율이 50%를 훨씬 웃돈다. 진화의학자들은 이 현상이 비정상적으로 큰 머리를 가진 아기가 태어날 가능성을 높여, 앞으로 인류의 진화에 영향을 미칠 수 있다고 지적한다. 이런 현상이 지속된다면 자연분만을 원해도 '거대 두개골' 아기를 출산하는 산모의 안전을 위해 제왕절개가 일반적인 출산 방식이 될지도 모른다. 이미 정교하게 교배된 잉글리시 불도그의 경우, 대부분 수술로 태어난다.

많은 경우 제왕절개는 산모와 아기의 생명을 구해준다. 하지만 자연분만의 이로움을 놓쳐서는 안 된다고 인류학자 트레바탄은 말한다.

"압박과 압축이 가해지는 것이 신생아에게는 긍정적인 영향을 미칩니다. 가령 두개골에 가해지는 압력은 폐나 신경계 발달에 중요한 뇌의 메신저 물질을 방출하는 데 도움이 됩니다."

또 다른 측면도 있다. 아기의 머리가 밖으로 나올 때 엄마의 직장에서 대변의 일부가 밀려 나오기도 한다. 그 안에 포함된 모체 박테리아는 아기의 몸속으로 들어가 서식하면서 체내 미생물을 발달시키는 데 도움을 준다. 이 진화 메커니즘은 최초의 장내 서식 환경이 엄마에게서 나오도록 설계된 것이다. 아기의 면역체계는 이전에 태반을 통해 엄마로부터 받은 항체 덕분에 이미 이러한 박테리아에 적응되어 있기 때문이다. 이 일련의 과정은 면역체계가 최적으로 마련되도록 하는 중요한 역할을 한다. 그렇지 않으면 나중에 건강 문제가 발생할 위험이 높아진다. 제왕절개로 태어난 아기는 통계적으로 제1형 당뇨병이나 천식 같은 자가면역질환에 걸릴 위험이 더 높다.

진화론적 관점은 출산과 관련된 훨씬 더 놀라운 사실을 이해하는 데 도움을 준다. 모든 여성의 약 50~90%가 임신 중 메스꺼움과 구토를 겪는데, 이는 대부분 임신한 지 첫 20주 동안에 발생한다. 진화론적 관점을 가진 의사들에 따르면, 이러한 불편함은 엄마의 식단에 있는 독소로부터 태아를 보호하기 위한 신체의 속임수라고 한다. 임신 초기에 메스꺼움을 느끼는 여성은 태반이 더 크게 형성되는데, 증상이 없는 여성보다 더 무게가 나가는 아기를 낳을 확률이 높고, 유산의 위험은 낮아진다. 또한 입덧을 하는 임산부는 자신의 비축량을 점점 소모하면서 굶주린 몸으로 태아에게 부족한 영양분을 점점 더 많이 공급하게 된다.

임신 중 메스꺼움과 구토를 겪는 극단적인 형태를 오조hyperemesis gravidarum라고 한다. 하루 종일 과도한 구토가 이어지는 이런 증상은 임산부의 약 1%가 겪고 있으며, 반드시 치료가 필요하다. 이 정도의 심각한 상태가 아니라 해도 의사와 상담을 통해 신중하게 대처해야 한다.

임산부를 괴롭힐 수 있는 또 다른 질환으로 임신중독증이 있다. 임신중독증에 걸리면 경고 없이 신진대사가 통제 불능 상태에 빠지고 혈압이 위험할 정도로 치솟는다. 이 중 5~10%는 당뇨병에 걸리기도 한다. 생물학자들은 왜 이런 일이 발생하는지에 대한 실마리로 산모와 태아의 관계성에 주목했다.

하버드 대학에서 근무하는 호주의 진화생물학자 데이비드 헤이그

David Haig는 임산부와 태아의 상충된 이해관계를 깊이 고찰해왔다.

"태아와 산모는 자원을 놓고 경쟁하는 관계이며, 그 둘 사이에는 줄다리기가 벌어지고 있습니다."

태아는 엄마가 주고 싶어 하는 것보다 더 많은 영양분을 엄마에게 요구하는데, 산모의 몸속에 호르몬을 방출해 신진대사를 조작하는 방식으로 자신의 요구를 관철하려 든다. 헤이그는 이러한 작용이 어떻게 산모의 혈압을 높이는지를 이론으로 밝혔다. 임신 중에는 혈류량이 증가하여 이를 수용하기 위해 자연히 혈관이 늘어나는데, 여기에 태아에 의해 생성된 특정 호르몬의 영향으로 산모의 혈관 내벽이 손상된다. 그 결과 혈관에 구멍이 생겨 혈관 외부로 피가 몰리면서 부종이 생기고 혈압이 상승해 혈류의 방향이 달라진다. 태아는 태반을 통해서 산소와 영양분을 공급받는데, 혈압이 높아지면 혈류 공급에 문제가 생겨 태아의 건강에도 적신호가 켜진다.

기생충이 사라진 결과

위생에 대한 집착이나 미생물에 대한 두려움에 대해서도 다시 생각해볼 여지가 있다. 어느 정도의 먼지는 면역체계를 단련하고 알레르기를 예방하기 때문에 건강에 이롭다. 예를 들어, 따뜻한 나라의 땅속에 사는 기생충 알은 인간의 몸속 피부를 뚫고 들어가 혈류를 타고 기관지에 도달한다. 감염된 사람이 기침할 때 구충은 입속으로 나왔다가, 점액을 삼키면 장으로 운반되어 그곳에서 성숙한 후 장 점막에 기생하며 피를 빨아들인다.

물론 이런 과정이 그리 입맛 도는 이야기는 아니다. 하지만 가벼운 기생충 감염은 긍정적인 측면도 있다. 실제로 저개발국이나 개발도상국에서는 알레르기 질환의 빈도가 극히 낮은 반면 선진국에서는 알레르기 질환에 시달리는 정도가 훨씬 심하다. 가봉의 한 연구에 따르면, 열대 지역의 의사들이 어린이들에게 구충제를 투여했을 때 기생충은 확실히 제거되었지만, 동시에 더 많은 아이들이 집먼지진드기에 알레르기 반응을 보인 것으로 나타났다.

진화 과정에서 인간과 기생충은 밀접한 관계를 형성해왔다. 기생충은 특정 신호물질을 방출함으로써 인간의 면역체계를 약화시켜 자신들이 인체에서 살아갈 수 있도록 한다. 하지만 기생충이 약물로 제거되면 면역체계는 더 이상 억제되지 않는다. 이것은 면역세포가 신체의 자체 조직을 공격하는 과도한 반응으로 이어질 수 있다. 그 결과 천식이나 꽃가루 알레르기, 만성 염증성 장 질환, 다발경화증, 기타 자가면역질환의 발생 가능성을 높인다.

그렇다면 기생충을 일종의 치료제로 처방하여 사람들을 이러한 질병에서 해방시키는 것이 가능할까? 알레르기 전문의들은 이를 시험하기 위해 약 1센티미터 길이의 흰 편충을 선택했다. 일반적으로 돼지의 장에서 서식하는 돼지편충 Trichuris suis 을 투여했으나 장에 영구적으로 정착하지는 못했다. 하지만 온순한 여러 기생충들을 이용한 임상 연구를 통해 알레르기 질환 또는 면역 질환이 호전되는 유의미한 결과는 이미 여러 차례 증명되었다. 알레르기를 비롯한 여러 질병에 대한 기생충 치료제가 세상에 나올 날이 머지않아 보인다.

어떤 고통은 건강을 유지하기 위한 전략이다

　피부암에도 진화적 요소가 있다. 현대 인류가 약 5만 년 전 아프리카에서 유럽과 아시아로 이주하여 정착한 후, 자연선택에 의해 인간의 피부는 날이 갈수록 창백하게 발달하였다. 구름이 많은 북쪽에서는 희박한 햇빛이 창백한 피부에 더 잘 투과되어 비타민D 생성을 촉진할 수 있었기 때문이다. 그러나 이러한 적응에 단점이 따라왔다. 창백한 피부는 흑색종이나 기타 피부암에 취약하다. 특히 한낮에 햇볕에 노출될 때 더욱 그렇다. 더 진화가 이루어진다 해도 피부가 흰 사람들의 경우 이 위협에서 벗어나기 어려울 것이다. 안타깝게도 자연선택으로 피부암에 대한 취약성을 교정할 수 있는 수단이 아직은 없다.

　그런가 하면 처음에는 해로운 병처럼 보였던 증상이, 사실 몸을 건강하게 유지하려는 오래된 신체 메커니즘인 경우도 종종 있다. 예를 들어 발열은 해로운 박테리아 감염과 싸우고 작은 침입자를 열로 사멸시키기 위한 고대의 전략으로 밝혀졌다. 통증과 불안 또한 생명을 구하는 보호 메커니즘에서 비롯되었다.

　진화론적 관점을 가진 의사들은 어디를 보든 놀라운 현상을 곳곳에서 발견하는 귀재들인데, 열대 아프리카에 사는 사람들의 최대 40%는 현미경으로 보면 원형이 아니라 낫처럼 보이는 적혈구를 생성하는 유전적 소인을 가지고 있음을 발견했다. 더 놀라운 사실은, 한쪽 부모에게서만 이 유전적 소인을 받은 사람은 말라리아 병원균이 세포에 퍼지는 능력이 억제되어 한 번도 말라리아에 걸린 적이 없거나 걸리더라도 경미하게 앓고 완치되었다. 빈혈을 일으키는 이 낫 모양 적혈구가 어떤 원리로 말라리아 저항성을 높이는지는 1944년에 발견된 이래 오랫동안 학계의 수수께끼로 남아 있었다. 2011년에서야 독일 하이델베르크 대학 연구팀에 의해서 이 미스터리가 밝혀졌다. 적혈구에 침입한 말라리아 원충은 '어드헤신adhesin'이라는 단백질을 만들고 이를 세포 내 작은 주머니인 소포체에 담아서 적혈구 표면으로 내보낸다. 이때 어드헤신을 혈구의 표면으로 내보내는 역할을 '액틴actin'이라는 단백질이 담당하는데, 낫 모양 적혈구에서는 이 작업이 방해를 받는다. 그래서 말라리아에 잘 걸리지 않는 것이다. 낫 모양의 적혈구 형질은 말라리아 병원체가 인간 게놈을 어떻게 가공하고 반죽하는지를 보여주는 한 가지 예일 뿐이다. 연구자들은 지금까지 말라리아에 대항하는 데 도움이 되는 12가지 이상의 변형된 유전자가 진화 과정에서 널리 퍼졌다는 사실을 발견했다.

중부 유럽에서는 25명 중 1명의 아기가 대사성 질환인 낭포성 섬유증 유전자를 가지고 태어난다. 이 유전자를 어머니와 아버지로부터 모두 물려받은 사람은 폐에 두꺼운 점액이 형성되어 기도가 막히고 심각한 감염이 촉진되는 유전 질환을 앓게 된다. 과거에는 어린 나이에 사망하는 일이 많았지만, 다행히도 지금은 훨씬 더 나은 치료와 관리를 받을 수 있어서 생명에는 큰 지장이 없다.

그럼에도 불구하고 이 질병의 소인이 자연선택으로 보존된 이유는 무엇일까? 어째서 유전자 목록에서 제거되지 않았을까? 그 답은 이 유전자에 좋은 측면도 있기 때문이다. 낭포성 섬유증 유전자는 콜레라나 여러 설사병으로부터 인간을 보호하기 때문에 수백 세대에 걸쳐 살아남을 수 있었다. 약 7,500년 전, 이 특성은 북유럽에 살던 사람들에게서 그 가치를 인정받았다. 당시 북유럽에서는 축산업이 발전하면서 사람들이 우유를 많이 마셨다. 우유는 영양가가 높았지만 많은 사람에게 불쾌한 헛배 부름과 성가신 설사를 유발했다. 그런데 우연히 낭포성 섬유증 유전자를 가진 사람들은 영향을 덜 받는다는 것이 발견되었다. 그리고 거의 같은 시기에 북유럽 사람들의 게놈에서 성인이 되어서도 우유를 소화할 수 있는 돌연변이가 나타났다. 이 돌연변이는 부작용이 없었기 때문에 유럽 전역으로 빠르게 퍼졌다. 낭포성 섬유증 유전자의 유일한 이로움은 이제는 더는 필요 없게 되었다.

석기시대에는 유방암이 드물었다

종양 질환과 관련해서도 인간은 너무 많은 진화를 해왔다. 수천 마리의 원숭이를 부검한 연구자들은 전체 원숭이의 1~2%에서만 암 종양을 발견했다. 반면에 호모 사피엔스는 암에 더 취약하다. 오늘날 살아 있는 사람 3명 중 1명은 언젠가는 암 진단을 받는다. 특히 유방암의 경우, 선진국에서 부유하게 살아가는 사람들일수록 발병률이 더 높게 나타난다. 하지만 암 치료 서비스의 격차로 인한 사망자 수는 개발도상국이 훨씬 많은 것으로 분석됐다.

여성 10명 중 1명은 유방암에 걸리며, 이는 생물학적 유전 때문으로 보인다. 잘 알고 있다시피 여성의 생식주기는 외부 환경에 크게 좌우된다. 배가 고프거나 육체적으로 지치면 생식에 더 적은 에너지를 소비하고 성 호르몬을 덜 생산하게 된다. 배란도 일어나지 않는다. 격렬한 스포츠를 하는 여성이 열심히 훈련에 몰두하면 월경불순이 나타는 예가 종종 있다.

선사시대에는 이러한 메커니즘으로 인해 여성이 필요한 시기에 아이를 갖지 못하는 경우가 많았으리라 추정된다. 만약 충분한 식량을 구할 수 있었다면 임신이나 모유 수유에 덜 애를 먹었을 것이다. 이런 사실을 모두 종합해보면 석기시대 여성은 오늘날 여성보다 에스트로겐을 훨씬 적게 생산했을 것으로 보이며, 평생 동안 겪는 월경의 횟수가 160번 정도밖에 되지 않았을 것으로 추정된다. 유방암 발병 위험을 증가시키는 에스트로겐이 적게 분비되었으니, 당연히 유방암 발병률도 매우 낮았을 것으로 보인다.

무엇이든 부족하지 않은 산업화 사회는 여성의 생식 프로그램을 전속력으로 실행시키는 부스터가 되었다. 여성들은 더 빨리 생리를 시작하고 더 오래 생리를 하게 되었다. 현대의 여성은 평생 450번의 생리를 한다. 이로 인해 에스트로겐이 폐경기까지 체내에서 계속 순환하면서 여성의 몸에 해로운 영향을 미치고 유방암 위험을 증가시킨다.

현대인은 지금보다 더 걸어야 한다

우리는 석기시대로 돌아갈 수도 없고 돌아가고 싶어 하지도 않는다. 하지만 진화의학계는 적어도 식단과 운동만큼은 500세대 전 사람들이 살았던 생활 방식으로 돌아가야 한다고 제안한다. 인류학자들은 피그미족, 부시맨, 인디언족을 비롯하여 여러 원주민이 사용한 요리 도구를 연구하고 당시 수렵 채집인들의 음식을 재구성하고자 했다. 이들의 식단은 대체로 50~80%가 과일과 채소로 구성되었으며 특히 섬유질이 풍부했다. 식품에 포함된 대부분의 섬유질은 식물의 세포벽이나 다른 구조를 이루는 큰 분자인 다당류로 구성되어 있었다. 화학적으로 다당류는 복합탄수화물에 속한다. 석기시대 식단의 또 다른 두드러진 특징은 오늘날 우리가 흔히 식탁에서 사용하는 염화나트륨 함량이 낮다는 점이다. 석기시대 사람들은 매일 3~6g의 염화나트륨을 섭취했다. 그런데 오늘날 선진국 사람들은 하루에 12g 이상의 소금을 섭취한다. 우리가 매일 섭취하는 소금의 약 25%는 빵에 들어 있고, 육류 및 소시지 제품(약 18%), 치즈 및 유제품(약 10%)이 그 뒤를 잇는다.

바로 이 식품들이 문제를 일으킨다. 우리 몸의 신진대사는 여전히 염분이 결핍될 수 있는 상황에 맞추어 조절된다. 진화를 통해 유기체는 혈압을 유지하고 신체 탈수를 방지하기 위해 온갖 시도를 한다. 신장은 우리 몸의 염분과 수분을 조절하고, 혈액량이 줄어들면 혈관을 좁혀서 혈압을 높이기도 한다. 사람들이 덥고 척박한 사바나 지역에 살았던 시기에는 이 조절 시스템이 체내에 물과 소금을 유지하는 역할을 했으므로 축복이었다. 하지만 이 시스템은 게으른 생활 습관이나 짠 감자칩, 프레첼(독일의 전통 스낵), 절인 고기 등을 자주 먹는 식습관에 맞춰져 있지 않기 때문에, 과체중이거나 운동이 부족하면 혈압이 상승할 수 있다.

현대인들도 실제로는 매일 최소 10~15킬로미터를 걸어야 하지만, 선진국 사람들은 하루에 수백 미터도 걷지 않는 경우가 많다. 그러나 인간은 지구력 면에서 동물들 중에서도 뛰어난 능력을 가지고 있다. 치타는 전력 질주할 때 인간보다 훨씬 빠르지만, 장거리를 달리다 보면 금방 숨이 차서 허덕인다. 특히 침팬지는 금세 체력이 떨어진다.

하지만 인간은 이와 다르다. 몸의 다양한 구조 덕분에 뙤약볕 아래서도 몇 마일을 달릴 수 있다. 침팬지에 비해 인간은 땀샘이 많고(최대 500만 개) 털이 없어 1시간에 1리터 이상의 체액을 배출할 수 있다. 피부의 수분이 증발하면 몸은 차가워지고 혈액도 차가워지기 때문에 장거리 이동에 유리할 수밖에 없다. 또, 다른 유인원들과 달리 인간은 엉덩이에 대둔근이라는 거대한 근육이 있어 오래 걸을 수 있다. 긴 아킬레스건과 짧은 발가락, 발바닥도 오래달리기를 더 수월하게 해준다. 게다가 머리를 안정시키는 탄력 있는 결합조직인 목덜미 인대 덕분에 우리는 달릴 때 고개를 높이 들고 앞을 바라볼 수 있다. 이 해부학적 구조는 300만 년 전에 살았던 초기 인류에게는 아직 존재하지 않았다.

인류학자들은 과거에 이 장거리 달리기 재능이 어떤 용도로 사용되었을지 원시인들을 대상으로 연구해왔다. 아프리카 남부의 부시맨은 더운 사바나 지역에서 영양이 열기에 지쳐 쓰러질 때까지 사냥감을 쫓아가 창으로 찔러 죽였다.

멕시코 산악지대의 타라우마라Tarahumara 부족 원주민들은 사슴이 지쳐 쓰러지면 맨손으로 목을 졸라 죽일 수 있도록 경사면을 따라 사슴을 쫓아 올라간다.

미국 유타 대학의 인류학자 데이비드 캐리어David Carrier는 여러 사냥의 형태가 인류의 진화에 결정적인 역할을 했을 것이라고 지적한다. 사냥 덕분에 우리 조상들은 갑자기 많은 양의 고기를 먹을 수 있게 되었다. 풍부한 동물성 단백질 공급은 결과적으로 인류의 뇌를 더욱 크게 발달시키는 전제 조건이 되었다. 그리고 호모 사피엔스가 약 6만 년 전 아프리카에서 전 세계로 퍼져나갈 수 있었던 것은 이들의 정신력 덕분이었다. 움직이고 싶은 충동이 우리의 유전적 구성에 확고하게 자리 잡게 된 것도 바로 이 때문이라 할 수 있다. 우리에게는 신체 활동이 숨 쉬는 공기만큼이나 중요하다! 달리기뿐만 아니라 다양한 근력 운동으로 근육을 사용하면 세포의 생화학적 적응이 이루어진다. 그리고 이는 우리 몸을 젊게 하는 데 큰 도움을 준다.

신체 활동은 각 운동에 관여하는 근육세포의 미토콘드리아 수와 크기를 증가시킨다. 미토콘드리아는 세포의 발전소 역할을 하며, 당분과 지방을 분해하여 에너지 저장 분자인 ATP를 생성한다. 근육세포 하나에는 최대 2,000개의 미토콘드리아가 존재한다. 운동을 하면 근육뿐만 아니라 뇌에서도 미토콘드리아의 기능이 최적화되는 상태가 이루어진다. 미토콘드리아는 이전에 생각했던 것처럼 정적인 구조가 아니며 놀라울 정도로 다재다능한 유기체다. 운동을 하는 동안 결함이 있던 미토콘드리아는 자극을 받아 재생되며 활성 네트워크를 이룬다. 이는 에너지를 생산할 뿐만 아니라 세포의 노화 과정을 멈추거나 지연시키는 효과를 가져온다. 이 과정은 근육을 독특한 기계로 만든다. 자동차의 내연기관은 계속 사용하면 마모된다. 반면에 근육은 사용할수록 스스로 재생하는 능력이 커진다.

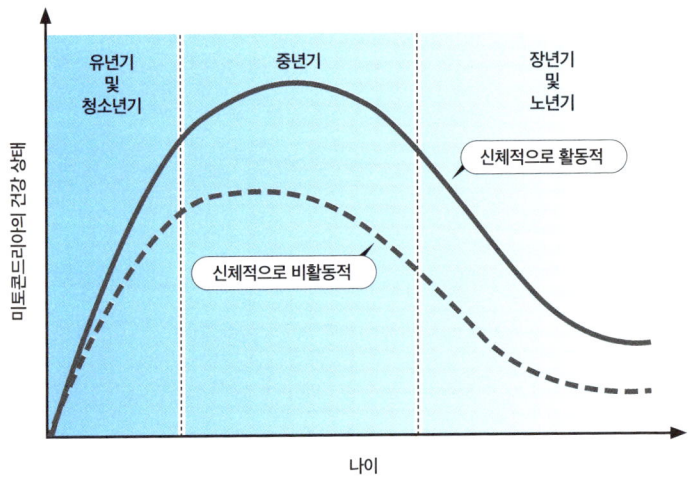

활동적인 생활 방식은 세포의 미토콘드리아를 더 건강하고 효율적으로 만든다. 이는 신체의 활력을 전반적으로 향상시킨다.

또 다른 효과로 활력을 되찾아준다. 활성화된 근육세포에서는 노폐물 제거가 더 잘 이루어진다. 이러한 자가 청소 능력을 자가포식autophagie이라고 부른다. 다른 세포도 이 같은 능력이 있다. 세포는 더 이상 필요 없는 단백질을 분해하고 그 성분을 재활용할 줄 안다. 이것이 세포를 더욱 활성화시킨다. 자가포식은 특히 신체 활동 단계에서 유기체가 에너지를 절약하는 데 도움을 준다.

그리고 운동은 혈관에 보약과 같은 효과를 발휘한다. 특히 혈관 내부를 감싸는 얇은 내피세포층을 치유한다. 운동을 하면 혈관의 탄력과 유연성이 좋아져서 혈액순환이 원활해진다.

　마지막으로 활성화된 근육세포는 이른바 마이오카인myokine(근육을 뜻하는 myo와 움직임을 뜻하는 kine의 합성어)을 풍부하게 생성한다. 호르몬과 유사한 이 전달물질은 활성화된 근육을 성장시키며, 혈액을 통해 몸에 있는 거의 모든 세포와 장기에 도달하여 보약처럼 작용한다.

　진화생물학에 따르면, 이 모든 효과는 근육이 운동 중에 영양을 공급받고 재생될 수 있도록 진화해온 결과이다. 이 연결 고리는 오늘날에도 여전히 존재한다. 노화 방지 물질은 근육에 잠복해 있다가 근육을 활성화할 때만 그 효과가 나타난다는 것이다.

설탕이 우리를 병들게 하는 이유

　노년기에 피할 수 없는 질병이라고 여겨지는 많은 질병은 사실 운동 부족과 관련이 있다. 제2차 세계대전 이전에는 독일 인구의 0.4%만이 제2형 당뇨병을 앓았지만, 오늘날에는 인구의 10%가 당뇨병을 앓는다. 현대에 널리 퍼진 이 질병은 우리의 몸이 여전히 석기시대에 머물러 있음을 분명히 보여준다.

　우리 몸은 간과 근육에 당분(글리코겐)을 저장하여 음식이 부족할 때는 뇌에 에너지를 공급하고, 운동 중에는 근육에 에너지를 공급한다. 반면에 활동하지 않는 동안에는 이 당분 비축량을 건드리지 않아서, 저장소는 가득 찬 상태로 유지되고 비활성 근육은 당분을 흡수하지 않는다.

풍요로운 사회에서는 이 메커니즘이 부메랑이 되었다. 많은 사람이 게으른 생활을 하면서 엄청난 양의 설탕을 섭취한다. 혈중 당 수치가 상승하면서 비활성화된 근육은 혈액에 상당한 양으로 축적된 당을 제거할 수 없게 된다. 그러면 췌장은 많은 양의 인슐린 호르몬을 생산하여 간세포 등이 혈액에서 포도당을 흡수하게 한다. 이런 상태가 지속되면 인슐린에 내성이 생겨 고혈당증에 걸리고, 이는 당분을 포함한 비정상적으로 많은 양의 소변 배출로 이어진다. 이른바 제2형 당뇨병에서 볼 수 있는 '꿀처럼 달콤하게 흐르는' 소변의 증상인 것이다.

예전에는 당뇨병이 노년기의 질병으로 불렸지만 이제는 점점 더 많은 젊은이가 제2형 당뇨병으로 고통받고 있다. 이 질병은 또한 신장에 부담을 주어 충분한 양의 소변을 배설하지 못하게 만든다. 따라서 일부 당뇨병 환자는 기계적 혈액 정화(투석)와 장기기증에 의존하는 삶을 살아야 한다. 당이 소혈관을 공격하여 다양한 장기에 심각한 손상을 일으키기 때문에 매년 독일에서만 2,000여 명이 실명하고, 약 4만 명이 발가락이나 발 전체 또는 다리를 절단한다.

그렇다면 제2형 당뇨병을 예방할 수 있는 방법은 없을까. 있다. 바로 운동이다. 활동적인 근육이 혈액에서 당을 흡수해, 단 한 번의 걷기만으로도 혈당 수치가 떨어지는 것으로 나타났다. 이러한 사실이 더 널리 알려져야만 한다. 《당뇨병 및 대사 관련 연구와 리뷰 Diabetes/Metabolism Research and Reviews》에 실린 기사를 보면 전문가들은 이렇게 말한다.

"당뇨병 치료에 대한 약물 개발과 분자 연구는 오해에 근거할 수 있어요. 사실 진화가 이미 우리에게 최고의 약을 가져다주었습니다."

실제로 수렵 채집 생활을 하는 오늘날의 원주민에게는 고혈압과 같은 대사 질환은 물론, 심혈관 질환, 심장병이 거의 없는 것으로 나타났다. 정신적 문제도 드물었다. 이는 단지 젊은 원주민뿐만 아니라 60세 이상의 원주민에게도 마찬가지였다.

진화의학에 주목해야 하는 이유

랜돌프 네스와 조지 윌리엄스는 『인간은 왜 병에 걸리는가』에서 이렇게 말한다.

"어떤 의학적 문제도 진화의 관점에서 바라보지 않으면 의미가 없습니다."

이를 통해 우리는 질병에 대한 해답이 의약적·외과적 치료법보다는 생활 습관에 있다고 결론 내릴 수 있다. 이 사실을 일찍이 깨달은 사람 중 한 명이 데틀레프 간텐Detlev Ganten으로, 베를린 샤리테 병원의 이사회 의장을 오랫동안 맡았으며 은퇴 후에도 여전히 활발히 활동하고 있는 의사다. 얼마 전 그와 이 문제에 대해 자세히 이야기를 나눌 기회가 있었다. 그는 진화의학이 질병을 예방할 수 있는 새로운 기반을 만들 것이라고 확신했다.

"우리는 신체와 생물학적 요구 사항을 조화롭게 맞추는 방법을 배울 수 있습니다."

안타깝게도 간텐의 예언은 아직 실현되지 않았다. 물론 권위 있는 데이터베이스인 펍메드PubMed(보건과 복지에 관한 정보를 찾는 검색 엔진-옮긴이)를 보면 진화의학의 측면에 관한 출판물의 수가 1990년 이후 기하급수적으로 증가한 것을 알 수 있다. 그러나 그들의 연구 결과는 오늘날의 의학계에서 여전히 주목을 받지 못하고 있다. 독일인들만 하더라도 제2형 당뇨병을 비롯해 심장마비와 골다공증과 같은 질병에 지속적으로 노출되어왔지만, 의료 시스템에 종사하는 많은 사람이 질병을 예방하는 대신 증상에 대처하는 데 급급하다. 그 결과 우리 몸의 메커니즘과 현대 환경 사이의 격차는 점점 더 커지고 있다. 이러한 불균형은 수십 년 동안 의료비 지출이 급증한 주요 원인 중 하나다. 독일인들은 2020년에만 4,400억 유로 이상을 의료비로 지출하며 다시 한번 신기록을 세웠다.

하지만 가장 흔하고 비용이 많이 드는 질병은 사실 예방 가능한 질병들이다. 사람들이 몸과 마음의 진화적 필요에 좀 더 집중한다면 전체 질병의 70%는 예방할 수 있으리라 본다. 물론 석기시대를 낭만화할 필요는 없다. 당시 추위와 기근, 극도로 높았던 사망률이 다시 돌아오기를 바라는 사람은 아무도 없을 것이다. 서구 사회의 기대수명은 산업화 이후 크게 증가하여 최근에는 남성은 78세 이상, 여성은 83세 이상에 이르렀다. 하지만 문제는 그 늘어난 세월을 어떤 상태로 보낼 것인가이다. 문명의 혜택을 놓치고 싶은 사람은 거의 없을 것이다. 매일 1시간씩 빠르게 걷는다면, 우리가 문명을 즐기는 시간은 훨씬 늘어날 수 있다.

그럼에도 운동을 기피하는 사람들

가만히 있으면 몸도 녹슨다. 누구나 이 말을 알지만 실천하는 사람은 드물다. 성인은 건강을 유지하기 위해 일주일에 최소 150분 이상의 신체 활동을 해야 한다고 권장한다. 하지만 세계보건기구WHO의 추산에 따르면 전 세계 인구의 27.5%가 이 권장 시간을 달성하지 못하고 있다.

독일에서는 그 격차가 더욱 두드러져 18세 이상 남성의 40%, 여성의 44%가 더 많은 운동을 해야 한다고 답했다. 11~17세 청소년의 경우 남학생의 80%, 여학생의 88%가 충분한 운동을 하지 않는다고 답해 상황이 매우 심각한 것을 알 수 있다.

활동 부족이 건강에 분명히 나쁜 영향을 미친다는 것을 알면서도, 우리는 왜 이런 삶을 계속 유지하려 할까? 이 또한 진화의 산물이다. 우리는 게으르고 싶은 본능적인 욕구를 가지고 있다. 프레드 플린트스톤Fred Flintstone(1960년부터 1966년까지 미국 ABC 방송에서 황금 시간대에 방영한 애니메이션 시트콤 〈고인돌 가족The Flintstones〉의 주인공-옮긴이)은 매일 많은 시간을 움직이는 것만큼 빈둥거리기를 즐겼다. 석기시대와 마찬가지로 수렵 채집 생활을 하는 현대의 수렵인들도 가능한 한 휴식을 취한다. 이들은 오로지 생존에 필요한 만큼만 움직인다. 예를 들어 칼라하리 사막의 부시맨은 하루에 4~6시간 정도만 신체 활동을 할 뿐 나머지 시간은 쉬면서 보낸다.

하버드 대학의 인류학자인 대니얼 리버먼은 이를 이렇게 설명했다.

"유기체는 다양한 목적으로 에너지를 사용합니다. 진화론의 관점에서 보면 생명체는 크고 강하게 성장하고, 체력을 유지하며 가능한 한 많은 자손을 낳고 키우는 데 초점을 맞춥니다. 게다가 진화에서 가장 중요한 적응 방식은 언제나 번식 성공률을 높이는 것이므로 인간의 행동도 이를 중심으로 이루어집니다. 여성이건 남성이건 가능하다면 번식에 투입하는 에너지의 양을 늘리려고 합니다. 반대로, 자손의 수를 늘리지 않는 활동에는 칼로리를 낭비하지 않습니다. 에너지 낭비일 뿐이므로 번식에 불리하게 작용하기 때문이지요. 그래서 인간에겐 육체적으로 게으름을 피우고 싶어 하는 본능이 있습니다. 하지만 몇 세대 전까지만 해도 사람들은 오늘날 서구 사회의 사람들처럼 신체 활동을 하지 않는 삶을 누릴 수가 없었습니다. 오늘날과 같은 비활동이 판치는 시대는 인류 진화의 역사에서는 눈 한 번 깜짝할 시간에 지나지 않습니다. 따라서 우리 몸의 유기체는 운동 부족의 결과에 대응하기 위한 전략을 개발할 시간을 갖지 못했습니다. 그러나 다행히 우리에게는 두뇌가 있습니다. 뇌는 우리 몸이 무엇을 필요로 하는지 이해하고 그에 맞게 행동할 수 있게 도와주지요."

ONE
POINT
TIPS

옛날 사람처럼 살아라

자연은 우리에게 많은 단점과 놀랄 만큼 질병에 취약한 몸을 주었다. 하지만 우리가 간과하기 쉬운 측면은 과거 수렵 채집 생활을 하던 시절에는 이러한 단점이 오히려 장점으로 작용했다는 것이다. 그 단점들로 인류는 지금까지 살아남을 수 있었다. 하지만 기존 의학은 인류의 과거 역사에 거의 관심이 없고 문명이 야기한 질병을 예방하는 대신 단순히 증상을 치료하는 데만 집중한다. 진화의학은 석기시대에 형성된 신체를 고려하고 왜 우리가 병에 걸리는지에 대한 질문을 던진다.

그 해답 중 하나가 우리 몸은 풍요로운 환경에 맞추어 만들어지지 않았다는 점이다. 이러한 불일치가 모든 질병 발생의 약 70%를 야기한다. 일반적인 질병인 제2형 당뇨병과 요통, 암, 정신 장애, 발열, 자가면역질환, 임신과 출산 문제에는 진화적 요인이 작용한다. 본질적으로 우리의 몸은 운동보다는 생식에 에너지를 투자하는 것을 선호한다. 그렇기 때문에 느리게 몸을 움직이도록 되어 있다. 하지만 오늘날 많은 사람이 신체에 필요한 만큼보다 훨씬 덜 움직인다. 보편화된 운동 부족 상태에서 생활 방식을 바꾸면 우리는 신체의 진화적 요구에 맞추어 다시 조화로운 삶을 영위할 수 있다. 이는 부분적으로 세포와 장기를 젊어지게 한다. 그리하여 병이 발생하는 것을 예방하고 이미 발병한 병을 밀어낼 수도 있다. 진화의학의 관점에서 건강 비결은 단순하다. 다윈처럼 생각하고 애니메이션 〈고인돌 가족〉의 주인공들처럼 행동하라는 것이다.

2장

앉거나 눕는 것은 망하는 지름길이다

모든 신체 시스템에 악영향을 끼치는 비활동의 위협

자동차는 움직여야 한다. 그러지 않으면 고장 나기 쉽다. 브레이크가 녹슬기 시작하고, 배터리가 쉽게 방전된다. 점차 엔진의 기능이 떨어지면서 마침내 더 이상 시동이 걸리지 않게 된다. 그뿐인가. 에어컨 시스템이 부식되어 내부에 곰팡이가 기하급수적으로 번지고, 타이어 역시 마모되어 차량의 무게로 인해 찌그러지거나 공기가 빠져 펑크가 난다.

우리의 몸도 이와 같이 너무 적게 움직이면 손상을 입는다. 사람은 하루에 약 15~16시간은 똑바로 서 있고, 약 8~9시간은 누워 있도록 설계되어 있다. 이 비율이 맞지 않으면 건강은 내리막길을 걷는다. 정신이 멍해지고 심장과 근육이 수축하며 뼈와 관절이 퇴화하고 혈액은 걸쭉해지며 혈관의 석회화가 진행된다. 다시 말해 침대에 너무 오래 누워 있으면 생명이 위험해질 수도 있다는 뜻이다.

영국 의사 리처드 앨런 존 애셔 Richard Alan John Asher 는 1943년 《영국

의학 저널 British Medical Journal》에서 이 현상을 이렇게 설명한 바 있다.

"오랫동안 침대에 누워 있는 환자를 보세요. 얼마나 안타까운 모습입니까! 혈관에서 피가 응고되고, 뼈에서 칼슘이 흘러나오며 대장에는 대변이 쌓여 딱딱하게 굳어갑니다. 방광은 부풀어 올라 소변이 새어 나오고, 엉덩이 피부는 욕창에 썩어갈 것입니다. 여기에 정신이 영혼에서 빠져나가는 것은 덤이지요."

이것은 운동 부족으로 생길 수 있는 문제를 극적으로 묘사하고 있다. 일주일 동안 누워서 쉬는 것은 80세 이상 노인의 근육이 10년 노화되는 것과 맞먹는다. 경고는 여기서 그치지 않는다. 적게 움직여서 생기는 몸의 손상은 단기간의 침상 생활에서뿐만 아니라 수년간의 운동 부족이 쌓여 유발되기도 한다. 질병으로 불가피하게 오랫동안 누워 있건, 누워 있지만 않을 뿐이지 운동을 하지 않은 채 오랜 시간 앉아서 생활하건, 그 영향은 동일하다.

누워 있는 것이 우리 몸에 미치는 위험

침대에 누워 있는 것만으로 3개월에 1만 8,000유로(약 2,700만 원-옮긴이)를 버는 아르바이트가 있다면 구미가 당기지 않는가? 쾰른의 독일 항공우주센터 DLR는 유럽우주국 ESA, 미국 항공우주국 NASA과 협력하여 우주비행사의 건강을 유지할 방법을 알아보기 위해 다양한 침상 휴식 연구를 해오고 있다. 우주는 거의 무중력 상태(미세 중력)여서 근육에 물리적 부담이 가해지지 않는다. 이러한 현상은 국제

우주정거장ISS에 머무는 우주비행사들에게서 확인할 수 있다. 그들은 매일 2시간 동안 훈련을 하는데도 근육과 뼈의 질량이 꾸준히 감소한다.

지구상에서 비슷한 결과를 도출하기 위해 앞서 설명한 몇 주 동안 누워서 생활하는 실험이 진행되었다. 연구자들은 이 실험을 통해서 우주에서 인체가 경험하는 몸의 변화에 대응하기 위한 연구를 할 수 있다. NASA는 네 번째 침상 휴식 연구를 위해 최근 24세에서 55세 사이의 다양한 인구를 연구 대상으로 찾아냈다. 참가자들은 비흡연자여야 하며 몇 주간 머리 쪽이 수평보다 6도 아래로 기울어진 침대에서 생활을 해야 한다. 이 자세에서 참가자들은 우주비행사와 동일한 신체적 변화를 경험하게 된다.

몇 주간 일어서지 못하면 어떤 기분일까? 나는 6개월 전 쾰른의 미래지향적인 DLR 건물에서 이 프로젝트에 참여했던 노르트라인베스트팔렌주 출신의 크리스타인을 만나보았다.

그는 단순히 돈 때문에 이 프로젝트에 참가한 것은 아니라고 밝혔다. 43세의 이 남성은 베스트팔렌주의 전직 10종 경기 챔피언이었으며, 여전히 운동선수로 활동하는 자신의 신체가 비활동에 어떻게 반응하는지 궁금했다고 한다. 그래서 그는 60일 동안 밤낮으로 누워 있어야 하는 이 프로젝트에 자원했다. 연구원들은 크리스티안에게 소변을 볼 수 있도록 병 혹은 요강을 주었고, 일어나서 몸을 씻는 것조차 허용하지 않았다. 도우미들이 그를 방수 들것으로 들어 올려 대형 샤워 부스로 옮겼다. 샤워를 끝내고 나면 하얀 방에 놓인 침대에 다시 돌아와 눕혔다.

피험자들은 방문객을 맞이할 수 없었지만, 침대에 누운 채 휴게실로 가서 텔레비전을 보거나 다른 참가자들과 대화를 나눌 수 있었다. 방문을 닫은 채로 책을 읽거나 통화를 하거나 인터넷 서핑을 할 수도 있었다. 오후 11시부터 오전 6시 30분까지는 수면 시간이었다.

첫 증상은 이삼일 뒤에 나타났다. "머리가 아파왔어요. 허리도 쑤시기 시작했지요. 메스꺼움도 느꼈습니다"라고 크리스티안은 회상했다. 오른쪽 눈의 정맥이 터지고 눈이 빨갛게 충혈되었다. 보통 이런 증상은 금방 사라지지만 당시에는 그 증상들로 인해 오랫동안 고통을 겪었다고 그는 말했다. 심지어 항생제도 복용해야 했다.

"치유 과정이 눈에 띄게 느렸습니다. 평소보다 몸이 더 삐걱거리는 느낌이 들더군요."

처음에 크리스티안은 그래도 어느 정도는 움직일 수 있을 거라고 생각했다. 허리를 이쪽저쪽으로 스트레칭하거나 팔과 다리의 감각을 확인하는 정도의 운동은 가능하리라 여겼다. 하지만 그곳에서는 비밀리에 하는 최소한의 운동도 엄격히 금지되었다. 크리스티안은 항상 한쪽 어깨를 매트리스에 대고 있어야 했다. 이것이 실험의 규칙이었다. 침대 옆에 있는 카메라가 규칙을 준수하는지 계속 감시했다.

4~5일이 지나고 크리스티안은 자신의 운명에 체념했다. 최소한의 소화작용만이 이틀에 한 번 정도 규칙적으로 이루어졌다. 시간이 지나자 눈도 회복되었다. 그러나 크리스티안은 이제 더는 일어나고 싶지도 않았고, 정신적인 일조차도 귀찮게 느껴졌다.

그나마 서재에 누워 책을 읽는 것은 가능했으므로 기계공학을 전공하고 통신 에이전시를 운영하던 크리스티안은 집에서 업무 서류를 가져와 일을 하기로 했다. 침대 머리맡 선반에 서류를 올려놓았기 때문에 손을 들어 집기만 하면 되었다. 하지만 그는 그러지 않았다. 그때를 회상하며 크리스티안은 말했다.

"몸을 움직일 수 없는 상황이 나를 정신적으로도 마비시킨 것 같았습니다."

총 23명의 건강한 남성이 이 연구에 참여했다. 심리적으로는 대부분 크리스티안과 비슷했을 것이다. 처음에는 활동하지 않는 것이 힘들었지만 이들 모두 의외로 빨리 무기력증에 익숙해졌다. 심지어 이들은 체중이 서서히 줄어드는 것도 알아차리지 못했다.

크리스티안을 비롯한 여러 피험자들은 머리 쪽이 6도 아래로 기울어진 상태로 누워 지내다 보니 혈액이 머리 쪽으로 더 많이 흘렀고 혈관의 이른바 압력 수용체(각 장기에 필요한 혈액을 공급하는 기능)가 실제보다 더 많은 혈액이 몸에 흐르고 있다고 착각하게 만들었다. 참가자들의 몸은 처음 며칠 동안은 소변을 보고 싶은 강한 충동을 느끼고 그 신호에 반응했다. 소변을 보는 병이 차례로 채워질 때마다 이들의 체내 혈액량은 약 600밀리리터 줄어들었다. 이 실험 단계에 이르면 피험자들은 침대에서 쉽게 일어나지 못했다. 참가자가 일어난다면 혈액이 아래로 내려앉아 뇌에 공급되지 않을 테고, 결국 이들은 기절하고 말았을 것이다.

피험자들이 강제로 움직이지 못하는 환경 속에서 살이 찌지 않도록 음식의 칼로리 함량을 각각의 기초대사율에 맞추어 정밀하게 조절했다. 음식의 무게를 그램 단위로 정확히 측정하여, 참가자들은 마지막 부스러기까지 남김없이 먹어야 했다. 그 결과, 실험 대상자들은 실제로 체중이 증가하지 않았고 오히려 1~2킬로그램 감소했다.

각 참가자에 대해 40개 이상의 항목을 측정하고 개별 실험이 진행되었다. 연구자들은 혈액 샘플을 채취하고, 산소 섭취량을 측정하며, 안압을 기록하고, 수면 중 뇌의 전기 활동을 기록했다. 또한 타액의 테스토스테론 수치를 측정하고, 근육조직의 작은 샘플도 채취했다. 그 결과 실험 대상자의 다리 근육이 위축되어 종아리 근육이 4분의 1로 줄어드는 등 전체적으로 근육이 감소한 것으로 나타났다. 심장 근육은 수축하고 심혈관 부피가 감소했다. 마지막으로 등 근육도 쪼그라들어 일부 참가자에게는 심한 요통이 발생했다.

"활동하지 않으면 순환계부터 뼈까지 모든 시스템이 영향을 받습니다."

침상 휴식 연구를 주관한 DLR 항공우주 의학연구소의 스포츠 과학자 에드윈 멀더가 말했다.

두 달 후, 크리스티안을 비롯한 실험 참가자들이 드디어 침대에서 일어나는 것을 허락받았지만, 이들은 외부의 도움 없이는 일어날 수 없었다. 모든 참가자가 빈혈이 있었고 다리가 마치 푸딩처럼 흐물거린다고 느꼈다. 이들은 처음 이틀 동안은 휠체어에 의존해야 했다. 마침내 다시 걸을 수 있게 되었을 때 이들은 발에 심한 근육통을 느꼈다. 하지만 연구진의 지도 아래 목표 재활 프로그램을 이수한 피험자들은 원래의 힘을 되찾았다

이후 연구자들은 특정 근력 운동 프로그램을 실험했다. 실험 대상자 중 12명이 거의 매일 몇 분 동안 이 프로그램에 참여했다. 일종의 썰매 위에 누워서 일정 무게를 다리로 밀어내는 운동이었다. 과학적

평가를 보면 레그 프레스^{leg press} 운동은 비만을 막고 심장의 위축을 지연시켰다. 연구 결과는 소량의 근육 운동도 완전히 쓸모없지는 않다는 것을 확인시켜주었다. 이 연구는 언젠가 우주비행사가 1,000일 동안 화성을 여행할 때 우주에서 사용할 수 있는 훈련 장치를 만드는 데 활용될 수 있을 것이다. 붉은 행성으로의 여행이 성공할 수 있을지는 아직 아무도 모르지만 말이다. 그럼에도 불구하고 침상 휴식 연구는 비활동이 특정 장기에 어떤 영향을 미칠 수 있는지와 관련하여 유의미한 결과를 도출해냈다.

잠옷과 환자복을 벗고 나가라

 근육은 당분과 산소를 필요로 하므로 몸이 이를 유지하는 데는 많은 에너지가 소모된다. 이러한 이유로 근육세포는 필요한 만큼만 커지며, 사용하지 않으면 세포는 그대로 보존되지만 그 부피는 최소한으로 줄어든다. 이것을 '근육 위축'이라고도 한다. 침대에서 하루 종일 누워 지내면 근육에서 몇 그램의 단백질이 손실될 수 있다. 단백질은 질소로 분해되어 소변으로 배출된다. 일주일 동안 침대에 누워 있으면 근력이 약 12% 손실된다. 몸을 똑바로 세웠을 때 중력에 대항하여 작용하는 하체 근육이 가장 먼저 영향을 받는다.
 등 근육 역시 사용하지 않으면 위축될 위험이 있으며, 이로 인해 통증이 발생하기 쉽다. 베를린 샤리테 병원의 근육과 뼈 연구센터 연구원들은 건강한 젊은 남성 9명을 대상으로 한 연구에서 이를 입증했다. 먼저 연구진은 자기공명영상MRI 스캔으로 피험자들의 척추와 몸통 근육을 검사한 다음 이들을 60일 동안 침대에 누워 있게 했다. 연구진은 피험자들이 실제로 휴식을 취하고 있는지 확인하기 위해 비디오카메라를 통해 밤낮으로 관찰했고, 60일 후에 MRI로 피험자들의 등을 다시 검사했다.

그 결과 분명한 차이를 확인할 수 있었다. 전반적으로 척추를 지탱하는 근육이 눈에 띄게 위축된 것이다. 9명의 연구 참가자 중 5명이 심한 요통을 호소했다. 그들은 허리를 지탱해주는 자연적인 근육 코르셋이 부족한 것으로 나타났다.

운동하지 않으면 심장도 극심한 고통을 받는다. 심장이 수축할수록 박동할 때 펌프질할 수 있는 혈액의 양이 줄어든다. 12주간 침상 휴식을 한 사람들의 좌심실 질량은 약 15% 감소했다. 수축된 펌프 기관이 여전히 충분한 혈액을 순환계로 펌프질하려면 이전보다 더 빨리 박동해야 한다. 이러한 문제는 급성 비활동 상태뿐만 아니라 장기간에 걸친 수동적인 생활 방식에 의해서도 발생할 수 있다. 그래서 심장 상태만 봐도 일상생활에서 거의 운동하지 않는 사람을 구별해낼 수 있다. 전 단거리 선수이자 스포츠 의사였던 하랄트 멜레로비츠Harald Mellerowicz는 이를 '현대적인 삶에 길들여진 도시 거주자의 작고 기능적으로 볼품없는 심장'이라고 불렀다.

무기력은 장腸에 문제를 일으키기도 한다. 사람이 거의 움직이지 않으면 미즙chyme(위에서 소장으로 이동하는 어느 정도 소화된 반유동성 음식물-옮긴이)을 장으로 밀어내는 데 도움을 주는 연동 근육의 수축 활동이 약해진다. 이는 음식물이 장과 직장을 통과하는 것을 지연시킨다. 대변은 수분을 잃고 점점 더 단단해지며, 배변의 필요성도 감소한다. 이로 인해 신체 활동이 적은 사람들이 변비로 고통받는 경우가 많다.

뼈는 근육에 의해 조절된다. 신체 활동을 할 때 근육은 뼈를 자극한다. 외부의 압박을 받으면 뼈는 빠르게 축적되어 더 단단하고 두꺼워진다. 하지만 근육을 사용하지 않으면 비슷한 속도로 빠르게 분해되어 얇아진다. 두 달간 침상 휴식 후 허벅지와 엉덩이뼈의 밀도는 2~4% 줄어들었다. 뼈가 약해지면서 칼슘과 인산염이 빠져나와 혈액과 소변 또는 대변으로 배출된다. 이때 신장에서 칼슘 수치가 증가하면 신장 결석의 위험이 증가하기도 한다.

골격 상태를 보고도 그 사람의 생활 방식을 알 수 있다. 미국의 해부학자이자 인류학자인 크리스토퍼 러프Christopher Ruff는 약 100개의 화석 대퇴부 뼈에 관한 문헌과 약 900년 된 미국 원주민의 골격 데이터를 분석하는 연구를 수행했다.

이 연구에 따르면 선사시대 인류의 뼈는 오랜 세월이 흐르면서 점점 더 가늘고 약해졌다. 170만 년 전부터 5,000년 전까지의 기간에 뼈 두께는 약 15% 감소했다. 그 이후에는 감소세가 더욱 가파르게 진행되었다. 현재까지 뼈의 강도는 15% 더 감소했다. 즉, 과거의 수렵 채집인들은 오늘날의 사람들보다 평균적으로 훨씬 더 근육질이고 운동 능력이 뛰어났다는 의미다. 반면, 오늘날 우리는 육체적으로 힘든 일은 많은 부분 기계에 맡기고 있다.

인대나 관절, 근육과 힘줄, 피부 등 신체를 움직이는 부분이 정상적으로 작동하려면 그 사이에 어느 정도 공간이 필요하다. 긴장하지 않으면 그 거리는 필연적으로 짧아질 수밖에 없다. 침대에서 하룻밤만 자도 우리는 이러한 신체의 수축을 느낄 수 있다. 잠자리에서 일어나면 몸이 뻐근하고 스트레칭을 해야 할 필요성을 느끼는 이유다.

일주일만 아무런 활동 없이 침상 생활을 해도 혈장의 약 10%가 손실되고 혈액은 점점 더 끈적거리게 변한다. 적혈구의 수도 감소한다. 적혈구는 혈액 내 산소를 근육세포로 운반하는 역할을 한다. 그러나 신체 활동을 하지 않을 때는 적혈구의 수요가 줄어들기 때문에 몸에서 생성되는 적혈구 수도 그에 따라 줄어든다. 일반적으로 적혈구 색소인 헤모글로빈의 93~99%는 산소로 채워져 있는데, 급성 비활동의 영향으로 산소 포화도가 떨어질 수 있다. 또한 혈액이 정맥을 통해 느리게 흐르고 적체될 수 있다. 결과적으로 특정 응고 인자가 더 이상 혈액에서 평소와 같이 충분히 걸러지지 않아서 점성이 더욱 높아진다. 혈관 내부를 감싸고 있는 얇은 세포층이 손상되면 심부정맥 혈전증의 위험이 증가한다. 축적된 혈액이 심부정맥에 혈전을 형성함으로써 발생하는 것이다. 이 혈전이 떨어져 나와 혈류를 따라 이동하다가 폐에 붙어 중요한 동맥을 막기도 한다. 이로 인해 발생하는 사망의 원인이 폐색전증이다. 혈전은 또한 뇌(뇌졸중)나 심장(심장마비)으로 가는 혈액 공급을 차단할 수도 있다.

물론 적절한 휴식이 필요한 질병의 단계도 있다. 신체 활동에 필요한 자원을 사용하지 않으면 치유 과정이 빨라질 수 있다. 근육이 수동적인 상태로 있으면 결과적으로 저장된 산소가 그동안 산소 공급이 부족했거나 손상된 장기까지 도달할 수도 있기 때문이다. 휴식 자세를 취하면 환자가 통증을 더 잘 견디는 경우가 많다.

그래서 침상에 누워 안정을 취하는 것이 오랫동안 만병통치약으로 여겨져 왔다. 예전에는 출산한 여성은 2주 동안 침대에 누워 쉬는 것이 관례였다. 사타구니 수술 후에는 3주 동안 침대에 누워 있어야 했다. 심장마비 환자는 4주에서 6주 동안 침대에 누워 있는 것을 당연하게 여겼다. 어떤 환자는 움직이지 못하도록 말 그대로 팔과 다리가 침대에 묶이기도 했다. 일부 의사들은 인간의 심장은 박동 횟수가 제한되어 있다고 생각했고 예상 공급량을 신중하게 사용해야 한다고 조언했다.

"운동을 하면서 심장을 너무 자극하여 심장박동을 다 써버리면 수명이 단축됩니다!"

많은 의사가 토마스 만Thomas Mann의 소설 『마의 산』(을유문화사, 2008)에 나오는 엄격한 의사 호프라트 베렌스의 말에 동의했다. 베르크호프 국제요양원의 의사 베렌스는 환자 한스 카스토르프에게 침대로 가라고 명령한다.

"누가 가만히 누워 있는 것이 가만히 서 있는 것보다 나은 처방이 아니라고 했소!"

애셔 박사는 1947년에 「침대에 누워 있는 위험Gefahren, zu Bett zu gehen」에 관한 논문을 발표했다. 널리 호평을 받은 이 글에서 그는 병원 의사로서 경험한 놀라운 에피소드에 대해 이야기했다.

"내가 관리하던 만성질환자 병동에는 신경쇠약과 손발톱 궤양 진단을 받고 17년 동안 침대에 누워 있던 한 여성이 있었습니다. 큰 손상 없이 오랜 동면 상태에서 살아남은 그녀는 내가 침대에서 일으켜 세울 당시에는 매우 화를 냈지만, 다시 걸을 수 있게 되자 완전히 다른 사람으로 변했습니다."

애셔는 당시 병원의 일상적인 관행에 강력히 항의했다.

"주부가 깔끔한 주방을 위해 접시를 모조리 선반에 정리해놓는 것처럼 간호사들도 종종 환자들을 일률적으로 침대에 눕혀두는 경우가 많습니다."

침대에 누워 지내라는 위험한 이 조언은 여전히 병원 내에서 통용되고 있다. 병원 직원들은 낙상의 위험 때문에 고령 환자가 움직이는 것을 꺼릴 때가 많다. 그 결과 이들이 몸을 움직일 기회는 더욱 제한된다. 그러나 미국의 한 연구에 따르면 70세 이상 노인의 약 3분의 1이 입원 후 이전보다 더 허약해지고 더 아프다는 결과가 나왔다. 간호사가 환복을 도와줄 시간이 없는 경우가 많다 보니 환자는 낮 동안에도 환자복을 입고 있어야 한다. 이러한 옷차림이 환자의 품위를 떨어뜨리고 이들을 심리적으로 위축시킨다고 생각하는 사람들이 많다. 이는 바람직하지 못한 결과를 초래한다. 의학적 관점에서 볼 때 복도나 인접한 녹지 공간을 산책하는 데 아무런 문제가 없는 다수의 노인 환자들이 침대에 누워서 시간을 보내고 있다. 2018년 영국에서는 이러한 관행에 반대하는 캠페인이 전국적으로 70일 동안 진행되었다. 수백 곳의 병원에 근무하는 직원들은 환자들이 아침에 평상복으로 갈아입고 낮 동안 활동에 참여하도록 독려했다. 이 '파자마 마비pyjama paralysis'를 방지하는 캠페인을 통해 많은 환자의 욕창이 줄어들었고 퇴원도 더 빨라졌다.

비활동의 결과 통지표를 60세에 받는다면?

그러나 이런 위험은 침대에 오래 누워 있는 환자들만의 문제가 아니다. 오랫동안 최소한으로 근육을 사용하는 사람들도 마찬가지다. 중년이 되면 많은 사람이 느린 생활 방식에 빠진다. 사람들은 더 이상 운동을 그리워하지 않고 비활동적인 상태를 정상으로 여긴다. 알지 못하는 사이에 점점 더 많은 칼슘과 단백질이 빠져나간다. 그리하여 뼈가 점차 골다공증성으로 변해간다. 근육도 서서히 체지방으로 대체된다. 손아귀 힘이 약해지고 걸음도 느려지면서, 어느 순간에는 의사가 말한 대로 양말도 혼자 신기 어려워질 수 있다.

보통 18세에서 50세 사이에 이러한 활력 상실이 시작되지만, 이 영향을 받은 사람들은 처음에는 노화가 가속화되는 것을 잘 느끼지 못한다. 그러다 60세가 지나면서 증상이 나타나고 비활동의 결과를 더 이상 무시할 수 없게 된다. 이러한 조기 노화를 피하고 싶다면 앞서 언급한 영국 의사 리처드 앨런 존 애셔가 《영국 의학 저널》에 남긴 시에서 영감을 얻어보는 것은 어떨까?

가르쳐주세요.
침대에서 헛된 시간을 보내는 걸 두려워하도록.

사람들을 일으켜주세요.
환자들이 너무 빨리 무덤으로 향하는 것을
막을 수 있도록.

ONE
POINT
TIPS

지금 당장 침대에서 일어나라

오늘날에도 병원에서는 환자들에게 더 많이 안정을 취하라고 권한다. 하지만 우리의 몸은 단 며칠만 활동하지 않아도 사용하지 않은 부분이 쉬이 위축된다. 운동 부족으로 근육이 줄어들면 골격근에 붙어 있는 단백질까지 몸의 에너지원으로 쓰게 되어 곧 발을 딛고 서 있을 힘마저 부족해진다. 척추를 지탱하는 근육 코르셋도 약해져 심한 허리 통증을 유발할 수 있다. 심장근육도 위축되고 박출량(심장이 한 번 수축할 때 뿜어져 나오는 혈액의 양-옮긴이)도 빈약해진다. 뼈가 얇아지고 동시에 칼슘과 인산염이 빠져나와 골연화증이 발생하며, 혈액의 점도가 높아져 치명적인 혈전증의 위험이 증가한다. 장 부진은 장에서만 멈추지 않는다. 장관의 연동 근육 수축 기능이 약해지고 배변 충동도 줄어든다.

   정신에 미치는 영향도 염려스러울 정도다. 비활동은 뇌로 가는 자극과 감각을 줄인다. 연구 실험에서 몇 달 동안 일어나지 못하고 누워 있어야 했던 건강한 피험자들에 대한 신체 반응을 확인한 결과 대부분 감각이 둔해지고 인지장애를 느꼈다. 가만히 서 있거나 누워만 있으면 신체적 손상 외에도 정신적 동기 부여가 부족해진다. 이러한 영향이 합쳐져 입원 전보다 입원 후에 오히려 몸이 더 허약해진 노인이 놀라울 정도로 많다.

  침상 휴식 연구 결과는 신체 활동을 거의 하지 않는 사람들에게도 적용된다. 비활동으로 인한 신체 손상은 앉거나 누워서 지내는 생활 방식에서 올 때가 많기 때문이다. 중년 이후부터 운동을 충분히 하지 않는 사람은 근육량과 골격, 인지능력까지 점점 더 감퇴한다. 다시 말해 신체적·정신적 수동성은 노화를 가속화하고 조기 노화의 위험을 증가시킨다. 이를 예방하는 가장 저렴하고 안전한 방법이 있다. 바로 하루라도 빨리, 한 살이라도 먼저 운동을 시작하는 것이다. 지금 당장 자리에서 일어나자.

3장

근력은 나이까지 되돌린다

근력 테크의 놀라운 효과

　근육을 사랑하는 것은 짝사랑과도 같다. 아무리 내가 근육이 크고 튼튼하기를 바란다고 해도, 근육은 나에게 별 관심을 보이지 않는데다 점점 작아지고 약해지기만 한다.

　근육은 우리가 살아 있는 동안 점점 약해진다. 안타깝게도 여기서 자유로운 사람은 없다. 우리는 어머니의 뱃속에서 나오자마자 근육을 어떻게 사용하는지를 배운다. 근육은 성인이 될 때까지 무럭무럭 성장해 점점 더 강해지다가 20대 후반에는 정점에 다다른다. 그 이후에는 서서히 감소하기 시작해 80세가 되면 근육량의 최대 30~50%가 줄어들어, 신체의 힘이 절반만 남게 된다.

　근력이 줄어드는 것만큼 개인이 자율적으로 살아가는 능력을 떨어뜨리는 질병은 거의 없다. 근력 상실은 서서히 진행되어 쇼핑백을 들고 계단을 오르거나 손자와 함께 놀이터에 가거나 의자에서 일어나 집 밖으로 나갈 수 있는 능력을 조금씩 앗아간다. 다리에 힘이 빠질수록 넘어져 뼈가 부러질 위험은 더 커진다. 나이 든 사람들이 요양원에 가거나 누워 지내야 하는 가장 흔한 이유 중 하나가 근력 부족이다. 노인들의 조기 사망을 일으키는 원인이기도 하다.

그런데 많은 사람이 이 같은 연관성을 알아채지 못한다. 수년에 걸쳐 퇴행이 서서히 일어나기 때문에 사람들은 머리카락이 회색으로 변하는 것처럼 근육 손실도 피할 수 없는 노화의 결과이자 자연스러운 과정이라고 생각한다. 많은 노인이 팔굽혀펴기와 스쿼트, 턱걸이 같은 운동을 하기에는 자신이 너무 늙었다고 말한다.

이보다 더 비극적인 착각은 없을 것이다. 몸은 단순히 시간에 따라 늙어가는 것이 아니라 생물학적 과정에 의해 노화가 이뤄지기 때문이다. 근력을 유지한다면 이 과정을 상당히 늦출 수 있으며 생리적 기능의 손실을 멈추고 부분적으로는 심지어 되돌릴 수도 있다. 회춘이 가능하다는 의미다.

자동차의 엔진은 주행거리가 증가할수록 점점 더 수리하기 어려워진다. 반면에 우리 몸의 엔진은 사용하면 할수록 더 오래 지속된다. 우리 몸에는 약 650개 근육이 있으며, 이 근육은 체중의 약 40%를 차지한다. 심장근육과 방광, 혈관, 장, 요관, 그리고 그 내부 기관을 둘러싸고 있는 평활근은 자율신경계에 의해 제어되므로 우리가 영향을 미칠 수 없는 영역이다.

반면에 골격근 조직은 활동성 근골격계의 일부이며, 우리는 이 조직을 집중적으로 활성화할 수 있다. 인간에게는 약 400개의 개별 골격근이 있으며 위치나 모양 또는 기능에 따라 이들 근육은 고유한 이름이 있다. 수축하라는 명령은 운동신경을 통해 뇌에서 각 근육으로 전달된다. 공예나 글쓰기, 체조와 같은 특정 동작을 할 때는 연관된 근육이 참여함으로써 일어서고, 걷고, 뛰고, 점프하거나 짐을 들어 올릴 수 있다. 어떤 사람들은 귀를 움직이기도 한다. 이러한 과정은 의지에 따라 이루어지기 때문에 이와 관련된 근육을 자발성 근육이라고 부른다. 골격근은 매우 역동적인 시스템이다. 근육에 긴장을 주면 근육은 이에 반응하여 성장한다. 그리고 이때 근섬유(근육섬유) 세포는 추가 단백질을 결합하는 방식으로 더 두꺼워진다. 하지만 이 근섬유는 필요한 만큼만 높이 뛰는 말과 같다. 근섬유는 필요한 만큼만 움직이고 도전을 받지 않으면 다시 가늘어진다. 우리 몸은 자연적으로 에너지를 아껴 사용하도록 설계되어 있기 때문에 비활성 근섬유는 불필요한 '비용'이 발생하지 않도록 빠르게 분해된다. 근섬유에서 더 이상 단백질을 생산하지 않으며, 사용하지 않은 물질은 분해되어 다른 용도로 재활용된다.

특히 빠르게 수축하는 제2형 근섬유는 짧은 시간에 큰 힘을 방출하는데, 근육이 위축되면 영향을 많이 받는다. 여기에 해당되는 사람은 근육량보다 근력이 더 빨리 감소하는 현상을 보인다. 뮌헨 대학 병원 노인의학과의 안나 샤우프Anna Schaupp와 미하엘 드레이Michael Drey는 그 영향을 다음과 같이 추정했다.

"근력의 연평균 손실은 최대 4%인 반면, 근육량은 1% 미만으로 감소한다."

75세 이상 인구의 10~20%는 더 이상 건강한 삶을 유지하기 어려울 정도로 노인성 근감소증이 진행된 상태다. 독일에서만 수백만 명의 환자가 이에 해당하며, 선진국의 인구 통계학적 변화로 인해 그

수가 날로 증가하고 있다. 독일에서는 나를 포함한 베이비붐 세대가 점차 근육이 극심하게 위축되는 나이에 접어들고 있다. 현재 독일 인구의 2명 중 1명은 45세 이상이고, 5명 중 1명은 66세 이상에 속하니 환자의 수가 늘어날 수밖에 없는 구조인 셈이다.

그러나 근육 손실과 함께 지방량이 증가하기 때문에 근육 소모는 때때로 육안으로는 거의 알아차리기가 어렵다. 사람들은 그 어느 때보다 날씬해 보이지만 속을 들여다보면 지방이 근육을 대체한 경우가 많다. 그렇기 때문에 의사조차도 환자의 근력 저하 현상을 간과할 수 있다. 특히 노령 환자의 경우에는 대처하려고 해도 이미 늦은 경우가 많다.

얼마 전 저명한 노인의학자인 코넬 시버Cornel Sieber는 유엔의 제안에 따라 매년 10월 1일에 열리는 국제 노인의 날을 계기로 근육 손실과 그것의 심각한 결과가 위험할 정도로 과소평가되고 있다고 공개적으로 경고했다. 하지만 그사이 이 문제에 대한 인식이 높아졌는지는 모르겠다.

근감소증은 노화가 아니라 질환이다

근력 상실에 대한 무지는 오랫동안 만연했던 이 증상에 대해 고유한 이름조차 없었다는 사실만 봐도 잘 알 수 있다. 과거에 의사들은 노인의 뼈 건강에 많은 관심을 기울였으며 골밀도 감소와 골감소증을 경고했다. 그러나 노인들의 움직임과 생활 능력에 훨씬 더 심각한 영향을 미치는 근력 상실에는 정확한 진단명조차 없었다. 1988년 한 학회에서 미국의 노인병 전문의인 어윈 로젠버그Irwin Rosenberg가 이 차이에 처음으로 주목했다.

얼마 전 미국에서 특파원으로 일할 때 나 또한 이 소식을 듣고 로젠버그에게 인터뷰를 요청했다. 당시에도 로젠버그는 이 분야에서 유명한 인물이었다. 인터뷰는 보스턴 터프츠 대학의 노화에 관한 인간 영양 연구센터Human Nutrition Research Center on Aging에 있는 그의 널찍한 사무실에서 이루어졌다. 그에게 근위축에 관한 이야기를 하자 로젠버그는 숨을 크게 들이마시며 즐거워했다. 그는 이 증상을 표현할 이름을 일부러 복잡한 것으로 골랐다며, 그러지 않았다면 사람들이 진지하게 받아들이지 않았을 것이라고 웃으며 말했다. 결국 그는 '근감소증sarcopenia'(그리스어로 살을 뜻하는 sarx와 결핍을 뜻하는 penia에서 유래)이라는 용어를 선택했다.

로젠버그는 사람들이 무지로 인해 노년기에 소극적으로 변하게 되며, 그 결과로 노쇠를 더욱 가속화할 수 있다는 점을 경고하고자 했다. 그는 다음과 같이 말했다.

"신체가 서서히 약해지고 효율성이 점점 떨어지는 것은 비활동적인 생활을 계속하는 데 좋은 핑곗거리가 됩니다."

양로원에 가보면 우리는 수많은 슬픈 희생자들을 볼 수 있다. 근감소증은 노년기에 가장 흔한 질환이다. 하지만 과거에는 특정 사람이 근감소증이 있는지 여부를 판단하는 데 사용할 수 있는 명확하게 정의된 임계값이 없었다. 세계보건기구WHO가 2016년부터 근감소증을 별도의 질병으로 인정하면서, 많은 노인이 겪는 신체적 한계를 파악할 수 있는 지표들이 진화하고 있다.

  근감소증을 효과적으로 치료할 수 있는 방법이 있다는 것을 잊지 말아야 한다. 골격근은 인체의 그 어떤 조직보다 회복과 재생 능력이 뛰어나기 때문에 증상을 개선할 수 있는 가능성이 매우 크다. 이에 대한 인식을 높이자고 계속 목소리를 높이는 이유다. 아래의 표는 근감소증을 진단하기 위해 다섯 가지 질문으로 구성된 설문지다. 한번 점검해보자. 부모님이나 조부모님과 함께 설문지를 작성해보는 것도 좋다. 평가에서 4점 이상을 받으면 문제를 명확히 확인하기 위해 의사와 상담해봐야 한다.

근감소증 선별 설문지

범위	질문	답변(점수)
힘	5킬로그램의 물체를 드는 것이 얼마나 힘든가?	약간 힘들다(0)
		힘들다(1)
		매우 힘들다(불가능하다)(2)
걷기	실내를 걸어 다니는 것이 얼마나 힘든가?	약간 힘들다(0)
		힘들다(1)
		매우 힘들다(도움이 필요하거나 불가능하다)(2)
일어나기	의자나 침대에서 일어나는 것이 얼마나 힘든가?	약간 힘들다(0)
		힘들다(1)
		매우 힘들다(도움이 없으면 불가능하다)(2)
계단 오르기	10개의 계단을 오르는 것이 얼마나 힘든가?	약간 힘들다(0)
		힘들다(1)
		매우 힘들거나 불가능하다(2)
넘어짐	지난해에 몇 번 넘어졌는가?	안 넘어졌다(0)
		1~3번 넘어졌다(1)
		4번 이상 넘어졌다(2)

추가 진단 검사에는 악력 테스트와 의자에서 일어날 수 있는 능력 측정도 포함되었다. 팔을 사용하지 않고 의자에서 다섯 번 일어나는 동작이 15초 이상 걸린다면 근감소증에 걸릴 위험이 있거나 이미 근감소증일 수 있다. 여성은 악력이 16킬로그램 미만, 남성은 27킬로그램 미만이면 치료가 필요한 것으로 간주한다.

국제 연구에 따르면 악력을 측정하는 것은 다른 측면에서도 매우 유용한 기준이 될 수 있다. 연구자들은 17개국의 약 14만 명을 대상으로 악력을 킬로그램 단위로 측정하는 손 동력계를 사용하여 측정해왔다. 4년 동안 정기 검사와 함께 피험자들의 건강 상태도 기록되었다. 마지막으로 과학자들은 악력 측정값과 참가자들의 병력을 상관관계로 분석했다. 그 결과 악력이 5킬로그램 감소하면 향후 4년 동안 질병으로 사망할 위험이 16% 증가한다는 사실이 밝혀졌다.

나이가 들면서 근육이 위축되는 경향을 보이는 것은 수년에 걸쳐 근육을 정상적으로 제어하는 신경의 일부가 손실된다는 사실과도 관련이 있다. 뇌와 척수에 있는 이러한 운동뉴런이 퇴화하면 해당 근육을 더 이상 제어할 수 없게 되고, 그 결과 근육이 위축된다.

세계적인 물리학자 스티븐 호킹이 앓았던 루게릭병ALS은 모든 운동뉴런이 파괴될 때 어떤 일이 일어나는지를 잘 보여준다. 루게릭병은 점진적인 근육 약화 및 마비와 관련이 있다. 어느 시점이 되면 환자는 휠체어가 필요해진다. 그러다 언젠가는 거의 말을 하지 못하고 무언가를 입으로 삼키지도 못하게 된다. 마지막 단계에서는 호흡기 근육도 마비된다. 운동뉴런이 완전히 손실되는 이 병의 메커니즘은 아직까지 거의 밝혀지지 않았다.

노화와 관련된 일부 운동뉴런의 손실과 신체 활동 부족 외에도 근감소증의 또 다른 원인이 있다. 시간이 지남에 따라 조직과 장기에 축적되는 이상한 유형의 세포, 일명 좀비 세포의 존재다. 이들 세포는 더 이상 분열하지 않지만 죽지도 않는다. 이를 '노화세포seneszenz'라고 한다. 노화세포는 늙다, 늙는다는 뜻의 라틴어 세네세레senescere에서 유래한 용어로 세포의 분열 능력 상실을 의미한다.

그렇다면 노화세포는 어떻게 발달하는가? 노화세포는 처음에는 정상적인 신체 세포로 시작하지만 어느 순간 손상을 입는다. 세포는 스스로 이 사실을 깨닫고 더 이상 분열하지 않음으로써 순환에서 물러나려고 한다. 그 결과 이들 세포는 신체 면역체계의 표적이 된다. 일반적으로 이러한 세포는 면역세포에 의해 일상적으로 감지되고 제거되지만 모든 세포가 이러한 과정을 거치는 것은 아니다. 조직 손상이나 노화 관련 질병 후 손상된 세포 중 일부는 체내에 남아 노화 상태를 유지한다. 그런데 이것들은 평화롭게 은퇴를 선택하기보다는 망나니처럼 행동하기 시작한다. 주변 조직에 상처를 입히고 주변의 건강한 세포가 작동하기 어렵도록 신호물질을 방출하는 것이다.

연구자들은 생쥐를 대상으로 이 현상을 조사했다. 근육 손상 후 노화 세포가 현저히 증가하는 것을 발견했다. 이로 인해 염증을 유발할 가능성이 높아져 흉터 조직이 더 많이 형성되었다. 이는 궁극적으로 근섬유의 재생 능력을 손상시키는 결과를 불러왔다.

약물을 복용할 때, 특히 여러 약물을 동시에 복용하면 근육이 심하게 약화되는 부작용이 발생할 수 있다. 이런 부작용은 노년층에서 특히 흔하게 나타난다. 독일의 의학 전문지인 《건강 나침반

Arzneimittelkompass》(2022)에 따르면 65세 이상 보험 가입 환자의 절반 이상이 하루에 다섯 가지가 넘는 약물을 복용한다. 전문 용어로 다약제 복용이라고 부른다. 다양한 약물을 섭취하는 소비자들은 위험한 부작용에 노출되어 있다. 온갖 알약의 칵테일을 복용하는 것은 사고 능력을 제한하고 신장에 부담을 주며 근육 위축을 가속화할 수 있다.

동면 동물의 근육 보존 메커니즘 연구

근육을 보존하는 약제는 아직 없다. 그러나 연구자들은 근육을 거의 사용하지 않거나 전혀 사용하지 않더라도 근섬유를 보존할 수 있는 생물학적 메커니즘을 찾기 위해 이미 오래전에 연구에 들어갔다. 인간과 달리 많은 동물 종은 자연적으로 이것이 가능하다. 겨우내 몇 달 동안 전혀 움직이지 않으면서도 여전히 힘을 유지하는 포유류가 많다. 박쥐, 햄스터, 겨울잠쥐가 이런 동면 동물에 속한다.

특히 마멋은 에너지를 거의 소모하지 않고 동면하는 능력으로 유명하다. 날씨가 추워지고 먹이가 점점 줄어들면 이 귀여운 동물은 스스로 파낸 겨울용 굴속으로 들어가 겨울을 날 준비를 한다. 최대 20마리로 구성된 마멋 가족은 좁은 입구를 막은 다음 마른 풀이 깔린 보금자리에서 편안하게 자리를 잡는다. 그리고 서로 몸을 가까이 맞댄 채 깊은 잠을 청한다.

그 후부터 이들 마멋 가족은 여름이 끝날 때까지 축적한 지방을 소모하며 신진대사를 낮추고 심장박동을 1분에 100회 이상에서 두

세 번으로 줄인다. 체온은 섭씨 39도에서 7~9도까지 떨어지고, 두 번의 호흡 사이에 몇 분이 흐르기도 한다. 마멋은 몇 주마다 이 혼수 상태를 중단하고 깨어나 몸을 추스른다. 하지만 먹이를 먹지 않고 곧바로 다시 잠에 빠져든다. 이는 혹독한 겨울을 견디기 위한 생존 전략으로, 이렇게 동면은 6개월 정도 지속된다.

동면 동물의 이러한 능력은 거의 움직이지 않으면서도 근육을 보존하는 약을 개발하는 데 중요한 실마리를 제공한다는 점에서 의학계의 큰 관심을 받고 있다. 근감소증 치료제가 나온다면 물어보나마나 블록버스터가 될 것이다.

베를린의 그레이프스발트와 미국 워싱턴주의 풀먼에서 온 연구진은 북미에서 발견되는 회색곰의 근육 감소 현상을 연구하는 공동 프로젝트에 돌입했다. 이를 위해 동면 중인 동물과 동면을 벗어난 동물에서 각각 근육 샘플을 채취하고 분자적 방법을 사용하여 근육세포에서 무슨 일이 일어나는지 조사했다. 연구진은 동면 중인 곰의 샘플에서 놀라운 패턴을 발견했다. 곰의 근육세포에는 비필수 아미노산의 양을 증가시키는 특정 단백질이 포함되어 있었던 것이다(비필수 아미노산non-essential amino acid은 신체가 스스로 합성할 수 있기 때문에 '비필수'라고 불린다. 전문 문헌에서는 비필수 아미노산의 영어 표기를 줄여서 이를 NEAA로 약칭한다).

이 혼합물은 실험실 실험에서 쇠약해진 인간 근육세포의 성장을 촉진하는 것으로 밝혀졌다. 따라서 노인이나 병상에 누워 있는 사람들에게 분말이나 정제 형태로 이 같은 아미노산을 공급하면 효과가 있으리라 판단되었다. 그러나 임상 시험은 실패했고 근육 위축을 예방할 수 없었다. 연구에 참여한 베를린의 막스 델브뤼크 분자 의학센터 MDC의 의사 미하엘 고트하르트Michael Gotthardt는 다음과 같이 말했다.

"근육이 이러한 아미노산을 직접 생산하는 것이 가장 중요하며, 그렇지 않으면 필요한 것을 얻지 못할 수 있습니다."

하지만 인간의 근육세포를 곰의 근육세포와 동일하게 만들어 이 중요한 아미노산을 스스로 생산하도록 만드는 것이 가능할까? 이를 알아보기 위해 고트하르트 연구팀은 잠자는 회색곰의 근육세포 샘플을 노인이나 병상에 누워 있는 사람의 샘플, 그리고 근육 위축을 앓고 있는 쥐의 샘플과 비교했다. 연구진은 일련의 실험을 통해 근육세포의 수축을 막는 특정 유전자를 발견했으며, 이 유전자에서 중요한 단서를 얻을 수 있을 것이라 기대하고 있다. 그러면 사람의 근육 퇴화를 막도록 프로그래밍하는 것도 가능해질 것이다.

하지만 솔직히 말하면 가까운 시일 내에 그런 일이 일어날 것 같지는 않다. 근감소증에 대한 활성물질을 찾기 위한 다양한 접근 방식과 임상 연구가 이루어졌지만 지금까지는 거의 성과가 없었다. 안타깝지만 드라마틱한 반전은 없다. 근육을 강화하기 위해 굳이 약이 필요한 것도 아니다. 그저 우리 힘으로 근력을 유지할 수 있기 때문이다.

근육이 좋아하는 것은 단백질

근력 유지는 올바른 식단에서 시작한다. 근섬유의 기본 물질인 단백질을 빼놓지 않아야 한다. 즉, 음식물을 통해 단백질을 정기적으로 섭취해야 한다. 노인은 더 이상 젊었을 때처럼 단백질을 철저하게 활용하지 못하므로 단백질의 필요성이 증가한다. 일반적으로 60세 이상은 하루에 체중 1킬로그램당 최소 1그램의 단백질을 섭취할 것을 권장한다. 근감소증 환자라면 체중 1킬로그램당 1.2그램으로 섭취량을 약간 더 늘려야 한다.

그런데 때로는 단백질 섭취량 부족이 근감소증의 원인이 되기도 한다. 근육량이 적을수록 식욕도 함께 감소하기 때문이다. 여기에 단백질 공급 부족으로 이어질 수 있는 사회적 이유도 있다. 많은 노인이 배우자와 사별한다든지 하는 이유로 혼자 사는 경우가 많기 때문이다. 이들은 자신을 위해 요리하고 싶은 욕구가 거의 없으며, 단백질이 부족한 즉석식품(초가공식품)에 의존하는 일이 많다. 또 인지 장애나 치매가 있어서 규칙적인 식사를 잊어버릴 때도 있다. 이런 이유들로 인해 근육량이 더욱 줄어든다. 감염병이나 암 또는 심부전 같은 질병도 단백질 결핍과 관련이 있다.

독일 내과학회에 따르면, 병원에 입원한 75세 이상 환자 2명 중 1명은 영양실조다. 노인요양시설에서는 그 비율이 3분의 2에 달한다.

근감소증을 진단받은 사람들은 대개 뼈도 취약해지기 마련이다. 근육 운동이 압력을 가해 뼈를 튼튼하게 유지하는 유일한 방법이기 때문에, 이러한 결과는 놀랍지 않다. 이런 이유로 근감소증은 뼈 물질에도 영향을 미쳐 골다공증이나 골 손실로 이어진다. 근육 약화의 영향을 받는 많은 사람이 신체를 제어하는 데 어려움을 겪으며 확실하게 땅에 발을 내딛지 못한다. 그래서 골절의 위험이 특히 높아진다. 65세 이상의 전체 인구에서 약 30%가 1년에 한 번씩 낙상을 경험한다. 낙상으로 인해 입원하는 사람들의 수가 매년 50만 명에 달하기도 한다. 또 대퇴 경부 골절이 발생한 노인의 약 40%가 1년 안에 사망한다.

근감소증 환자는 근육 손실뿐만 아니라 추가로 저장되는 지방으로 인해 더 큰 위험을 안고 살아간다. 복부 지방은 심장마비, 뇌졸중, 제2형 당뇨병, 치매, 파킨슨병 그리고 우울증의 위험을 증가시키는 것으로 알려져 있다.

통계적으로 근감소증을 겪는 사람은 같은 나이의 건강한 사람보다 일찍 사망하며 사망률도 현저히 높다. 이는 '저승사자를 얼마나 빨리 맞이하는가?'라는 섬뜩한 제목의 연구에서도 확인된 바 있다. 연구진은 먼저 70세 이상의 건강한 남성 1,705명의 보행 속도를 측정하고 그 후 5년 동안 그 경과를 관찰했다. 이 기간에 일부는 사망하기도 했다. 연구진은 여기서 사망과 보행 속도 사이의 연관성에 대한 연구를 심화시켰다. 그 결과 초기 테스트에서 시속 3킬로미터보다 느리게 걷는 남성은 더 빠른 속도로 걸은 남성보다 사망 위험이 더 큰 것으로 나타났다. 저승사자보다 빨리 달리려면 시속 5킬로미터 이상의 속도가 필요한 것이다. 이를 성공적으로 해낸 사람들은 5년간의 연구 기간 동안 무사히 살아남았다.

근육은 우리 몸속의 약국이다

골격근은 우리 건강을 지키는 수호신이다. 서서히 근섬유가 노화하면 심장, 뇌, 다른 기관도 느리게 노화가 일어난다. 근육은 우리가 움직이는 데 도움을 줄 뿐만 아니라 신진대사와도 밀접한 관계가 있기 때문이다. 근육은 인슐린 호르몬과 함께 혈액의 당분을 흡수하여 글리코겐으로 저장함으로써 혈당 수치를 조절한다. 근육이 더 활동적이고 발달할수록 혈액에서 더 많은 당분을 제거할 수 있다. 이는 제2형 당뇨병을 예방하고 기존의 당뇨병조차 되돌릴 수 있다.

근육에는 많은 사람이 알지 못하는 또 다른 놀라운 능력이 있다. 그것은 바로 근육이 내분비 기관이기도 하다는 사실이다. 근섬유가 긴장하는 순간, 근육은 호르몬과 비슷한 전달물질을 풍부하게 방출한다. 1장에서 언급했듯이 이러한 마이오카인은 신체를 위한 진정한 약이다.(37쪽 참조) 이 물질은 근육을 강화하고 다른 기관에도 영향을 미친다. 예를 들어 BDNF라는 마이오카인은 뇌에서 비료와 같은 역할을 한다. 인터루킨-6 interleukin-6은 신체의 염증을 줄여준다.

만하임과 하노버의 과학자들은 또 다른 전달물질을 발견했다. 머스크린 musclin이라는 이 물질은 병적 과부하 상태에서 심장을 보호하는 역할을 한다. 심부전은 독일에서 가장 흔한 사망 원인 중 하나이며 이미 상당한 양의 근육조직을 잃은 환자에게 특히 위협적일 수 있다. 근육 위축이 없는 환자에 비해 이들은 심부전으로 사망할 위험이 훨씬 더 높다. 머스크린은 골격근에서 생성되지만 심장근육에서는 생성되지 않는다. 심부전증을 앓고 있으며 머스크린이 거의 없는 쥐들에게 특정 분자 생물학적 치료법을 사용해 골격근에서 머스크린 생성을 자극했다. 그 결과, 생쥐의 심부전 증상이 눈에 띄게 완화되었다. 반대 실험을 위해 연구진은 더 이상 머스크린을 체내에서 전혀 생산할 수 없는 쥐를 사육했다. 이 쥐들의 심부전은 더욱 악화되었다.

사람의 경우 대략 다음과 같은 시나리오를 상상해볼 수 있다. 머스크린이 골격근에서 혈류를 통해 심장으로 운반되어 심장근육 세포에 결합함으로써 펌프 기능을 강화하는 등 다양한 역할을 수행할 수 있다. 또한 결합조직세포의 침착을 억제하여 흉터나 섬유화를 예방하는 데 도움을 준다. 연구에 참여했던 하노버 의학대학의 말고르자타 사로지크Malgorzata Szaroszyk는 다음과 같이 말했다.

"우리는 골격근이 혈류를 통해 심장에 물질을 공급하여 심장을 보호한다는 것을 처음으로 증명했습니다."

그녀의 동료인 프랑크푸르트 대학 병원의 심장 전문의 바더 카티흐Badder Kattih도 보도자료를 통해 이러한 보호 기능이 어떻게 활용될 수 있는지를 밝혔다.

"전달물질인 머스크린은 스포츠 활동을 할 때 더 많이 생성되므로 스포츠로 근육을 단련하면 심장이 건강해지는 효과를 누릴 수 있습니다."

근육을 튼튼하게 유지하는 법

균형 잡힌 식단은 훈련과 함께 근감소증을 극복하는 데 필요한 기초를 마련해준다. 어느 시점이 되면 일상생활의 활동만으로는 노화되는 근섬유를 자극하기에 충분하지 않게 된다. 많은 사람이 이를 느끼고 하이킹, 조깅 또는 수영을 시작한다. 하지만 이러한 지구력 훈련만으로는 부족하다. 근력 운동을 추가하는 것이 바람직하다. 근육을 강화하면 근육의 성능을 유지할 수 있기 때문이다. 연구자들은 쉽게 상실되는 것으로 알려진 근력을 어떻게 다시 활성화하는지를 알아내기 위해 단계적으로 연구를 진행해왔다. 수십 년 전, 어윈 로젠버그가 이끄는 연구팀에서는 집에서 할 수 있는 운동 및 근력 훈련 프로그램을 개발하여 일반인을 대상으로 근력 실험을 했다.

과학자들은 실험 대상의 주름이나 눈 밑 주머니, 머리칼의 상태 등에는 관심을 기울이지 않았다. 그 대신 신체의 특정 수치를 계량화한 10가지 '생태표지인자biomarkers'를 분석하여 객관적으로 결과를 측정했다. 생태표지인자에는 근육량과 근력, 신진대사 회전율, 체지방률, 유산소 능력, 혈당 내성, 혈중 지질 성분, 혈압, 골밀도, 체온 조절 능력 등이 있다.

로젠버그의 연구팀은 수차례 실험을 하면서 그 결과를 수치화했다. 16주간 운동을 한 사람들은 생체 지표에 뚜렷한 변화를 보였다. 노화 과정이 멈추는 것을 넘어 역전되었다. 사람들은 더 오래 살면서 그 과정에서 더 나은 삶의 질을 누릴 수 있게 되었다.

하지만 안타깝게도 이러한 훈련은 여전히 노인들에게 인기가 없다. 로잉머신이나 웨이트 또는 저항밴드로 운동하는 노인을 거의 찾아볼 수 없는 것이 현실이다. 대부분은 이런 운동이 몸매를 가꾸기 위한 목적으로 젊은이들이 하는 것이라고 생각한다. 《독일 의사 저널Deutschen Ärzteblatt》에 따르면 근력 운동을 하는 노년층은 10~15%에 지나지 않는다.

평균 90세, 근육 운동의 놀라운 효과

근육을 활성화하기에는 나이가 너무 많다고 생각하는가? 1987년부터 보스턴의 어윈 로젠버그와 같은 연구소에서 일했던 마리아 피아타론Maria Fiatarone이라는 젊은 의사는 사람들의 생각이 궁금했다. 그리하여 이 연구원은 동료들과 함께 10명의 노인 남녀를 모집하여 훈련 프로그램을 진행했다. 대상자의 평균 연령은 90세였으며 요양 시설에 거주하고 있었다. 이 연구는 이들에게 예상치 못한 삶의 변화이자 지루한 요양원에서 벗어날 수 있는 반가운 기회였다. 참가자들은 8주 동안 일주일에 3일씩 피트니스 기구를 이용해 다리 근육을 단련했다. 강도를 높여 점점 더 무거운 웨이트를 들어 올렸다.

모든 참가자가 놀라울 정도로 큰 발전을 이루었다. 평균 다리 근력이 오른쪽은 174%, 왼쪽은 180% 증가했다. 일부 노인들은 이전보다 서너 배의 근력을 갖게 되었다. 다리의 근육량이 10~15% 증가한 것은 당연한 결과였다. 무엇보다도 노인들은 더 건강해졌고 일상생활을 훨씬 더 효과적으로 관리했다. 이전보다 빨리 걸었으며, 더 이상 지팡이에 의존하지 않았다. 또한 훈련 프로그램에 참가하기 전보다 의자에서 일어나기가 더 수월해졌다.

한 참가자는 이전에 수술한 탈장으로 인한 문제로 연구 초반에 중도 탈락해야 했다. 하지만 나머지 9명의 참가자들은 근력 운동을 무사히 마무리했다. 훈련 중 부상을 입지도 않았으며 관절이 외부의 압력을 잘 견뎌냈다. 이는 특히 훈련으로 생긴 근육량이 관절을 더 잘 지지해준 덕분이었다.

마리아 피아타론이 이끈 연구팀은 1990년 《미국 의학 저널 JAMA》에 발표한 논문에서 연구 결과를 다음과 같이 간결하게 설명했다.

"최장 96세에 이르는 허약한 요양원 거주자를 대상으로 고저항 근력 운동을 실시한 결과 근력과 근육 크기 그리고 기능적 이동성이 크게 증가한다는 사실을 발견했습니다."

실제로 그 결과는 놀라웠다. 근육은 노년기에도 회춘할 수 있는 잠재력을 지닌 것이다.

그러나 일부 전문가들은 회의적인 반응을 보이며 연구 참여자 수가 9명에 불과해 연구 표본으로 삼기에 너무 적다고 주장했다. 그렇다면 피아타론은 이 결과를 일반화할 수 있다고 어떻게 확신했을까?

피아타론과 팀 동료들은 이러한 비판에 또 다른 스포츠 훈련 실험으로 대응했다. 100명의 남성과 여성을 대상으로 한 훈련 프로그램을 신속하게 실시한 것이다. 실험 참가자들의 평균 연령은 87세였다. 이들 중 다수는 치매, 골관절염, 고혈압 등 다양한 질병을 앓고 있어 건강 문제로 어려움을 겪고 있었다. 실험 참가자들은 무작위로 두 그룹으로 나뉘었다. 일부는 이전과 마찬가지로 요양원에서 돌봄을 받았고, 다른 참가자들은 10주 동안 일주일에 세 번씩 무릎과 허벅지 근육을 운동했다. 모든 실험 대상자에게 매일 단백질과 기타 영양소를 함유한 음료를 제공했다.

이 연구에서 운동의 결과는 완벽하게 성공적이었고 첫 번째 연구 결과가 놀랍게도 증명되었다. 운동에 참여했던 피험자의 허벅지 근육은 약 2% 더 두꺼워지고 근력은 113% 증가했다. 이는 일상생활에서의 운동성 향상으로 이어졌다. 여성이나 남성 노인 모두 시간이 지나자 보행 보조기 없이 지팡이 하나로도 충분히 걸을 수 있게 되었다. 이들은 더 자주 외출하고, 친구들을 만나고, 요양원 행사에 더 많이 참여했으며, 정신적으로도 훨씬 더 긍정적인 기분을 느꼈다. 반면, 훈련하지 않고 영양 음료만 마신 대조군은 허약함에서 벗어날 수 없었다.

연구 시작 당시 실험 대상자들이 매우 고령이었을 뿐만 아니라 병약한 상태였기 때문에 이러한 성공은 더욱 놀라웠다. 이들은 최근 몇 년 동안 부적절한 식습관을 가지고 있었고 운동도 거의 하지 않은 상태였다. 하지만 이러한 환자들의 근육세포도 여전히 자극을 받고 활성화될 수 있다는 것을 보여줬다. 이 발견은 더 큰 성과로도 이어질 수 있음을 시사한다. 근력 운동이 건강 문제가 있는 노년층에게 도움이 된다면, 건강한 노인에게는 더 큰 도움이 될 수 있을 것이다.

호주 시드니에서 노인의학 교수로 일하는 마리아 피아타론 박사는 이 연구로 전문가들 사이에서 명성을 얻어 여러 상을 받았다.

노인 운동선수에게는 약이 필요 없다

독일 에를랑겐-뉘른베르크 대학의 노화생의학연구소는 이 현상을 종합적으로 연구해오고 있다. 연구에 참여한 스포츠 과학자이자 노인학자인 엘런 프라이버거Ellen Freiberger는 다음과 같이 말했다.

"이 연구의 목표는 근감소증이 있는 기능장애 노인의 이동성을 유지하는 것입니다."

연구에 참여하려는 피험자는 여러 기준을 충족해야 했다. 근육량이 감소하여 의자에서 일어나기 어렵거나 걷는 속도가 느린 상태여야 했다. 과거보다 집 밖을 자주 나가지 않거나, 신체 활동이 적거나, 일상생활에서 신체 활동을 할 때 쉽게 숨이 차는 사람이어야 했다. 또한 70세 이상으로, 도움이 필요한지와 관계없이 여전히 자신의 집에서 생활하는 노인이어야 했다.

평균 나이 79세의 남녀 총 1,500명 이상이 참여한 이 연구는 뉘른베르크 연구기관 외에 유럽 11개국 15개 임상 기관이 참여한 유럽 최대 규모의 노인의학 연구 프로젝트였다. 뉘른베르크의 약 125명의 실험 대상자들은 무작위로 여러 그룹으로 나뉘었다. 한 그룹은 일주일에 두 번 엄격한 감독하에 지구력과 근력, 균형감각을 훈련하고 개별적으로 영양 상담을 받았다. 다른 그룹에서는 참가자들에게 노년기 건강을 개선하는 방법에 대해 조언했다. 이 조언을 따를지 여부와 그 방법은 참가자에게 맡겨졌으며, 별도의 모니터링은 하지 않았다. 참가자에 따라 차이가 있었으나 이 프로그램은 최대 3년 동안 지속되었다.

뉘른베르크의 연구팀은 걷기 테스트를 통해 피험자들의 이동성과 신체 능력을 정기적으로 검사했다. 보통 한 사람이 400미터를 걷는 데 얼마나 걸릴까? 이 거리는 노인들이 걷기에 매우 적합한 거리로, 대략 한 블록 정도에 해당하며 외부의 도움 없이 동네에서 쇼핑을 하고 심부름을 하기에 충분한 거리라고 볼 수 있다. 노인병 전문의의 관점에서 400미터 테스트 결과는 사람의 이동성을 나타내는 중요한 지표다.

결과는 분명했다. 규칙적인 운동이 근감소증에 대항하는 효과가 있는 것으로 입증되었다. 노인학자인 엘런 프라이버거는 지구력, 근력, 균형에 특히 집중하는 운동이 필요하다고 말한다.

"일부 실험 참가자들이 운동이 끝난 후 개를 산책시키거나 쇼핑을 하는 등 이전에는 거의 할 수 없었던 활동을 다시 하게 되어 놀랍고도 기뻤습니다. 이 실험을 통해 근육이 개선될 가능성이 크다는 사실을 확인할 수 있었으며, 활동적인 라이프스타일과 기능 및 이동성 저하를 방지하기 위한 목표 훈련 프로그램이 노년기의 건강, 특히 신체 기능 향상에 큰 잠재력을 지니고 있음을 보여줍니다."

이러한 연구 결과는 나에게 매우 깊은 인상을 남겼다. 유럽 연구에 참여한 과학자 중 한 명은 건강 포털인 '헬스 데이HealthDay'에서 다음과 같이 말했다.

"추가 연구를 하지 않고도 신체 활동과 최적의 영양을 처방할 수 있는 충분한 증거가 이 연구를 통해 드러났다고 생각합니다."

나 역시 그의 말에 동의하지만, 근감소증 예방에 관한 두 가지 다른 연구 결과도 간과할 수 없다. 첫째, 신체 활동이 노화된 세포를 서서히 근육에서 제거하는 효과가 있다는 점이다. 미국 미네소타주 로체스터에 있는 메이요 클리닉 연구팀은 이와 관련된 증거를 발견했다. 노인들은 12주간의 운동 프로그램을 완료한 후, 혈액 내 노화 세포의 전형적인 세포 표지marker 수가 현저히 감소한 것을 확인했다.

둘째, 노화와 관련된 운동뉴런의 손실도 활동적인 생활 방식 덕분에 상당히 늦춰졌다. 뮌헨의 전문가 미하엘 드레이와 그의 동료들은 이에 대한 증거를 발견했다고 믿고 있다. 연구진은 어릴 때부터 신체 활동을 하고 평생 동안 활동적인 생활을 유지한 75명을 대상으로 연구를 진행했다. 드레이는 2012년 지타우에서 열린 유럽 시니어 육상 선수권 대회에서 이 특별한 연구를 위한 실험 대상자를 모집했다. 이들은 모두 젊었을 때 경기에 참가한 경력이 있는 운동선수였다. 현역에서 은퇴한 후에도 아마추어 선수로 활동하며 정기적으로 대회에 참가해왔다. 그들 중 일부는 80세의 나이에도 여전히 마라톤을 뛰었다.

연구를 위해 드레이의 연구팀은 노인 운동선수의 근육량과 근육 속의 기능 운동단위motor unit(1개의 운동신경과 그것이 분포된 근섬유를 통틀어 이르는 말-옮긴이) 수를 측정했다. 비교를 위해 운동을 전혀 하지 않는 노인 149명을 대상으로 동일한 테스트를 실시했다. 예상대로 노인 운동선수들은 훈련을 받지 않은 비교 대상자보다 근육량이 훨씬 많았으며 근감소증의 징후를 보이지 않았다. 또한 해머던지기나 포환던지기 같은 종목에서 근력 훈련을 늘린 노인은 부진한 비교 그룹보다 운동뉴런 수가 훨씬 더 많았다. 전문가들은 이렇게 말한다.

"스포츠가 신경계에 긍정적인 영향을 미치고 따라서 운동뉴런이 더 오래 보존된다는 것을 확실히 추정할 수 있습니다."

근육량과 운동뉴런의 보존 사이에 상관관계는 의심할 여지가 없었다. 장기간 운동을 해온 선수들은 약을 거의 복용하지 않는 등 누구나 부러워할 만한 건강 상태를 유지하고 있었다. 규칙적인 훈련을 통해 노화 관련 질병에 대한 보호막을 구축한 것이다. 다른 연구에서도 운동의 회춘 효과는 확인되었다. 수년간 근력 운동을 해온 70세 노인은 운동을 하지 않은 30세 청년만큼이나 건강했다.

근육은 다른 장기와 비교해 뛰어난 변화 능력을 지녀 노화 속도를 조절하는 지렛대 역할을 한다. 근육을 유지하고 싶다면, 그저 꾸준히 사용하기만 하면 된다. 지금이라도 절대 늦지 않다. 단, 젊은 시절이나 중년에 운동을 시작하면 노년기를 위한 완충 장치를 만들 수 있다. 성인은 매주 최소 150분에서 300분 이상 중등도에서 고강도 수준의 지구력 훈련(유산소 활동)을 포함한 신체 활동을 해야 한다. 또한 이러한 유형의 운동은 근력 운동으로 보완하는 것이 좋다. 근육은 일주일에 최소 두 번 이상 특별히 강화 운동을 통해 단련해야 한다. 근육은 힘줄을 통해 뼈에 연결되어 있기 때문에 근력 운동을 하면 뼈도 함께 자극을 받아 강화된다.

나는 개인적으로 덤벨을 드는 것보다 조깅, 자전거 타기 또는 하이킹을 더 좋아한다. 심지어 일요일 아침마다 호수에서 수영을 하는데 얼음이 어는 날씨에는 단 몇 초만이라도 얼음물에 몸 담그기를 좋아한다. 이 책을 위한 연구 결과를 바탕으로, 나는 일주일에 2~3일씩 실천할 수 있는 간단한 여섯 가지 운동 프로그램을 개발했고, 작은 종이에 그것을 적어 서재에 걸어두었다. 스쿼트와 팔굽혀펴기, 윗몸 일으키기, 이두근 운동(아령 사용), 삼두근 운동(공원 벤치나 침대 가장자리에서 체중을 이용하여), 발 근육을 위한 계단 훈련 프로그램과 아킬레스건 강화 운동(발의 앞부분을 계단 위에 걸치고, 뒤꿈치를 들었다 내렸다 하면서 몸을 흔드는 운동)으로 구성되어 있다. 운동 습관을 점차 늘려가면서 마침내 근육 손실을 늦추기 시작한 것이 나에게도 결정적인 전환점이 되었다.

사람들이 근력 운동에 점점 큰 관심을 보이고 있다. 세계보건기구

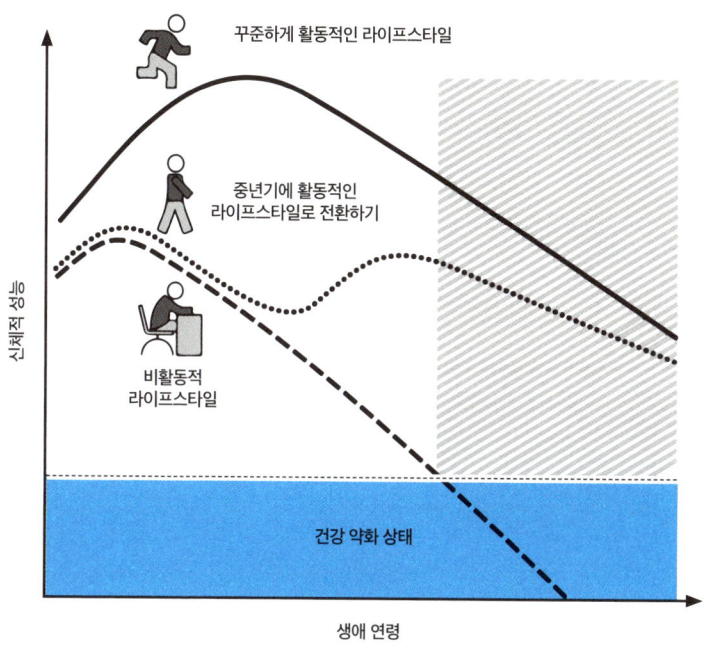

활동적인 생활 방식은 노년기의 허약함을 예방하거나 수년 동안 늦출 수 있다.

는 새로운 권고안에서 근력 운동의 중요성을 특히 강조했다. 검증된 지구력 훈련 외에도 65세 이상의 성인은 일주일에 최소 이틀 이상 근육 강화를 위해 보통에서 고강도에 이르는 운동을 해야만 '건강상의 부수 효과'를 얻을 수 있다.

근육 손실이 진행된 사람은 단백질 섭취를 늘리는 식단 조절과 구체적인 근감소증 대항 훈련이 필요하다. 운동을 하다 보면 일어나기, 걷기, 계단 오르기, 물건 옮기기 등이 더 쉬워지고, 무엇보다도 낙상할 위험을 줄일 수 있다.

독일 뮌헨 공과대학의 스포츠 생물학 교수인 헤닝 바커하게Henning Wackerhage는 동료 연구자들과 함께《스포츠닥터 신문Sportärztezeitung》에 근력 운동의 유의 사항에 대한 글을 기고했다.

> 근력 운동은 초기 치매나 골관절염과 같은 동반 질환이 있는 환자도 즐겁게 할 수 있는 방식이어야 한다. 환자가 오랜 기간 동안 지속할 수 있는 적당히 효과적인 기능적 근력 운동은 2개월 후 중단해버리는 매우 강력한 근력 운동보다 더 낫다. 근감소증 근력 운동 전략에는 저용량 근력 운동, 운동 간식(미니 근력 운동 세션), 큰 근육군(다리, 등, 어깨)에 초점을 맞춘 체중부하운동(예를 들어 의자 윗몸일으키기 또는 의자에서 스쿼트), 저항밴드를 사용한 훈련 등이 있다. 다리 신전근(관절을 펴주는 근육)은 걷기, 일어서기, 계단 오르기, 낙상 예방에 필요하므로 가장 단련해야 하는 근육이다.

건강검진을 받고 나서 개별적으로 훈련 계획을 세우는 것도 바람직하다. 본인이나 가족 중 고령자가 훈련할 수 있는 조건이 되는지 담당 주치의와 상담해보라. 담당 의사가 근감소증에 대해 잘 모른다면 상담할 때 이 책을 참고하는 것도 좋다.

ONE
POINT
TIPS

그럼에도 근육을 사랑하라

30세가 되면 신체의 근육량은 꾸준히 감소하기 시작하여 50년 후에는 절반까지 줄어든다. 노인의 최대 70%는 근력이 약해져 더 이상 제대로 걷지 못하고 자주 넘어진다. 이렇게 되면 노인이 자율적으로 사는 것이 점점 더 어려워진다. 당사자뿐만 아니라 주변에서도 이러한 근력 상실을 노화의 불가피한 결과라고 생각한다.

하지만 이것은 치명적인 오류다. 힘의 손실은 생물학적으로 미리 결정된 것이 아니며, 그 진행을 지연시키는 것이 가능하고 어느 정도는 되돌릴 수도 있다. 의사 어윈 로젠버그는 '근감소증'이라는 용어를 처음 사용했다. 현재 근감소증은 독립적인 질병으로 인정받고 있지만, 젊어서는 경각심을 갖지 못해 소홀하기도 한다. 하지만 근육은 신체의 요구에 따라 빠르게 적응하고 변화하기 때문에 효과적으로 치료할 수 있다. 특히 단백질을 추가로 보충해주면 활성화된 근섬유에 통합되어 근육이 재생된다. 이런 재생 능력은 노년기에도 여전히 유지되므로, 근육 강화를 시작하기에 늦은 시기란 없다. 규칙적인 지구력 훈련 외에도 일주일에 이틀은 근력 운동을 하는 것이 좋다. 근육에 단백질을 공급하는 것도 중요하다. 근감소증 환자는 매일 체중 1킬로그램당 1.2그램의 단백질을 섭취해야 한다.

과학적 연구에 따르면 운동을 하면 점진적으로 근감소증을 줄이는 것으로 입증되었다. 일상생활에 미치는 영향은 더욱 고무적이다. 근육의 회춘으로 인해 아주 노쇠한 사람조차 다시 제대로 생활할 수 있게 되는 것이다. 근육 위축을 해결하는 것은 모든 연령대에 도움을 준다. 활성화된 근육세포는 몸 전체에 긍정적인 영향을 미치는 수백 가지 호르몬 유사 물질을 생성한다.

4장

면역력은 당신의 생활 습관에 달렸다
바이러스를 이기는 절대 비결

　베를린-헬러스도르프에 있는 줌 하센휘겔 유치원은 지나치게 깨끗해야 한다는 세상의 결벽증을 좇아가지 않는 듯하다. 이 유치원에는 미끄럼틀과 밸런스 보드, 그네와 클라이밍 벽 등을 갖춘 5,000제곱미터가 넘는 정원이 있다. 화창한 여름날 아침 유치원을 방문했을 때, 몇몇 아이들이 인공 개울에서 물놀이를 하고 진흙을 열심히 파고 있었다. 더러운 삽을 만지면서도 아이들은 물티슈를 달라고, 혹은 선생님이 바로 손을 닦으라고 야단법석을 떨지 않았다. 이것도 이 유치원이 가진 교육 철학의 일부다. 친절하면서도 단호한 어린이집의 원장인 마르기타 카렐Margitta Carell은 정원의 시끌벅적한 모습을 흐뭇하게 바라보며 이렇게 말했다.

　"아이가 깨끗한 모습을 유지한다는 것은 낮 동안 충분히 놀지 않았거나 흥미로운 경험을 하지 않았다는 뜻일 수 있습니다."

　'약간의 먼지는 해가 되지 않는다'는 말이 이곳에서 통용되고 있었다. 환경 속에서 자연스럽게 바이러스나 박테리아와 접촉하면 면역체계가 건강하게 성숙하고, 유익한 미생물과 해로운 병원균을 구별하는 방법을 배울 수 있다. 이는 알레르기를 예방하고 새로운 병원균으로 인한 위험한 감염으로부터 보호하는 데 도움이 된다.

위협적인 야생형 변종인 코로나바이러스가 전 세계로 확산했을 때 면역체계를 유지하는 것이 얼마나 중요한지 강하게 인식하게 되었다. 면역체계가 건강한 사람은 대부분 심각한 질병으로 진행되는 것을 피할 수 있었다. 코로나 팬데믹 기간에 줌 하센휘겔 유치원과 이들의 교육 철학은 연구자들의 주목을 끌었다. 내가 그곳을 방문한 날, 오전 8시에 폭스바겐 버스가 도착했고 베를린 샤리테 병원 의사들이 내렸다. 의대생 몇 명이 이미 유치원 입구 밖에서 기다리고 있었다. 이들은 유치원의 교실 하나를 검사실로 개조해서 주삿바늘과 반창고, 설문지를 준비하고 연구를 위한 작업을 시작했다. 연구진들은 보육원 교사들과 인터뷰를 진행하고 이들 모두의 혈액 샘플을 채취했다. 자원봉사자 중에 하이데라는 이름의 여성이 있었다. 58세의 짧은 갈색 머리를 가진 이 여성은 2세에서 5세 사이의 아이들을 돌보고 있었다. 그녀의 업무는 주로 아이들의 코를 닦아주고 기저귀를 갈아주고 아이들을 품에 안고 토닥거리는 것이었다. 자연히 이 여성은 감기 바이러스와 자주 접촉할 수밖에 없었다. 하이데는 이렇게 말했다.

"나는 매년 겨울마다 감기에 걸립니다. 지난 몇 년 동안 심한 감기에 두세 번이나 걸렸어요."

감기와 열은 사람을 쉽게 짜증나게 하고 고달프게 만든다. 하지만 면역체계에 있어서 감기에 감염된 경험이 있으면 갑작스럽게 찾아온 새로운 병원체를 방어하거나 감염을 완화하는 데 큰 도움이 될 수 있다. 이는 이른바 교차 반응성 때문이다. 이전에 특정 바이러스에 감염된 적이 있는 T세포는 체내에 남아 있다가 나중에 비슷한 구조를 가진 다른 바이러스를 인식하고 공격할 수 있다.

샤리테 연구진의 연구 결과는 코로나19 팬데믹에서 교차 반응성이 중요한 역할을 했다는 것을 시사한다. 팬데믹이 발발한 직후, 연구진은 소규모 연구를 통해 새로운 야생형 변종 코로나에 걸리지 않은 건강한 사람 68명 중에서 3명 중 1명꼴로 혈액 내 코로나바이러스를 인식할 수 있는 T세포를 가지고 있다는 사실을 발견했다. T세포는 면역 기억의 발달에 매우 중요한 역할을 한다.

이 면역력은 무해한 코로나바이러스에 감염된 초기 감염 상황에서 형성되는데, 여기에는 네 가지 변종이 있다. 전체 감기의 약 15%는 이 변종에 의해 발생한다.

신체 방어력은 교차 반응 세포에 달렸다

샤리테 연구진은 세계 최초로 이 연관성을 발견했으며, 이후 미국, 네덜란드, 스웨덴, 싱가포르, 영국의 과학자들이 자체 연구를 통해 이를 확인했다. 이제 이 시나리오의 유효성은 입증된 것으로 간주된다. 팬데믹이 발생하기 몇 달 또는 몇 년 전에 무해한 코로나바이러스로 감기에 걸렸던 사람은 누구나 코로나19에 대한 방어력을 갖고 있었다. 첫 번째 감염으로 형성된 기억 면역세포가 새로운 코로나 바이러스 SARS-CoV-2와 교차 반응한 것이다.

팬데믹 초기에 교차 반응성의 중요성을 인식하고 이를 연구할 아이디어를 제시한 사람은 샤리테 대학의 면역생물학자 안드레아스 틸Andreas Thiel이었다. 그를 만나러 대학으로 갔을 때 틸 교수는 후드티 차림으로 나를 반갑게 맞았다. 샤리테 대학 캠퍼스에 있는 그의 사무실에는 고물상에서 주워 온 듯한 나무 책상과 하얀 광택이 벗겨진 피아노가 놓여 있었다. 틸 교수는 말했다.

"인구의 80%가 이러한 교차 반응 세포를 보유하고 있었다면 아마도 코로나19에 심각하게 타격을 입지 않았을 수도 있습니다."

여기서 주목할 점은 이 말이 코로나19 백신이 개발되기 전에 나온 발언이라는 것이다. 당시 독일은 최후의 날 분위기가 만연했다. 병원에는 사투를 벌이는 코로나19 환자들로 가득했다. 당시 노르트라인베스트팔렌주의 에슈바일러에 있는 성 안토니우스 병원에서 연구 중이던 나는 83세 남성이 인공호흡을 받고도 바이러스와의 싸움에서 패하는 모습을 목격했다. 사망 진단서에는 "저산소성 호흡부전. 이는 코로나19 폐렴의 결과다"라고 사망 원인이 적혀 있었다.

이전에는 불가능하다고 여겨졌던 백신이 기록적인 속도로 개발되면서 전염병에 대한 공포가 사라졌다. 특히 교차 반응 세포가 없는 사람들에게 큰 도움이 되었다. 하지만 다음번 전염병이 발생했을 때 백신이 지금처럼 빨리 개발될 수 있을지 혹은 애초에 개발이 가능할지 장담할 수 없다. 동물계에는 아직 알려지지 않은 수천 종의 바이러스가 숨어 있다. 전문가들은 수십 년 동안 바이러스에 대해 경고

해왔지만, 코로나 이후에야 비로소 사람들은 이를 심각하게 받아들이고 있다. 거의 무제한으로 차 있는 저장고에서 탈출한 다음 바이러스가 인간에게 전염되는 것은 시간문제일 뿐이다.

그렇기 때문에 팬데믹은 개인이 최선을 다해, 자신의 신체 방어력을 최대치로 강화해야 한다는 경각심을 불러일으켰다. 이 장에서 나는 면역체계를 건강하게 만드는 방법을 설명하려 한다.

신체의 방어는 단순히 T세포나 항체로만 구성되지 않는다. 진화과정에서 인체는 외부 미생물이 세포에 침입하는 것을 막기 위해 많은 장벽을 만들어왔다. 피부와 점막은 세균이 있는 외부 세계로부터 몸을 보호해주고, 침과 눈물에는 위험한 박테리아를 죽일 수 있는 리소자임Lysozyme이라는 물질이 포함되어 있다. 호흡기는 점액으로 가득 차 있어 침입자를 빠져나오지 못하게 가두는 역할을 한다. 그리고 상피 세포에는 지칠 줄 모르고 앞뒤로 박동하는 섬모가 장착되어 있다. 이러한 방식으로 점액과 점액에 붙어 있는 병원균은 목구멍으로 운반되고 삼킴 운동에 따라 위장으로 이동한 다음 위액에 의해 분해된다.

그럼에도 불구하고 박테리아나 바이러스가 장벽을 뚫고 체내에 침입하면 보호 메커니즘이 추가로 즉시 활성화된다. 아직 완전히 이해되지 않은 이 독특한 시스템은 병원균뿐만 아니라 퇴화된 세포, 화학물질, 환경 독소 그리고 수많은 위협적인 물질을 막아내는 역할을 한다. 여러 가지 신호물질과 단백질, 다양한 유형의 백혈구가 이를 돕는다. 본질적으로 면역은 신체 자체의 구조를 견디면서 외부 구조를 파괴하는 것이다.

면역체계가 이 작업을 잘 수행하려면 어릴 때부터 미생물과 접촉함으로써 친구인지 적인지를 구별하는 방법을 배워야 한다. 이 물질로 인식되는 바이러스나 박테리아, 원생동물은 특정 식세포 phagocyte(병원균을 제거하고 손상된 세포를 청소하여 몸을 보호하는 세포-옮긴이), 단편화 단백질 또는 항체에 의해 퇴치된다.

감염에 대한 보호막

면역체계의 방어 형태

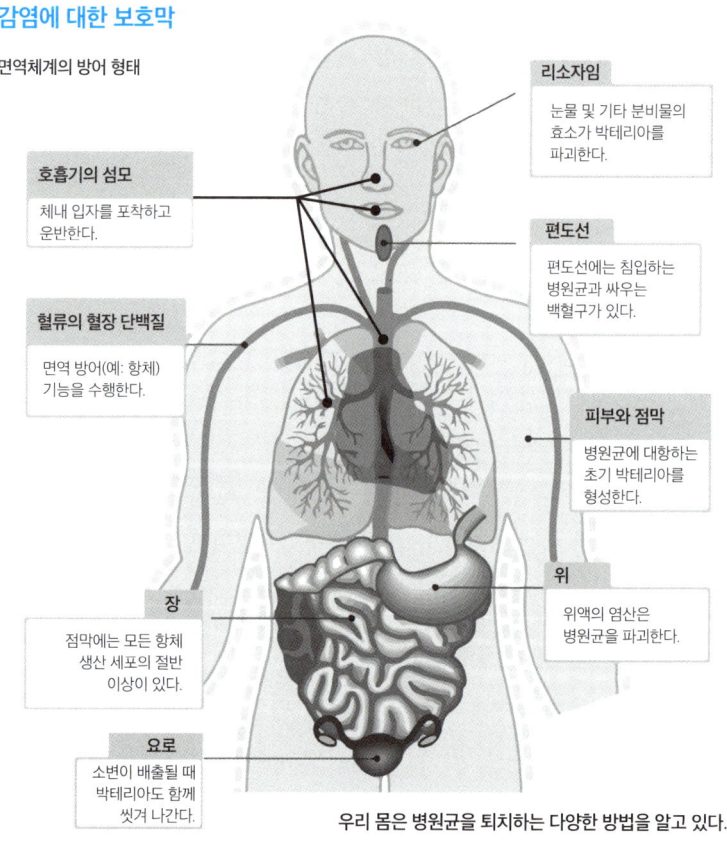

우리 몸은 병원균을 퇴치하는 다양한 방법을 알고 있다.

이 병기들은 대체로 신종 코로나바이러스에 맞서서도 실패하지 않았다. 대부분의 경우, 외부 병원체와 싸우는 면역체계의 노력 덕분에 성공적으로 이겨냈다. 그럼에도 불구하고 600만 명 이상의 사람들이 코로나19로 인해 혹은 그 후유증으로 사망했으며, 감염된 사람 중 많은 이들이 코로나19를 심각하게 앓은 것으로 추정된다. 감염된 사람들을 보면 면역체계가 이미 약화되어 있는 경우가 많았다. 이는 함부르크와 스위스 바젤-란트샤프트주, 바젤-슈타트주에서 코로나19로 사망한 사람들의 부검 보고서에서도 확인할 수 있었다. 사망자들은 모두 다른 질병에 이미 감염되어 있었기 때문에 코로나19 감염 당시 면역체계가 손상된 상태였다. 많은 사람이 비만과 고혈압, 석회화된 관상동맥, 제2형 당뇨병을 앓고 있었다. 그들 중 다수는 흡연자였으며 과거에 폐가 손상된 전력이 있었다.

2020년 《임상 감염병 저널》에 발표된 연구에 따르면, 60세 미만 환자의 경우, 개인의 체중을 통해 코로나바이러스 감염의 진행 상황을 예측할 수 있었다. 중증 과체중(체질량 지수 30 이상)인 사람은 체질량 지수 30 미만인 사람보다 병원 치료가 필요할 가능성이 최소 두 배 이상 높았다. 병적 비만과 당뇨병, 고혈압, 석회화된 관상동맥에서 오는 위험 요인은 잘못된 생활 습관의 영향을 받아 시간이 지날수록 더욱 두드러진 증상이 나타난다. 그래서 고령자일수록 코로나19의 중증 경과가 더 자주 발생했다. 코로나19 피해자의 연령 분포는 중국에서 진행된 연구에 근거하며, 이는 초기 위험한 야생형 변종 감염과 관련된 데이터였다. 이 연구에 따르면 코로나19 감염자 중 40대는 0.16%, 50대는 0.6%, 80세 이상 감염자는 7.8%가 사망했다.

하지만 이는 역으로 초고령자의 90% 이상이 코로나19에서 살아남았다는 것을 의미한다. 확실히 중요한 것은 나이뿐만 아니라 면역체계의 상태였다. 건강한 80세 노인이 병든 60세 노인보다 바이러스에 대한 저항력이 더 강할 수 있었다.

메시지는 분명하다. 항상 면역체계를 강화하라. 면역체계는 감염을 예방하기 위해 가능한 모든 자원을 사용한다. 특히 65세 이상은 젊은 성인보다 훨씬 더 자주 감염성 질환에 걸리기 때문에 더욱 그렇다. 호흡기 바이러스 감염은 가장 흔한 감염 중 하나이며, 이는 코로나 이전에도 이미 존재했던 감염이었다. 예를 들어 계절성 독감을 유발하는 인플루엔자 바이러스는 끊임없이 새로운 변종을 만들어내고 있으며, 면역체계가 이를 따라잡을 수 없을 때가 많다. 모든 변종 바이러스를 한 번에 예방할 수 있는 인플루엔자 백신은 아직 개발되지 않았다. 인플루엔자 바이러스는 이미 여러 차례 팬데믹을 일으켰으며, 사람들이 생각하는 것보다 훨씬 더 위협적이다. 매년 50만 명 이상이 이 바이러스로 인해 목숨을 잃고 있지 않은가.

반면 감기 바이러스는 인플루엔자 바이러스만큼 위험하지는 않지만 끊임없이 능수능란하게 변신한다. 감기를 유발하는 것으로 알려진 리노바이러스만 해도 100가지가 넘는 다양한 유형이 있다. 또한 인체에 무해한 네 가지 감기 코로나바이러스도 변이를 일으킬 수 있다.

면역체계 강화의 핵심은 운동이다. 생물학자들은 이러한 연관성이 진화의 유산이라고 본다. 석기시대 수렵 채집인들은 종종 몇 시간이나 이동해야 했고, 이동하는 동안에는 감염 위험에 노출될 가능성이 컸다. 이를 예방하기 위해 몸을 움직일 때마다 면역세포를 추가로 공급해왔다. 운동은 또한 혈액순환을 촉진한다. 그 결과, 면역세포는 조직과 장기를 더욱 철저히 방어할 수 있게 된다.

몸의 면역력도 나이가 든다

이 같은 몸의 면역력도 나이가 들면서 점차 줄어든다. 의사들은 이를 '면역 노화'라고 부른다. 이러한 현상은 가령 젊은 사람보다 노인의 경우 인플루엔자 예방 접종의 효과가 덜하다는 사실에서 알 수 있다. 백신은 면역 기억을 형성할 수 있는 강력한 방어 시스템을 필요로 한다. 이러한 후천성 면역은 대개 수년 동안 지속된다. 홍역에 감염된 이후에는 보호 효과가 평생 지속된다.

하지만 신체는 수십 년에 걸쳐 강력한 면역세포를 형성하는 능력을 점차 잃어간다. 외부 병원체뿐만 아니라 새로 발생하는 암세포와도 더 이상 젊은 시절처럼 효과적으로 싸우지 못한다. 하지만 이 같은 면역력 상실도 그 속도를 늦출 수 있으며 부분적으로는 되돌릴 수도 있다. 수영을 하거나 자전거를 타거나, 달리기 트랙에서 단 한 번 운동하는 것만으로도 병원균과 싸우는 면역세포인 림프구가 활성화된다. 평균적으로 운동을 규칙적으로 하는 사람은 그렇지 않은 사람보다 백신에 대한 면역 반응이 더 강하게 나타난다. 영국의 면역생물학자 재닛 로드Janet Lord와 동료 학자들이 '골격근을 면역 조절의 중요한 기관'이라고 강조한 근거다.

활동적인 근육에서 방출되는 다량의 마이오카인은 면역체계를 보호하고 염증을 방지하는 데 도움을 준다. 이러한 분지적 효과는 건강을 강력하게 보장하는 것으로 입증되었다. 남녀노소를 불문하고 활동적인 사람은 운동을 거의 하지 않는 사람에 비해 호흡기 감염으로 인한 병가 일수가 40~45% 적다. 이는 우주에서도 마찬가지로 관찰되었다. 국제우주정거장에서 고강도 훈련을 통해 건강을 유지하려고 노력한 우주비행사들은 잠복해 있던 헤르페스바이러스가 거의 재활성화되지 않았다. 반면, 활동량이 적은 우주비행사들은 더 자주 감염과 싸워야 했다. 이 관찰을 통해 신체 운동은 면역체계를 강화하는 데 반해 운동 부족은 면역체계를 약화시킨다는 사실이 다시 한 번 확인되었다.

그렇다면 활동적인 생활 방식이 어떻게 바이러스가 호흡기에 정착하는 것을 막아줄 수 있을까? 브라질의 과학자 안토니오 호세 그란데Antonio José Grande는 동료들과 함께 1,377명이 참여한 14건의 연구를 분석하고 그 결과를 권위 있는 증거 기반 온라인 도서관인 코크란 라이브러리Cochrane Library에 발표했다. 연구에 따르면 규칙적인 운동 자체가 급성 호흡기 감염을 줄이지는 못했다. 하지만 운동을 하지 않는 사람보다 활동적인 사람의 증상이 더 경미했으며 질병도 더 잘 극복했다.

기저 질환은 어떻게 면역체계를 손상시키는가

  신체적으로 활동적인 생활 방식은 면역체계에 직접적인 영향을 미칠 뿐만 아니라, 신체의 면역력을 약화시키는 다양한 건강 문제를 예방해준다. 병적 비만도 면역력을 약화시키는데, 비만은 코로나바이러스 팬데믹에서 생명을 위협하는 주요 위험 요인으로 밝혀졌다.

  왜 과도한 지방의 축적이 코로나19의 경과를 악화시켰을까? 첫째, 과도한 복부 지방은 폐에 압력을 가하여 호흡에 부담을 준다. 게다가 비만인 사람들은 종종 과도하게 커진 지방세포를 가지고 있다. 이로 인해 산소가 혈관으로 제대로 확산되지 못해 지방세포가 산소 부족으로 죽을 수 있다. 이런 경우 신체의 면역체계에 속한 식세포가 죽어가는 세포의 잔여물을 제거하기 위해 활성화된다. 그 결과 신체에 염증이 발생하며, 과도한 체중이 유지되는 한 염증은 가라앉지 않는다. 감염된 사람은 이 과정을 인식하지 못할 수 있지만, 식세포의 지속적인 활동은 신체의 방어 시스템을 제한하여 다른 병원균과 싸우는 능력을 약화시킨다.

  마지막으로, 중증 비만은 종종 대사 장애인 제2형 당뇨병을 동반한다. 독일에서 당뇨병에 걸린 사람들은 대부분 약물로 증상을 조절하며 병을 다스리려 한다. 하지만 최근 코로나바이러스 대유행 이후 이 질환이 얼마나 위험한지 분명해졌다. 당뇨병은 면역체계를 약화시켜 감염에 대한 취약성을 증가시키기 때문이다. 급성 호흡부전을 앓고 있는 코로나19 환자의 경우 혈중 포도당 농도가 지나치게 높은 것을 볼 수 있었다. 또한 과도한 혈당 수치는 면역세포의 효과를 약화시킨다. 코로나 팬데믹을 겪고 나서 우리는 당뇨병을 예방하는 것이 얼마나 중요한지를 새삼 깨닫게 되었다. (이와 관련하여 체중 감량과 운동을 통해 당뇨병 예방이 가능하다는 점을 10장에서 더 자세히 살펴보겠다.)

독일에서는 수백만 명의 사람들이 심장 질환을 치료하기 위해 수많은 약을 고용량으로 복용하고 있다. 이 약물 덕분에 많은 심장병 환자가 일상생활을 무리 없이 살아가지만, 이들이 특히 감염에 취약한 것도 사실이다.

"만약 '심각하게 폐를 공격하는 바이러스'가 이들 환자에게 영향을 미치면 신체는 악순환에 빠지게 됩니다. 기저 질환과 싸우기 위해 환자들은 많은 에너지를 사용해야 하는데 그들의 면역체계에는 이 에너지가 부족하기 때문이죠."

뮌헨의 헬름홀츠 폐 생물학연구소를 이끄는 과학자 알리 왼더 윌디림Ali Önder Yildirim의 말이다. 이것이 바로 코로나 팬데믹 기간 동안 수많은 환자에게 일어난 일이다. 독일의 심장전문의협회의 한 관계자는 이렇게 말한다.

"특히 고혈압, 관상동맥 심장 질환 또는 당뇨병이 있는 경우 코로나에 감염될 가능성이 더 높은 것 같습니다."

이들에게 합병증이 동반된 사례도 더 많았다. 가령 석회화된 관상동맥을 가진 사람의 경우 종종 코로나19 질환으로 심부전이 발생하여 장기의 펌프질이 매우 약화됐고 결국 폐에 물이 차서 사망 위험이 증가했다.

반대로, 심장 질환이 있더라도 규칙적으로 운동하면 치명적인 감염에서 자신을 보호할 수 있다. 운동을 통해 심장 근육이 보다 원활하게 작동하며, 혈압이 감소하고 혈액(면역세포가 포함된)이 더 잘 흐른다. 또한 호흡수가 줄어들고 폐의 성능이 개선되어, 호흡기가 바이러스에 감염되더라도 회복하는 데 도움이 된다.

건강한 생활 습관의 가치

부정적인 생각과 감정 또한 감염 상황을 더 악화시킬 수 있다. 스트레스가 많은 상황에서는 신체가 평소보다 더 많은 코르티솔을 생성한다. 이 호르몬은 에너지를 절약하면서 빠른 반응을 유도하고, 일시적으로 면역체계를 약화시킨다. 예를 들어 코르티솔은 위험에서 도망치거나 위협적인 상황에서 살아남아야 할 때 중요한 생존 메커니즘이기도 하다. 그러나 이 스트레스 호르몬이 혈액 내에서 지속적으로 과다하게 분비되면, 신체에 부정적인 영향이 더욱 심각해질 수 있다. 수많은 실험과 연구에 따르면 만성 스트레스는 면역 과정에 영향을 미쳐 상처 치유를 방해하고 백신에 대한 항체 반응을 감소시키며 전염병에 대한 감수성을 높이고 헤르페스바이러스와 같은 잠재 병원체를 억제하는 면역체계의 능력을 약화시키는 것으로 나타났다. 스트레스를 피하고 건강한 수면을 취하면 면역체계를 젊게 유지하는 데 도움이 된다. 성인의 이상적인 수면 시간은 7~8시간이다. 수면제를 복용해서는 안 되며, 잠에서 깼을 때 편안하고 상쾌한 기분이 들어야 한다.

병원균에 감염되는 취약성은 식단에 따라 달라질 수 있다. 영양실조에 걸린 사람, 특히 비타민이나 필수 미량 원소를 충분히 섭취하지 않는 사람은 평균보다 더 자주 감염에 노출된다. 장내 세균총(위장, 소장, 대장 등 소화기관 내에 존재하는 미생물군-옮긴이)이 빈곤하다 보면 설사균을 비롯해 여러 불쾌한 병원균에 취약한 상태가 된다. 그러나 독일 국민 대다수는 영양 상태가 양호하다고 뮌헨의 영양학자 한스 하우너Hans Hauner는 말한다.

물론 과일과 채소가 풍부한 건강한 식단도 감염을 완벽하게 예방하지는 못한다. 다만 그것들은 "면역체계를 강화하고 신체를 좋은 방어 상태로 만듭니다"라고 하우너는 말한다. 기억하라! 여기에 하루 종일 물을 충분히 마시는 것도 포함된다.

반면에 식품 보조제는 일반적으로 권장하지 않는다. 보충제는 분명 일반 식품보다 더 높은 효능을 약속하기 때문에 발명된 것이다. 보통 보충제는 식물 추출물이나 지방산, 아미노산뿐만 아니라 미네랄이나 비타민의 농축액 등으로 이루어져 있다. 대개 앰풀이나 캡슐, 정제, 알약, 분말 또는 주스 형태로 판매한다.

그러나 아무리 이런 의약품들에 익숙해졌다 하더라도 필요한 영양성분들은 우리가 섭취하는 일반 식품에도 들어 있다는 사실을 기억해야 한다. 실제로 식이 보충제는 몇 가지 예외를 제외하고는 값비싸고 불필요한 제품에 불과하다.

임산부는 신경관 결손(뇌와 척수의 선천적 결손-옮긴이)으로부터 아이를 보호하기 위해 엽산을 보충하는 것이 좋다. 유제품을 섭취하지 않는 사람은 칼슘을 추가로 섭취하는 것이 바람직하다. 비건 채식주의자라면 비타민 B12 섭취에 주의를 기울여야 한다. 영양 결핍이 있는 사람은 의사의 진찰을 받는 것이 당연하다. 하지만 그 외에는 다음 사항을 고려해야 한다. 즉, 식이 보충제는 정상적인 식단을 유지하는 사람들에게는 도움이 되지 않는다. 심지어 장이나 심장, 신장 또는 간을 공격하기 때문에 오히려 몸에 해로울 수도 있다. 사실 면역체계를 손상시키는 방식에는 여러 가지가 있다.

흡연이나 과도한 음주, 정맥 내 약물 사용, 수면 부족, 영양실조, 감염 등은 모두 숙주를 약화시키는 조건이다.

『미생물의 브록 생물학 교과서 Brock Biology of Microorganisms』에 적혀 있는 내용이다. 상식적으로 흡연이 면역체계에 좋지 않다는 것은 익히 알고 있다. 기관지 점막의 상피세포 속 섬모는 흡입된 공기로부터 바이러스나 박테리아 또는 먼지 입자를 청소하는 역할을 한다. 하지만 담배 한 개비를 피울 때마다 4,000가지 이상의 화학물질이 호흡기로 들어가고 연기가 섬모를 파괴해 물걸레처럼 납작해진다. 또한 담배 연기는 기도에서 점액 생성을 자극하여 기도의 기능을 손상시킨다. 그리하여 더 이상 이산화탄소를 흡수하지 못하고 혈액으로 산소를 방출하지도 못하게 만든다.

코로나를 겪으면서 우리는 금연이 바이러스성 호흡기 감염 예방에 얼마나 효과적인지를 확인할 수 있었다. 담배 연기는 세포 내부로 코로나바이러스가 들어가는 입구 역할을 하는 상피세포의 결합 부위(ACE2 수용체)의 수를 확실히 증가시킨다. 다시 말해 팬데믹 기간 동안 담배를 피운 사람이라면 병원균에 감염될 기회가 더 많아졌다고 볼 수 있다. 1만 1,000명 이상의 환자 기록을 분석한 연구에 따르면 흡연자는 흡연 경험이 없는 사람보다 중증 코로나19에 걸릴 위험이 훨씬 더 높았다.

교차 반응성에 대한 샤리테의 연구가 어떻게 진행되었는지 살펴보는 것도 흥미롭다. 면역생물학자 안드레아스 틸이 이끄는 연구팀은 1년 동안 코로나바이러스와 접촉한 적이 없는 약 800명의 사람을 모집했다. 과학자들은 이들로부터 혈액 샘플을 채취하여 T세포를 분석했다. 그런 다음 팬데믹이 어떻게 진행되는지 지켜보면서 실험 대상자들에게 정기적으로 코로나바이러스의 감염 여부를 확인했다.

그 결과 17명이 감염되었다는 것이 밝혀졌다. 이들은 T세포 분석을 위해 새로운 혈액 샘플을 제공했다. 분석 결과는 샤리테 연구팀의 추정을 확실하게 입증했다. 면역체계가 이전에 무해한 일반 감기 코로나바이러스에 맞서기 위해 생산했던 T세포를 코로나바이러스에 대해서도 똑같이 동원했다는 사실이 밝혀진 것이다. 교차 반응 세포는 감염 상태를 완화했을 뿐만 아니라 코로나19 백신 접종의 효과도 높인 것으로 나타났다.

백신의 접종 효과와 관련된 결과는 31명의 참가자를 대상으로 한 다른 연구에서도 입증되었다. 교차 반응성 조력 T세포는 단 일주일 만에 백신 접종에 반응한 반면, 정상 T세포는 2주가 걸렸다. 이는 교차 반응성 조력 T세포를 가진 사람들에게 또 다른 이점을 가져다주었다. 백신 접종 시 신체는 무해한 감기 코로나바이러스와의 접촉을 통해 형성한 면역 기억을 다시 활성화한다는 것이다.

우리 몸과 바이러스, 박테리아의 싸움은 평생 동안 이어지며 생을 마감할 때 비로소 끝이 난다. 생활 습관을 통해 면역체계를 젊게 유지하고 지나치게 위생에 집착하지 않는다면 우리는 노년기까지 미생물과의 관계를 균형 있게 유지하여 건강한 상태를 유지할 수 있다.

ONE
POINT
TIPS

운동이라는 백신을 맞아라

우리 몸은 수십 년에 걸쳐 노화하며 점차 강력한 면역세포를 생성하는 능력을 잃어간다. 이러한 '면역 노화'는 노인이 젊은 사람보다 독감 예방 접종의 효과가 적다는 사실에서도 확인할 수 있다. 하지만 이러한 면역력 손실을 상당히 지연시키고 어느 정도 되돌릴 수도 있는 방법이 있다. 바로 규칙적으로 운동하는 것이다. 운동은 면역세포의 증식을 돕는다. 또 혈액순환을 원활하게 하는데, 이는 면역세포가 혈류를 따라 조직과 장기를 골고루 도는 데에 긍정적인 영향을 미친다. 여기에 활동적인 근육에서 분비되는 다량의 마이오카인은 면역체계를 보호하고 염증과 싸우는 데 힘을 보탠다.

운동이 신체의 저항력을 높인다는 사실은 이미 여러 차례 입증되었다. 통계에 따르면 신체적으로 활동적인 사람은 운동을 거의 하지 않는 사람보다 호흡기 감염으로 인한 병가 일수가 40~45%나 더 적었다.

스트레스를 피하고 숙면을 취하는 것도 면역력을 유지하는 데 도움이 된다. ,

지나치게 위생을 강조하는 것은 좋지 않다. 면역체계는 바이러스와 접촉하면서 단련되기 때문이다. 과거에 감염된 경험은 갑작스럽게 등장한 새로운 병원체를 방어하거나 감염 상태를 완화시키는 데 큰 역할을 할 수 있다. 이러한 교차 반응성 덕분에, 특정 바이러스에 감염된 적이 있는 T세포는 체내에 남아 있다가 나중에 바이러스 표면의 유사한 구조를 인식하여 다른 위험한 바이러스도 효과적으로 퇴치할 수 있다.

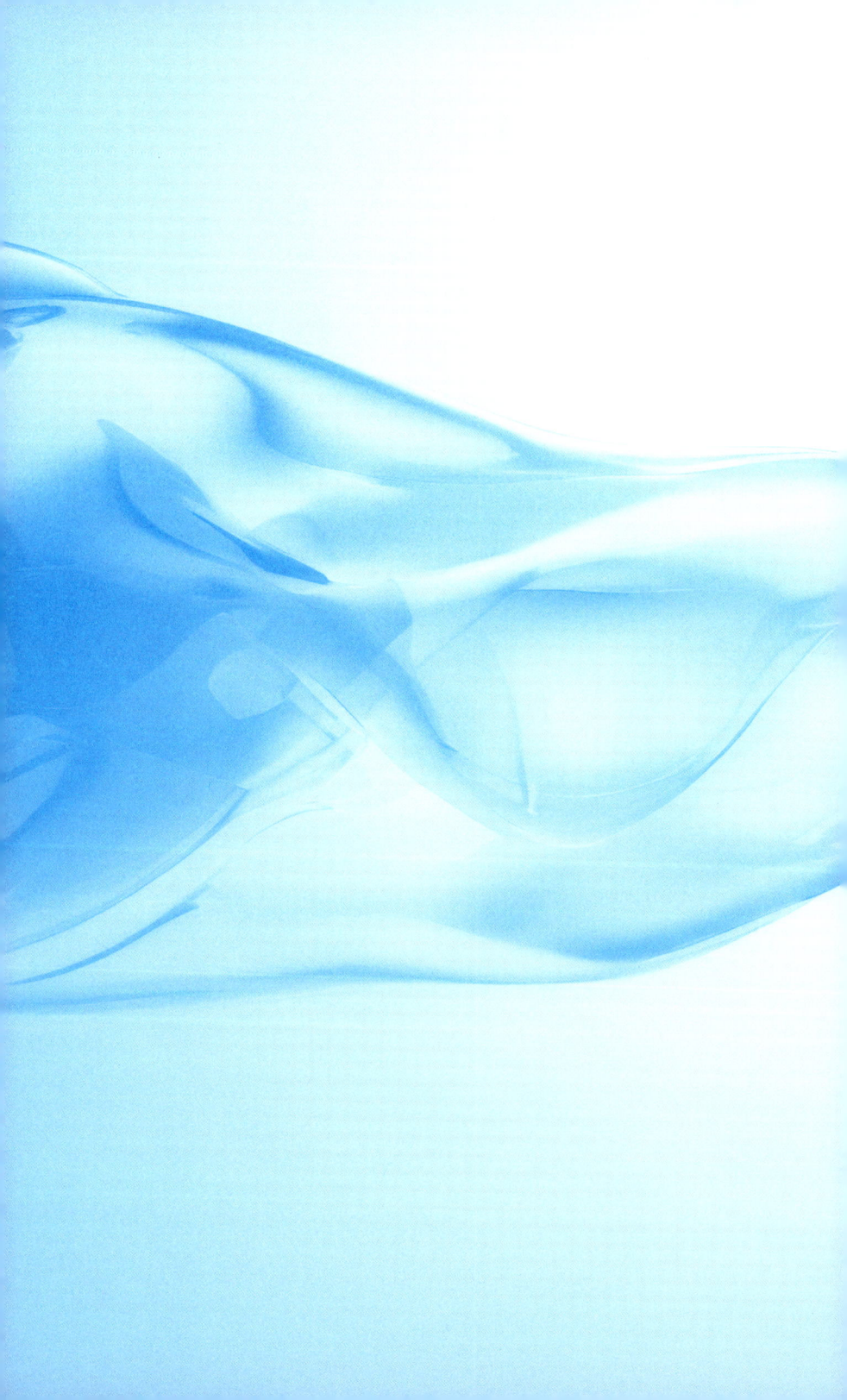

2부

질병과 운동

"근력 운동만 한 예방과 보약은 없다"

5장

삶을 망치는 허리 통증, 수술만이 답이 아니다

거짓말을 하지 않는 허리 강화 운동

차라리 이삿날을 모른 척했더라면 어땠을까? 미래의 장모님은 이삿짐센터 비용을 아끼고 싶어서 자원봉사자를 찾고 계셨다. 당시 나는 아직 서른 살도 안 된 젊은이였다. 어떻게 안 된다고 하겠는가. 결국 어느 주말 나는 함부르크에서 라인란트로 차를 몰고 다른 자원봉사자들이 모여 있는 집 앞으로 가게 되었다. 새 아파트는 2층에 있었다. 그릇이나 책으로 가득 찬 이삿짐 상자를 옮기는 것은 전혀 문제가 되지 않았다. 어느 순간 세탁기를 옮길 차례가 되었다. 그런데 운반용 스트랩도, 손수레도 없었다.

다른 젊은 남자와 함께 나는 흰색 괴물을 들어 올려 문으로 끌고 들어갔다. 좁은 계단을 내려가면서 여러 번 세탁기를 내려놓아야 했다. 몇 발자국 더 움직이려 허리를 들어 올렸을 때 갑자기 등에 찌르는 듯한 통증이 느껴졌다. 마치 뜨거운 바늘이 나를 쿡쿡 찌르는 것 같았다. 그러자 통증이 폭발했다. 누군가 내 좌골신경에 1만 볼트의 전류를 쏜 게 분명했다.

십자가 앞에서 모두가 겸손해지듯 허리 근육의 갑작스러운 긴장은 모든 사람을 하찮은 존재로 만들어버린다. 신경근(말초신경 줄기 중에서 척수와의 접합 부위-옮긴이)이 꼬집히면 왕도 하인처럼 주저앉을 수밖에 없다. 독일어에서는 이것을 악마와 조력자의 작품으로 비유하곤 한다. 요통 Hexenschuss(마녀라는 뜻의 Hexe와 질주의 의미를 가진 Schuss가 결합된 조어-옮긴이)!

오스트리아의 작가 게르하르트 로스 Gerhard Roth는 손자와 함께 축구를 하던 중 갑작스러운 통증을 느꼈다. 독일어권에서 중요한 작가이자 2022년에 세상을 뜰 때까지 기념비적인 작품을 남긴 로스는 이 경험을 이렇게 묘사했다.

"날카롭고 엄청난 통증이 하체 전체를 뒤흔들더니 왼쪽 다리에서 엄지발가락까지 내려갔어요."

당시 그는 소설 『산 Der Berg』을 집필 중이었지만 그때부터는 책상에 앉아 있는 것 자체가 고문이었다. 로스는 매일 진통제를 먹으면서 겨우 작품을 완성했다. 약물중독과 통증으로 인한 환각 사이에서 그는 한 번도 쓴 적이 없었던 문장을 써 내려갔다.

"모르핀에 취한 상태에서 나의 글은 다른 스타일로 변해갔습니다. 마치 내 원고가 뇌졸중을 앓은 것 같은 느낌이 들 정도였습니다."

미국 작가 필립 로스 Philip Roth도 1시간 이상 앉아 있을 수 없을 정도로 심한 허리 통증을 앓았다. 그는 소설 『해부학 강의 The Anatomy Lesson』에서 팔, 목, 어깨의 만성 통증에 시달리는 가상의 작가 네이선 주커먼의 운명을 다음과 같이 묘사했다.

등을 바닥에 납작하게 대고 머리를 동의어 사전에 얹은 상태라야 섹스나 펠라치오 혹은 커닐링구스를 어느 정도 고통 없이 견딜 수 있었다.

독일 성인 인구(약 7,000만 명) 중에서 요통 유병률은 거의 40%에 달한다. 즉, 독일에는 절망에 빠진 약 2,800만 명에 달하는 인구가 목이나 어깨 또는 허리에 느껴지는 통증을 어떻게 해야 할지 자문하고 있다는 뜻이다. 비록 최근 몇 년 동안 코로나가 가장 강력한 의학적 이슈이긴 했지만, 허리 통증은 그 이전부터 지금까지 꾸준히 입에 오르내리는 흔한 질환에 속한다.

코로나 이후 재택근무가 보편화되면서 작은 화면과 불편한 의자에 의지해 일하다 보니 허리 통증을 겪는 사람들이 더욱 늘어났다.

당시 세탁기를 옮기다가 생긴 허리 통증은 이내 회복되었다. 그러다 몇 년 후 한 동료의 여름 파티에 초대를 받았다. 그는 홀스타인에 살고 있었는데, 그 집 아들과 나를 포함한 우리 부서 동료들은 정원 잔디밭에서 자연스럽게 축구를 시작했다. 밑창이 부드러운 운동화를 신고 있었던 나는 순간 미끄러졌는데, 뜨거운 바늘이 등을 찌르는 느낌이 다시 폭발했다. 동료는 놀라 걱정스러운 표정을 지었고, 그 즉시 경기는 끝이 났다. 그럼에도 불구하고 나는 사고가 나기 전에 계획했던 대로 용감하게 다른 사람들과 함께 근처 호수에 뛰어들어 수영을 했다. 물속에 들어가니 몸이 좀 나아진 기분이 들기도 했다. 하지만 안타깝게도 수영으로 요통이 사라지지는 않았다. 결국 나는 오후 내내 정원 의자에 구부정하게 앉아 끙끙 앓다가 겨우 조

수석에 올라 집으로 돌아왔다.

  다음 날에도 괴로움은 사라지지 않았다. 나는 살면서 처음으로 심각한 병에 걸렸다는 것을 깨달았고, 직장 생활 중 처음으로 결근을 했다. 혼이 빠진 허수아비처럼 침대에 누워 캄캄해진 나의 미래를 그려보았다. 미래는 온갖 어두운 색으로 가득 차 있었다. 다시 딸(당시 생후 6개월)을 아기띠로 안고 돌아다닐 수 있을까? 정상적으로 걸음을 옮기는 것이 가능할까? 컴퓨터 화면 앞에서 장시간 앉아 키보드를 두드려야 하는 일을 과연 계속할 수 있을까?

  그렇게 나는 언론인으로 살아가며 25년간 허리 통증이라는 주제를 탐구하게 되었다. 찾을 수 있는 온갖 연구 자료를 읽고 독일과 영국, 미국의 의사, 생물학자, 물리치료사들과 함께 연구를 진행했다. 수술실에서 외과의사들이 환자들의 추간판을 제거하는 것을 지켜보는가 하면 많은 환자와 치료 후 경과에 대해 이야기를 나누기도 했다. 그 과정에서 든 생각은 '이대로 괜찮은가'였다. 허리 통증에 관한 오해가 워낙 많고 팽배했기 때문이다. 환자들은 자신의 문제를 극복하기 위해 스스로 할 수 있는 방법에 대한 정보가 부족했고, 불필요한 수술을 받은 후에도 상태는 크게 호전되지 않았다.

  이러한 불균형은 척추 수술 건수를 보면 알 수 있는데, 최근 몇 년간 척추 수술 건수는 기록적으로 증가한 상태다. 예를 들어 2020년 독일에서는 38만 7,000건 이상의 허리 수술이 시행되었는데, 이는 14년 전보다 71% 증가한 수치다. 외과의사 열풍이 생긴 이유는 독일의 의료 시스템 구조 때문이다. 척추 수술은 허리 운동이나 통증 치료 같은 다른 방법들보다 훨씬 비싼 비용이 들기 때문에 큰 수익을

낸다. 그래서 독일에서 사립 척추 수술 센터가 빠르게 늘어나는 것은 우연이 아닌 셈이다. 하지만 그 반대로 의학적 관점에서 상당수 척추 수술은 놀랍게도 꼭 필요한 수술은 아니라는 것이 드러났다. 이는 건강보험 회사와 건강관리 연구자들에게서 얻은 무작위 표본을 보면 확인할 수 있다. 허리 수술을 권유받은 환자가 다른 의사에게 두 번째 의견을 물어보면, 약 80~90%의 경우 수술이 필요하지 않다고 진단한다고 한다.

어떻게 이런 일이 발생할까? 대부분의 허리 문제는 척추의 기계적 손상이 아니라 위축된 근육이나 정서적 스트레스로 인해 발생한다. 이런 이유로 발생한 손상에 메스를 들이대면 수술의 효과를 보는 대신 반대의 부작용이 나타나기도 한다. 연구 중에 나는 여러 차례 척추 수술을 받고 그 결과 말 그대로 불구가 된 환자들을 만났다. 그중에 브레멘에 사는 얀 브뢴스라는 남자가 있었다. 66세의 나이에 그의 요추는 나사와 막대로 서로 단단히 연결된 상태로 굳어버렸다. 통증이 이전보다 더 심해지자 의사는 그의 허리에서 모든 금속 부품을 제거했다.

후속 치료를 위해 병원에 온 브뢴스 씨를 만났을 때 그는 보행 보조기와 플라스틱 코르셋을 착용하고 있었다. 그를 만난 지 꽤 시간이 흘렀음에도 이 문제는 여전히 화두가 되고 있다. 이 글을 쓰고 있는 현재 나는 라인란트팔츠에서 온 80세 여성과 연락을 주고받고 있다. 그녀는 26가지가 넘는 척추 시술을 받았고, 등은 나사와 막대로 빼곡히 채워져 있으며, 외과적으로 '치료'를 받지 않은 척추뼈는 단두 개밖에 없었다. 그 결과는 끔찍했다. 이 여성은 만성 통증을 앓고 있으며 늘 누군가가 돌봐주어야 한다. 수화기 너머로 그녀는 나에게 말했다.

"병원도, 수술도, 정형외과 의사들도 이제 지긋지긋해요."

대부분의 급성 요통 환자는 인내심이 한계에 이르러 의사가 빠른 치료를 약속하면 그 말을 믿고 싶어 한다. 그러나 실제로 요통의 약 85%는 명확한 원인이 없으며, 시간이 지나면 자연스럽게 사라지는 비특이적 통증이다. 그렇기 때문에 정보가 부족하고 쉽게 속을 수 있는 사람들이 불필요한 시술에 노출될 위험이 더 크다. 건강 전문가들이 '사회적 격차'에 대해 우려하는 이유다.

척추 엑스레이 사진이 당신을 불안하게 한다면

이 같은 무의미한 치료는 대개 척추 사진을 찍어보라는 의사의 대수롭지 않은 제안에서 시작된다. 여름 파티에서 축구를 하다가 허리 통증이 생긴 내게도 마찬가지였다. 다니던 정형외과 의사의 추천을 받아 함부르크에 있는 방사선과에 갔고 그곳에서 요추 엑스레이 X-ray를 찍었다.

그곳에서 나는 수많은 환자 중 한 명에 불과했다. 독일에서는 매년 600만 건 이상의 엑스레이 촬영과 CT(컴퓨터 단층 촬영) 스캔, 허리 MRI가 이루어진다. 독일인들은 특히 MRI를 좋아하는데, 여러 해 동안 이 분야에서 세계 기록을 보유하고 있을 정도다. 2009년에는 인구의 7% 이상이 MRI 스캔을 받았으며, 그 비율은 더욱 증가하는 추세다. 경제협력개발기구OECD의 통계에 따르면 2017년 독일 인구 1,000명 중 143명이 MRI를 촬영한 것으로 나타났다. 이에 비해 미국은 1,000명당 111명, 네덜란드는 51명, 폴란드는 36명이었다. 이 수치는 일반적인 MRI 스캔에 대한 것으로, 대부분은 허리 진단을 위해 수행된 것이다. 척추를 스캔하는 데 어떤 방법을 사용하든 주요 초점은 추간판에 맞춰져 있다.

우리 몸에는 완충 쿠션과 같이 23개의 디스크가 구부러진 척추를 따라 자리 잡고 있다. 콜라겐과 물로 구성된 충격 흡수 장치는 혈액에 의해 공급되는 것이 아니라 스펀지 원리에 따라 영양을 공급받는다. 즉, 허리의 움직임에 따라 압축되었다가 다시 팽창하면서 영양분과 체액을 흡수하는 것이다. 그 과정에서 추간판이 어느 정도 마모되고 닳는 것은 어쩔 수 없다. 대부분 사람들은 언젠가는 추간판이 줄어들고, 마르고, 찢어지고, 부풀어 오르거나 탈출하는 현상을 겪는다. 하지만 실제로 그 현상이 미치는 영향은 훨씬 미미한 수준이다. 대부분 추간판 마모는 통증을 유발하지 않고 병리학적 가치가 없기 때문이다.

얼마 전 미국의 한 MRI 연구에 따르면 허리 통증을 느끼지 않는 성인 검사자의 50% 이상이 추간판이 튀어나와 있었다. 놀라운 결과이긴 하나 이는 종종 확인된 사실이다. 아마도 이 현상에 대한 가장 좋은 연구 자료는 《미국 신경방사선학 저널American Journal of Neuroradiology》에서 찾을 수 있을 것이다. 미국 의사 패트릭 루트머Patrick Luetmer가 이끄는 연구팀은 성인 3,110명의 척추를 MRI 또는 CT로 조사한 33건의 연구 결과를 분석했다. 그 결과는 다음과 같았다. 20세 성인의 37%는 이미 추간판이 퇴행한 상태였다. 80세의 경우 그 수치는 96%에 달했다. 놀라운 점은 사람들이 이러한 사실을 알아차리지 못하는 경우가 대부분이라는 것이다. 따라서 퇴행성 추간판은 정상적인 삶의 일부이며 치료가 필요하지 않다는 것이 명백하다.

관련 의료 지침에 따르면, 비특이적 요통에는 척추 이미지를 촬영할 필요가 없다. 굳이 찍기를 희망하지 않는다면 말이다. 하지만 환자들은 대부분 허리가 아프면 영상 촬영을 원한다. 베르텔스만 재단의 「요통 팩트체크 Faktencheck Rücken」에 따르면, 조사 대상자의 3분의 2 이상이 영상 촬영을 하면 허리 통증의 원인을 찾을 수 있으리라 확신한다.

나는 이들의 행동을 누구보다 잘 이해할 수 있다. 문제의 원인을 찾기 위해 모든 가능성을 열어두고자 하는 것은 환자로서 당연한 일이다. 정형외과 전문의인 마르쿠스 쉴텐볼프 Marcus Schiltenwolf와 마르틴 슈바르체 Martin Schwarze는 《연방보건공보》에 실린 기사에서 이 문제를 다음과 같이 언급했다.

> 그럼에도 불구하고, 일반의와 전문의들은 종종 이미지 촬영을 권장하고, 환자들도 이를 기대한다. 이미지는 환자에게 일시적인 안도감을 준다. 환자들은 뭔가 설명할 수 없는 고통을 이미지로 확인하고 싶어 하며, 이는 이미지에 대한 깊은 신뢰와 함께 이미지가 삶과 고통을 설명할 수 있다는 신화를 반영한다.

이미지가 나오면 자연스럽게 수술을 해야 하는지에 대한 질문이 따라온다. 베르텔스만 재단은 의학의 오남용에 관한 간행물에서 정확히 이러한 연관성에 대해 다음과 같이 경고한다.

"너무 이르거나 불필요한 영상 촬영은 효과가 제한적이거나 의심스러운 수술의 위험을 증가시킵니다. 외과의사가 허리 통증과 관련이 없는 척추 구조를 수술하기 때문에 그 수술의 이점이 의심스럽습니다."

사진에서 손상된 것처럼 보이는 척추를 보면 심리적으로 과소평가할 수 없는 효과를 불러일으킨다. 정형외과 의사 마르쿠스 쉴텐볼프와 마르틴 슈바르체는 다음과 같이 말한다.

"요추를 찍은 이미지는 치료 결과는 없는 반면, 환자를 불안하게 하고 자신의 완전성에 대한 희망을 흔들며 병에 대한 걱정과 두려움으로 인해 미래의 삶에 부정적인 영향을 미칠 수 있는 위험을 가져올 수 있습니다. 이러한 현상을 노시보 nocebo 효과라고 하는데, 라틴어로 '내가 해를 입을 것이다'라는 뜻입니다."

나 또한 척추 엑스레이를 찍고 정형외과 의사에게 검진을 받으면서 굉장히 긴장을 많이 했다. 의사가 눈썹을 치켜올리며 말했다.

"추간판이 부러졌네요. L4(네 번째 요추)가 부풀어 올랐고 L5(다섯 번째 요추)가 탈출했습니다."

추간판 수술의 발명

십자가는 『성경』 시대부터 인류를 사로잡은 것이 틀림없다. 『구약성경』에는 야곱이 천사와 씨름하던 중 좌골신경이 어긋나서 "엉덩이를 절뚝거리게 되었다"고 기록되어 있다.

고대 그리스 의학의 아버지 히포크라테스는 이 시기에 이미 덜 야만적인 형태의 허리 치료 방식을 개발했다. 병자의 척추를 아코디언처럼 잡아당기는 방식이었다. "환자의 발이나 가슴을 수직 사다리에 묶고 밧줄로 반복적으로 위로 당겼다가 떨어뜨렸다"라고 정형외과학회 잡지인 《정형학Der Orthopäde》에서 전문가인 페터 펠트만Peter Feldmann과 랄프 비텐베르그Ralf Wittenberg는 썼다. 또 보조 의료진으로 추정되는 사람들이 환자의 등에 걸터앉거나 서서 어긋난 요추를 제자리로 돌려놓으려는 시도를 한 것도 볼 수 있다. 오늘날에도 아코디언 방법은 여전히 존재하지만 다행히도 훨씬 더 부드럽게 이루어진다. 환자를 테이블에 눕힌 후 슬링에 매달아 몸을 잡아당기는 방식이다.

그리스 의사이자 해부학자였던 갈렌Galen은 고관절 통증의 원인을 과도한 와인 섭취 혹은 지나친 성관계와 연관 지었다. 이 두 가지 활동으로 담즙과 점액이 축적된다는 주장이었다. 갈렌은 이것들을 제거하기 위해 침으로 피를 뽑아내는 사혈을 권장했다. 이 접근 방식은 그 이후로 의학 치료의 레퍼토리를 풍성하게 하는 데 큰 기여를 했다. 환자들은 탐욕스러운 흡혈귀에 물리면 증상이 완화될 것이라는 희망을 품고 굶주린 거머리를 환자의 등에 올려놓기도 했다.

1857년 베를린의 유명한 병리학자 루돌프 비르초프Rudolf Virchow는 우연히 오늘날 널리 시행되는 치료법의 단초를 발견했다. 비르초프가 부검 중 시체의 척추 옆에서 희끄무레한 젤라틴 같은 물질을 발견했는데, 이는 바로 탈출한 추간판이었다. 하지만 본격적인 추간판 수술의 시대는 1930년대에 이르러서야 열렸다. 보스턴의 두 의사가 《뉴잉글랜드 의학 저널New England Journal of Medicine》에서 메스와 집게를 사용하여 신경근을 누르고 있는 탈출된 연골 물질을 척추에서 제거하는 방법을 설명했다. 당시에는 소독이 마취만큼이나 잘 알려져 있었기 때문에 추간판 수술은 외과의사에게 새로운 비즈니스 기회가 열리게 되었다.

극작가 조지 버나드 쇼George Bernard Shaw는 희극 「교차로의 의사The Physician at the Crossroads」에서 이러한 수술이 의사에게는 좋지만 환자에게는 전혀 도움이 되지 않는 이유를 묘사했다.

> 수술의 시대가 열리고 외과의사들은 사람의 몸 안에 쓸모없는 오래된 장기의 잔해가 가득하다는 사실을 발견했다. 전신마취제인 클로로포름 덕분에 그들은 환자에게 큰 해를 끼치지 않고도 몸 안의 여러 장기를 절단하는 것이 가능해졌다. 대가로 금붙이를 받아 재미를 쏠쏠하게 챙기는 것을 제외하면 말이다.

이 풍자에 핵심이 담겨 있다. 무엇보다 금전적 인센티브가 원동력이 되었다. 독일의 표준 수술비 정액 시스템에 따르면 추가 수술을 할 경우 의사들에게 금전적 보상이 주어진다. 법정 의료보험 회사인

바르메르Barmer가 공개한 자료를 보면 추간판을 단순 제거하는 수술은 그 비용이 5,320유로이며, 반면 앞뒤에서 접근하는 융합 수술은 1만 310유로에 달한다. 며칠 입원해야 하는 주사 시술의 경우에도 병원에서 2,000유로 이상의 비용을 청구할 수 있다.

물론 모든 허리 수술이 불필요한 것은 아니다. 예를 들어, 환자가 더 이상 방광이나 괄약근을 제대로 조절할 수 없는 경우와 같이 특정 상황에서는 수술이 불가피하다. 또한 발을 더 이상 들어 올릴 수 없다거나 하는 마비 사태가 발생하면 즉시 의료 처치가 필요하다. 요통 환자에게 열이 날 때도 적색경보가 적용된다. 척추에 염증이 생기거나 허리에 생긴 악성 종양이 신경을 압박하고 있을 수 있기 때문이다.

그러나 중요한 점은 대부분의 환자에게는 이러한 증상이 나타나지 않는다는 것이다. 불필요한 수술은 아무리 기술적으로 완벽하게 이루어진다 하더라도, 환자에게 전혀 도움이 되지 않는다.

오히려 심각한 합병증과 후속 치료의 위협에 시달릴 때가 더 많다. 두 척추뼈 사이에 있는 추간판 조각을 제거하면 척추 전반이 불안정해질 수 있기 때문이다. 그러면 인접한 척추뼈를 금속 막대와 나사로 연결하는 척추 유합술 또는 척추 고정술과 같은 후속 수술을 해야 할 때가 많다.

하지만 이것이 환자에게 어떤 도움이 될까? 이러한 유형의 수술에 대한 비교 연구 결과가 그동안 꾸준히 쌓여왔다. 이에 따르면 수술 여부와 관계없이 대부분의 사람들은 통증 발작 후 몇 달이 지나면 증상이 한결 나아진다고 느낀다. 그 이유는 허리 통증은 일반적으로 양호한 경과를 보이기 때문이다.

척추관 주사로 널리 사용되는 '경막외epidural' 주사의 결과도 비슷하다.《영국 의학 저널》에 실린 한 연구에 따르면, 스테로이드나 치료용 식염수를 척추관에 주입하는 것이 가짜 주사를 맞는 것과 비교했을 때, 그 효과가 더 좋지도 나쁘지도 않다는 결론을 내리고 있다. 또한 허리 통증은 수술 없이도 시간이 지남에 따라 눈에 띄게 완화될 수 있다고 밝힌다.

《캐나다 의학 협회 저널Canadian Medical Association Journal》의 사례에서는 추간판의 극적인 변형도 별다른 부작용 없이 치료될 수 있다는 것을 보여주었다. 57세의 한 남성이 척추가 심하게 앞으로 굽어 허리와 왼쪽 다리에 극심한 통증을 겪고 있었다. 때로는 휠체어에 몸을 의지해야 할 때도 있었다. MRI 검사 결과 왼쪽에 대규모의 추간판 탈출증이 있었고, 이 디스크가 L5 신경근을 누르고 있는 것으로 나타났다.

수술을 받은 사람은 사후의 치유 과정에서 문제가 생기지 않은 것만으로도 행운이라고 볼 수 있다. 앞서 말했듯이 많은 환자가 척추 수술 후 이전보다 상태가 더 악화하는 경우가 많기 때문이다. 허리 수술 경과에 만족하지 못하는 환자는 약 30%나 된다. 이 현상은 수십 년 동안 이어져왔으며 이를 일컫는 이름도 의학적 문헌에 남아 있다. 척추수술후통증증후군failed back surgery syndrome이 바로 그것이다. 척추 수술 후 마취에서 깨어났을 때 20~30% 사람들이 통증을 경험한다. 대부분은 허리에 통증이 있고 통증이 다리로 퍼지는 경우도 종종 있다. 이러한 경우 외과의는 종종 추가 수술을 권유한다. 이

것도 도움이 되지 않으면 환자에게 다른 수술을 받으라고 설득하는 식이다. 하지만 마취 및 일반외과 전문의인 토르스텐 루에케Thorsten Luecke는 재수술을 한 번 더 받을 때마다 결과가 더 나빠진다고 말한다. 그는 라인란트팔츠에 위치한 린츠-레마겐 병원에서 불필요한 허리 수술을 받은 사람들을 정기적으로 치료하는 일을 하고 있다. 루에케는 의학 저널인《통증의학Schmerzmedizin》에서 이 문제에 대해 다음과 같이 기술했다.

두 번째 수술을 받으면 성공률이 3분의 1 이하로 떨어지고, 세 번째 수술은 5분의 1 이하로 떨어진다.

이런 사정에도 어떤 사람들은 과도한 허리 수술을 받는다. 앞서 이야기한 척추 수술을 26번 받은 여성이 아주 예외적인 사례라고 볼 수 없다. 어떤 환자는 척추 유합술을 받은 후 1년 만에 11번 더 수술을 받아야 했는데 그 결과는 참담했다. 원래는 허리 통증만 있었지만 수술 이후 경추, 양쪽 어깨, 왼쪽 상복부의 통증뿐만 아니라 두통까지 생긴 것이다.

독일에는 이와 비슷한 방식으로 부상을 입은 사람들이 수천, 수만 명에 달할 것으로 추정된다. 이들은 허리뿐만 아니라 그 결과로 수면 장애와 우울증에 시달린다. 나는 통증센터에서 약물 치료, 행동 치료와 함께 마지막으로 심리학자의 조언을 통해 만성 통증에 대처하는 방법을 찾으려는 사람들을 여럿 만났다.

그럼에도 통증으로 인해 삶이 망가진 사람들을 수없이 보았다. 예를 들어 얼마 전 헤센의 겔른하우젠에 있는 통증센터에 통증 없이는 몇 미터도 걸을 수 없는 50대 후반의 한 남성이 찾아왔다. 의사의 진단서에 따르면 그는 척추 수술을 '총 19번(!)'이나 받았다. 그는 이혼하고 은퇴도 한 상황이었다. 하루 종일 그는 강력한 약물 칵테일에 의존하고 있었고 하루에 30~40개비의 담배를 피웠다. 통증 치료를 받았음에도 불구하는 그는 별다른 호전 없이 퇴원했고, 그를 치료하던 의사는 그에게서 다시는 연락을 받지 못했다.

척추는 잘못 설계된 게 아니다

우리의 허리는 잘못된 진화의 예시로 볼 수 있다. 진화의 역사를 보면 인간은 원래 네 발로 걷는 동물로 발전해왔으므로 두 발로 걷는 데는 적합하지 않았을 것이다. 그렇지 않으면 왜 우리가 허리 통증에 이토록 자주 시달리겠는가?

우리의 작은 허리를 살펴보면 이 가정을 확인할 수 있다. 인간의 척추는 진화 과정에서 90도 회전했으며, 지금도 몸무게에 의해 위에서 아래로 압박을 받고 있다. 예를 들어 엄마가 아기를 앞으로 안을 때 문제가 생길 수밖에 없다. 생체역학적 측정 결과, 이는 엄마의 추간판에 엄청난 압력을 가하는 것으로 밝혀졌다.

이에 비해 어미 오랑우탄은 전혀 다른 경험을 한다. 새끼가 엄마의 몸통에 가로로 매달리면, 그 무게가 척추를 잡아당겨 척추뼈 사이의 연골판에 압력을 덜어주어 오히려 허리에 긍정적인 영향을 미친다.

반면에 인간의 추간판은 신경통점으로 간주되는데, 의사들은 이를 척추의 모양으로 설명한다. 인간의 척추는 유인원의 직선 척추와 달리, 이중 S자 형태로 구부러져 있다. 특히 경추와 요추에 위치한 두 개의 전방 곡선, 소위 전만 곡선lordosen이 특히 질병에 취약한 것으로 보인다. 경추 C4/5, C5/6, C6/7(C는 경추cervix 즉, 목)과 요추 L4/5 사이, L5/S1(S는 천골sacrum. 즉, 엉치뼈) 사이 등 전만 부위에서 문제가 더 자주 발생한다. 특히 후자 부위가 악명이 높은데, 전체 허리 환자의 약 20%가 바로 이 부위에서 통증을 경험한다.

척추전만증이 선천적이지 않다는 사실을 아는 사람은 많지 않다. 이는 일명 스노 몽키snow monkey로 알려진 일본 원숭이에 대한 연구에서 밝혀졌다. 이 원숭이들은 일반적으로 척추가 곧고 자연스럽게 네 발로 다닌다. 하지만 모든 일본 원숭이가 그런 것은 아니다. 일부 원숭이들은 인간처럼 걷도록 훈련을 받기도 한다. 이를 위해 조련사들은 먼저 귀여운 원숭이에게 똑바로 서는 법을 가르친다. 원숭이들은 걷는 법을 익히자마자 매일 두 다리로 2~3킬로미터를 걸어야 한다. 이것이 이들의 척추에 어떤 영향을 미칠까?

일본 연구자들은 훈련받은 몇몇 원숭이를 엑스레이 기계 앞에 똑바로 세운 뒤 그들의 척추를 찍어 놀라운 사실을 밝혀냈다. 원숭이의 체형이 근본적으로 바뀐 것이다. 원숭이의 허리에서 척추까지 뚜렷한 전만증을 보였다. 게다가 일본 원숭이는 오래 직립보행을 할수록 허리가 더 많이 구부러지는 것으로 나타났다.

내가 방문했던 예나 대학의 동물학 및 진화연구소의 동물학자이자 진화생물학자인 마르틴 피셔Martin Fischer 교수는 인간도 이와 비슷하다고 설명했다. 그에 따르면 인간은 운동 발달 과정에서 척추의 곡선 모양이 만들어진다고 한다. 이것은 아기들에게서 쉽게 볼 수 있다고 피셔는 말한다. 생후 12개월까지는 등이 곧게 펴져 있다.

"척추의 모양은 서고 걷는 과정에서 비로소 변합니다."

피셔는 동료 연구자인 나드야 실링 Nadja Schilling이 다른 과학자들과 함께 2008년 여름 함부르크의 하겐벡 동물원에서 한 관람객이 원숭이 우리에 빵을 던지려다 발생한 사건을 연구했으며, 이는 놀라운 결과를 불러왔다. 빵은 3미터 깊이의 수로에 떨어졌고 수면 위에 둥둥 떠 있었다. 그것을 보고 당시 열 살이었던 배고픈 암컷 오랑우탄인 레일라가 다가왔다. 도랑에 떨어진 빵을 낚아채려던 레일라는 균형을 잃고 물에 빠졌다. 원숭이는 헤엄을 치지 못하고 돌덩이처럼 가라앉아 버렸다. 무책임하게 빵을 던진 관람객은 어느새 도망쳐버린 후였다.

당시 예나에서 생물학자로 일하던 나드야 실링은 신문 기사에서 이 비극을 접한 순간 전율에 휩싸여 전화기를 찾았다. 당시 그녀는 인간의 등 근육과 복부 근육이 유인원의 근육과 얼마나 다른지 연구하고 있었다. 이를 비교함으로써 그녀는 인간의 진화 역사에 대해 과학계에서 종종 주장한 것처럼 호모 사피엔스가 실제로 허리 통증을 겪을 운명인지 알아보고자 했다. 실링은 연구를 위해 이미 네 마리의 죽은 침팬지를 검시했지만, 여전히 오랑우탄은 한 마리도 검시하지 못했다.

그녀는 동물원에 전화를 걸어 죽은 레일라를 검사할 수 있는지 문의했다. 함부르크의 담당 동물학자들은 오랑우탄 시신의 절반을 그녀에게 주는 데 동의했다. 나머지 절반은 다른 연구자들이 관심을 가질 경우를 대비해 보관하기로 했다. 실링은 레일라의 털을 뽑아 반으로 자르고 몸의 왼쪽 절반을 예나 대학으로 가져갔다. 그녀와 몇몇 연구자가 반쪽으로 나눈 유인원의 허리 부위에서 한 덩어리를 떼어내 얼린 후 톱으로 잘라 적당한 크기로 만들었다. 그런 다음 근섬유 유형의 분포를 연구할 수 있도록 이 조직 덩어리를 10마이크로미터 두께로 얇게 절단했다.

"레일라의 죽음은 끔찍했지만 나에게는 행운이었습니다."

나드야 실링은 연구 중 느꼈던 소감을 표현했다. 레일라와 침팬지 외에도 그녀와 동료 연구자들은 등 근육의 차이를 찾기 위해 네 구의 인간 시체를 부검했다. 인간은 두 발로 걷는 반면 유인원은 네 발로 걷기 때문에 분명 차이가 있을 것으로 보였다.

실링과 동료 연구자들은 연구 결과에 놀라움을 감추지 못했다. 인간의 등 근육은 유인원의 것과 거의 똑같은 구조로 되어 있었다. 실링은 이렇게 말했다.

"우리는 수없이 비교를 거듭한 끝에 결론에 도달했습니다. 사실상 둘 사이에는 차이가 없다는 것이지요."

이것은 인간의 등이 계통발생학적으로 고대부터 발달해왔다는 것을 의미한다. 약 600만 년 전 키가 1.40미터에 불과했던 인류의 조상이 직립보행을 시도한 이후 등 구조를 바꿀 이유가 전혀 없었던 것으로 보인다. 우리 조상의 등은 빠르게 직립보행에 적응했으며, 이 구조는 현대인에게도 그대로 보존되어왔다. 우리의 등 구조는 진화를 통해 입증된 것이므로, 요통이 흔한 이유를 이 구조 탓으로 돌릴 수는 없다.

요통의 진짜 원인

그렇다면 많은 사람이 고통받는 요통의 진짜 원인은 무엇일까? 척추에 대한 무죄 판결 이후 예나 대학 병원의 과학자들은 새로운 접근 방식을 취하기로 했다. 그리하여 인간의 등뼈 구조로부터 관심을 거두고 척추를 둘러싼 많은 근육에 훨씬 더 집중하기로 했다. 정형외과 의사와 심리학자, 외상 외과의, 해부학자, 방사선사, 병리생리학자, 진화생물학자, 스포츠 과학자들이 근육 코르셋을 연구하기 위해 힘을 합쳤다. 연구비는 웨이터와 요리사 등 허리 질환이 특히 잦은 요식업 종사자를 위한 고용주책임보험협회에서 지원하기로 했다. 예나 대학 건물 1층에 있는 운동 기술 실험실에서 연구진은 허리 질환을 앓는 수십 명의 남녀 환자들을 검사했다.

그곳에서 나는 다른 많은 환자를 대표할 만한 환자를 만났다. 그녀는 튀링겐 출신의 숙련된 제빵사로서 두 자녀를 두고 있었고, 빵을 굽는 공장에서 교대 근무를 하는 34세의 여성이었다. 그녀는 7년 동안 왼쪽 허리에 날카로운 통증을 느끼며 살아왔다. 더 이상 통증을 견디기 힘들어하자 회사의 주치의는 그녀를 예나 대학 병원으로 보내 정밀 검사를 받게 했다.

환자 자신은 이미 문제가 무엇인지도 짐작하고 있었다. "추간판이 부러진 것 같아요"라고 그녀는 말했다. 그녀의 주치의도 같은 진단을 내렸고 그녀도 마찬가지라고 느꼈다. 그러나 예나의 의사이자 병리생리학자인 크리스토프 안데르스Christoph Anders는 처음부터 이러한 견해에 동의하지 않았다. 그와 네 명의 동료는 다양한 측정을 통해 직접 진단을 내리고자 했으며, 이것이 바로 이 연구의 목적이었다.

제빵사는 속옷까지 탈의했다. 그런 다음 종아리, 허벅지, 배, 등에 전극을 부착하고 케이블을 매달았다. 이런 식으로 장비를 착용한 환자는 왼손에 빈 유리 주전자가 담긴 쟁반을 들고 러닝머신 위에 올라섰다. 러닝머신이 움직이기 시작하면 환자는 쟁반에서 주전자가 떨어지지 않도록 그 위를 걸어야 했다.

한편 전극으로 근육의 전기 신호를 기록하여 컴퓨터로 전달하면 컴퓨터는 이를 화면에 춤추는 선으로 표시했다. 이를 통해 키 174센티미터, 몸무게 83킬로그램의 여성이 움직일 때 몸통과 복부의 어떤 근육을 사용하는지 밝혀낼 수 있었다.

이 연구에서 피험자는 운동한 후 추가 과제를 수행해야 했다. 먼저, 흰색 시트 위에 서서 양손으로 유연한 금속 막대를 잡고 몸 앞에서 진동시키도록 했다. 그런 다음 금속 기구 위로 올라가 허리를 묶었다. 두 번의 경고음이 울리고 나서 전기 모터가 윙윙 울렸다. 이 장치는 피험자를 180도 돌린 다음 직각으로 앞으로 기울였다. 상체를 매달아서 중력을 거슬러 들어 올려 공중에 수평으로 떠오르게 했다. 몇 초가 지나지 않아 그녀의 얼굴은 힘에 겨워 벌겋게 상기되었고 상체 전체가 흔들렸다.

모니터의 선이 춤추듯 흔들리자 크리스토프 앤더스는 만족스러운 표정을 지었다. 실험이 완벽하게 진행되고 있는 것이 분명했다. 연구진은 근육의 움직임을 기록했을 뿐만 아니라 피부에서 피험자의 뇌로 전달되는 자극이 얼마나 잘 전달되는지도 측정했다. 마지막 단계가 끝난 후 연구 보조자들이 피험자의 피부에서 전극을 조심스럽게 제거했다. 그런 다음 크리스토프 앤더스는 데이터를 분석했다. 그날 저녁 컴퓨터에 입력된 결과에 따르면 피험자는 체력이 눈에 띄게 부족하고 근력이 너무 약했다. 등 근육이 움직임으로 인한 동요를 따라잡기에 턱없이 부족했다. 복부 근육이 눈에 띄게 약해서 허리를 거의 받쳐주지 못했는데, 이는 앤더스와 그의 연구팀이 이 연구에서 반복적으로 관찰한 패턴이었다. 허리에 문제가 있는 사람은 건강한 사람에 비해 근육 조절 능력이 떨어진다는 것이다.

갑작스럽게 움직일 때 근육은 적절하게 활성화되기 어렵다. 정상적으로 걷고 있다가 급하게 움직이면 대체로 우리 몸은 이 상황에 잘 적응하지 못한다. 두뇌가 이미 다음 발걸음을 준비하고 있는데 체간 근육(몸통 부위에 위치해 몸의 중심을 잡아주는 근육-옮긴이)의 반응은 뒤처지는 것이다. 다시 말해 갑자기 빨리 걸으면 근육이 더 이상 척추를 충분히 보호할 수 없게 된다. 이 같은 적응 문제는 걸음을 옮길 때뿐 아니라 사람들이 허리를 움직일 때와 같은 경우에도 발생한다. 가령 세탁기에서 빨래를 꺼내거나 물건을 줍기 위해 허리를 구부릴 때가 이에 해당한다.

연구소를 방문하고 얼마 뒤 나는 병리생리학자인 앤더스에게 다시 전화를 걸어 연구 결론에 대해 물어보았다. "그 환자는 잘못된 시간에 근육이 잘못 활성화된 경우입니다"라고 그가 말했다. 그럴듯하게 들리는데, 정확한 의미는 무엇일까?

"안타깝게도 우리는 너무 많이 앉아 있고 너무 적게 움직입니다. 어떤 점에서는 너무 수동적이기 때문에 근육을 제대로 활성화하는 방법을 배우지 못하는 것이지요."

다시 말하자면 움직임이 부족하면 몸통 근육이 제 역할을 하는 방법을 배우지 못하는 것이다. 특히 목, 어깨, 허리가 불안정해지고 통증이 발생하기 쉽다.

스트레스는 어떻게 근육 긴장을 일으키는가

신체 활동 부족만이 아니라 정신적 스트레스도 허리 통증의 위험을 증가시킨다. 부정적인 생각과 신체적 불편함 사이의 이러한 연관성은 신경 섬유와 근육세포가 신경근 접합부를 통해 서로 연결되어 있다는 사실로 설명할 수 있다. 근육이 신경근 접합부에서 신경 자극을 받으면, 전기 신호가 근육을 통해 흐르고 근육 수축이 발생한다.

그런데 정신적으로 과도하게 긴장한 상태에서는 전기 신호가 적절하지 않은 시점에 전달될 수 있다. 150개 이상의 근육으로 이루어진 등은 한 가닥의 근육이 잘못되어도 긴장과 경련 또는 경직 등 많은 문제가 발생할 수 있다. 갈등 상황은 어깨를 무겁게 짓누르며 더 이상 문제에 대처할 수 없다는 느낌으로 이어진다. 하지만 사실 모든 사람은 각자 자신만의 짐을 어깨에 지고 살아간다.

스위스에서 진행된 46명의 성인을 대상으로 한 연구는 정신 상태가 허리에 미치는 영향을 확인했다. 연구 시작 시점에 참가자들은 허리 통증을 겪지 않았지만, MRI 검사 결과 73%가 디스크에 퇴행성 변화의 징후를 보였다.

5년 후, 연구진은 참가자들을 다시 검사하고 근황에 대해 질문했다. 그 결과 41% 이상이 그사이 허리 통증을 경험한 것으로 나타났다. 이 결과는 정상 인구의 요통 분포와 일치했다. 놀라운 점은 추간판의 마모 여부가 특정 사람의 허리 통증에 아무런 영향을 미치지 않았다는 것이다. 오히려 정신 상태가 결정적인 위험 요인이었다. 직장에 대한 불만이 많을수록 요통의 가능성이 더 크다는 것을 확인할 수 있었다.

이러한 연구 결과는 괴팅겐 대학 의료센터와 의료기관의 새로운 접근 방식으로 이어졌다. 그곳에서 통증의학과를 이끄는 프랭크 페츠케Frank Petzke 박사와 그의 연구팀을 만났다. 의사뿐만 아니라 심리학자와 물리치료사로 이루어진 치료진이 요통(또는 편두통이나 기타 통증)에 시달리는 사람들을 이곳에서 검사한다. 전문가들은 동등한 입장에서 서로 이야기하고 서로 상담하며 환자의 개별 특성에 맞는 치료 방식을 공동으로 개발하고 있다. 허리를 움직이는 방법과 통증과 스트레스에 대처하는 심리적 전략을 훈련하기도 한다.

요통 환자가 적극적으로 신체 활동을 하는 것은 전반적으로 큰 도움이 된다. 정형외과 전문의 마르쿠스 쉴텐볼프와 마르틴 슈바르체 박사는 말한다.

"요통을 예방하고 치료하는 가장 효과적인 방법은 적절한 신체 활동을 유지하는 것입니다."

운동은 진통제나 신발 깔창, 허리 지지대 같은 소극적인 보조치료 장치보다 더 효과적일 수 있다. 근력 운동은 요가나 펠덴크라이스Feldenkrais(이미지트레이닝과 유도의 원리를 결합시킨 운동 요법-옮긴이), 필라테스, 걷기, 수영, 등산, 정원 가꾸기, 집 안 청소와 마찬가지로 통증을 개선하는 데 도움이 된다. 정형외과 및 외상외과 주치의이자 독일 정형외과 및 외상학회 Deutsche Gesellschaft für Orthopädie und Unfallchirurgie 사무차장인 베른트 클라드니 Bernd Kladny는 말한다.

"중요한 점은 무언가를 하는 것입니다. 어떤 운동이냐는 부차적인 문제입니다. 진화론적으로 볼 때 인간은 나무늘보가 아니라 걷는 동물입니다."

취리히 슐테스 클리닉의 건강 연구원인 아네 매니언 Anne Mannion은 요통에 대한 운동법이 광범위하게 효과적이라는 사실을 발견했다. 얼마 전, 아네와 그녀의 연구팀은 어떤 운동이 허리 통증에 가장 도움이 되는지를 처음으로 연구하기 시작했다. 연구를 위해 이들은 만성 요통으로 인해 일을 할 수 없거나 치료를 받고 있는 120명 이상의 남녀를 모집했다. 목표는 세 가지 신체 활동을 비교하는 것이었다. 세 그룹으로 나뉜 참가자들은 3개월 동안 일주일에 두 번 물리치료, 혹은 근력 운동, 에어로빅을 했다. 세 그룹 모두 연구 종료 후 12개월이 지나고 나서도 통증이 상당히 완화되었다고 답했다. 하지만 물리치료를 받은 사람들은 시간이 지남에 따라 다시 문제에 봉착했다. 그들은 혼자서 물리치료 운동을 수행해야 할 때 자신감이 부족했던 것으로 보인다. 반면에 기구를 이용한 운동과 에어로빅 그룹에서는 그 효과가 지속될 뿐만 아니라 실제로 더 증가했다.

이 연구의 결론은 에어로빅 프로그램이 근력 운동만큼 효과적이며 장기적으로는 물리치료보다 약간 더 우수하다는 것이었다. 즉, 정교하고 비용이 많이 드는 치료가 굳이 별도로 필요하지 않다는 뜻이기도 했다.

"만성 요통 환자를 위한 저충격 유산소 운동 프로그램을 도입하면 치료에 드는 막대한 비용을 줄일 수 있습니다."

아네 매니언 연구팀이 1999년 연구 결과를 발표했을 당시만 해도 요통 환자들은 여전히 침대에 누워 안정을 취하며 치료를 받으라는 권유를 받았다. 요통에 시달리던 시절, 나 또한 바로 그런 자세를 취하고 있었다. 집 밖으로 나가는 것은 고사하고 통증에 맞서 움직일 엄두도 내지 못했다. 나는 부주의하게 움직였다가 척추를 영원히 망가뜨릴까 봐 벌벌 떨어야 했다. 이 걱정은 전혀 근거 없는 기우에 불과했지만, 당시에는 몰랐다.

내가 겪은 경험을 바탕으로 이 주제를 연구한 후에야 나는 아픈 허리를 다시 움직여도 추가적인 손상을 입지 않는다고 말하는 의사를 만나게 되었다. 오히려 휴식하라는 기존의 조언은 허리 환자에게 득보다 실이 더 많을 수 있다. 의사의 조언에 따라 침대에 누워만 있는 환자는 신속하게 다시 움직이는 환자보다 고통도 더 많이 겪고 회복도 더 느려진다. 마르부르크 대학의 아네트 베커Annette Becker 박사는 《일반의학 저널Zeitschrift für Allgemeinmedizin》에서 이러한 악순환에 대해 경고했다.

> 환자들은 통증을 느낄 때 휴식을 취한다. 움직이지 않고 쉬면 처음에는 통증이 줄어들지만, 장기적으로 보면 컨디션 저하로 이어져 통증이 더 심해진다.

나는 다행히도 이런 운명을 피할 수 있었다. 요통 이후 일주일간

병가를 낸 후 미리 계획하고 신청한 6개월간의 육아휴직을 사용했다. 이 시간은 내 허리를 위해서는 더할 나위 없이 좋았다. 유모차에 딸을 태우고 매일 함부르크 시내를 산책하는 동안 나는 허리를 치료할 수 있었다. 그 이후로 종종 허리가 문제를 일으키기는 했지만, 내가 해야 할 일을 이제 정확히 알고 있다. 동네 공원에서 달리기를 하거나, 서서 일하고, 어깨와 목 또는 허리를 위한 다양한 운동을 하는 것이다. 호수에서 수영하는 것도 좋고 겨울에는 얼음 목욕이 놀라운 효과를 발휘하는 것을 경험할 수 있다.

나는 노르더슈테트에서 처음 본 의사에게 내 척추 엑스레이를 건네며 상담을 받았던 일이 떠올랐다. 의사는 사진을 보더니 정형외과 의사와는 완전히 다른 해석을 내렸다. 그는 어떤 약보다 내게 큰 힘이 되는 한마디를 해주었다.

"아무리 눈을 씻고 봐도 빠져나온 디스크는 보이지 않네요."

ONE
POINT
TIPS

아픈 허리를 다시 움직여라

허리 통증이 생명을 앗아갈 수는 없지만, 삶을 망치기에는 충분하다. 허리 통증은 인구의 85%가 한 번쯤은 경험한다. 바닥에 떨어진 물건을 집으려고 허리를 구부렸는데 갑자기 뜨거운 다리미가 좌골신경을 건드린 것처럼 느껴질 때가 있다. 성인의 약 40%는 언제든지 목이나 어깨 또는 허리에 급성 통증을 느낄 수 있다.

독일 병원에서 시행된 척추 시술 건수는 2006년과 2020년 사이에 70% 이상 증가했지만, 이는 '요통'이라는 흔한 질병을 퇴치하는 데는 거의 도움이 되지 않았다. 오히려 만성 질병으로 인한 불만이 증가하는 추세다. 놀랍게도 많은 사람이 허리 수술 후 이전보다 상태가 더 악화된 상황에 처해 있다.

허리 수술의 최대 90%는 실제 반드시 수술을 요하지 않는 경우가 많다. 대부분의 문제는 추간판과 상관없이 위축된 근육이나 스트레스로 인해 발생한다. 특히 이러한 요인 때문에 근육이 긴장해서 요통이 생긴다. 따라서 척추 수술을 받기 전에 가급적 수술을 직접 하지 않는 다른 의사에게 2차 소견을 받는 것이 좋다.

많은 사람이 직립보행이 요통의 진짜 원인이라고 생각한다. 그러나 진화론적 의사의 관점에서 볼 때, 인간의 허리는 전혀 결함이 없는 구조이며, 규칙적인 운동으로 건강을 유지한다면 제 역할을 할 수 있다. 집중 근력 운동과 지구력 스포츠는 허리를 튼튼하게 하고 긴장을 방지하는 데 도움이 된다. 이는 예방 조치뿐만 아니라 급성 요통이 발생한 경우에도 적용된다. 요통이 발생한 후에도 장시간 휴식을 취하지 말고 신속하게 다시 신체 활동을 하는 것이 좋다. 아픈 허리를 다시 움직여도 추가적인 손상이 생기지는 않는다.

6장

무릎 통증의 명약은 체중 감량이다

평생 후회 없이 걷기 위해 오늘 우리가 해야 할 일

독일, 오스트리아, 스위스처럼 인구수에 비해 인공관절을 많이 이식하는 나라는 전 세계 어디에도 찾아보기 힘들 것이다. 매년 수십만 개의 무릎과 고관절이 새로 교체되고 있다. 이 수술은 수많은 사람을 괴롭히는 질병과의 싸움에서 마지막 수단이라 할 수 있다. 전문 용어로 골관절염 osteoarthritis(그리스어로 관절을 뜻하는 아르트론 arthron에서 유래)으로 알려진 연골연화증은 처음에는 불편함을 유발하지 않는다. 하지만 어느 날 연골의 마지막 층이 모두 소진되어버리면 움직일 때마다 고통이 느껴지기 시작한다. 어쩔 때는 1미터도 움직일 수 없게 된다.

중부 유럽에서 지금처럼 이렇게 많은 사람이 이런 곤경에 처한 적은 없었다. 베이비붐 세대의 대다수가 관절이 아파서 걷지 못하고 있다. 이것은 단지 눈으로만 볼 수 있는 현상이 아니라 귀로도 들을 수 있다. 50세 이상이 되면 안락의자에 앉을 때 절로 신음 소리가 나는 것이다.

근골격계 질환은 독일에서 가장 큰 회사 결근의 원인이 되고 있으며 감기와 정신 장애보다 발생 수치가 앞선다. 이는 전체 결근 일수의 5분의 1을 차지하는 원인이기도 하다. 수많은 사람이 허리 통증과 고관절 문제, 무릎 및 기타 정형외과 질환으로 고통받고 있다. 베를린에 본부를 둔 독일 정형외과 및 외상학회는 75세 이상 여성 64%, 75세 이상 남성 46%가 이 질환을 앓고 있다고 추정한다.

인간의 관절은 원래 내구성이 좋지 않다고 이 상황을 해석할 수도 있다. 이 해석에 따르면 연골이 닳고 닳아 없어지는 것은 시간문제일 뿐이다.

하지만 이 현상을 자세히 살펴보면 완전히 다른 그림이 드러난다. 연골은 놀라울 정도로 오래 지속될 수 있다는 것이다. 오히려 연골은 안 쓸수록 손상될 수 있다. 문제는 과도한 부담이나 사용이 아니라 부족한 활동이나 자극인 것이다. 자를란트 대학 병원에서 실험 정형외과 및 골관절염 연구 의장을 맡고 있는 의사 헤닝 마드리 Henning Madry는 이렇게 말한다.

"사람들은 신체를 자동차에, 관절을 타이어에 비유하며 5만 킬로미터를 주행하면 타이어가 닳는다고 생각합니다. 하지만 이것은 잘못된 생각입니다. 우리 관절은 오래 사용할 수 있게 설계되었습니다. 나이가 들어도 통증 없이 움직이는 사람들이 많습니다. 연골을 적절히 사용하기만 하면 됩니다."

우리 조상들은 분명 이 방법을 알고 있었던 것 같다. 몇 세대 전까지만 해도 노인들이 골관절염에 걸릴 확률은 훨씬 낮았다. 이것은

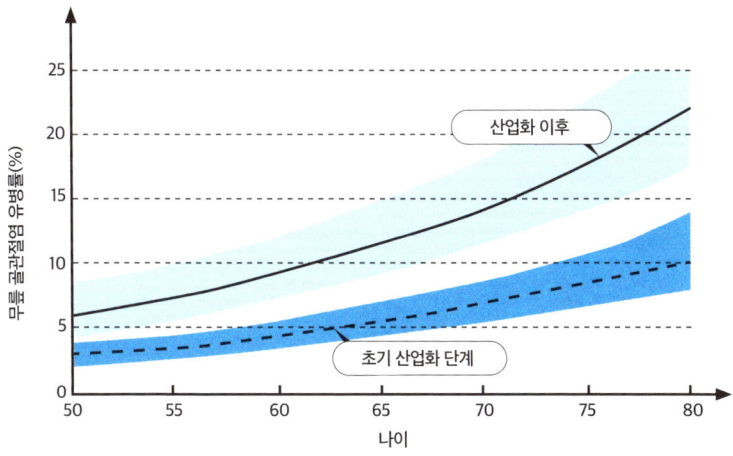

산업화 과정에서 사람들은 종종 활동성이 떨어지고 과체중이 되었다. 동시에 무릎 골관절염의 유병률이 증가했다.

미국의 여러 시대에서 나온 2,000명 이상의 골격을 조사한 연구의 결론이기도 하다. 이 연구에 따르면 현재 50세 이상의 미국 시민은 산업화 초기(6%) 또는 그 이전(8%)에 살았던 사람들에 비해 무릎 관절염에 걸릴 확률이 통계적으로 두 배(16%)나 높다. 또한 과거에 살았던 사람들은 한쪽 무릎에만 골관절염이 있는 경우가 많았다. 아마도 부상이나 사고의 결과였을 것이다. 반면에 오늘날에는 양쪽 무릎에 문제가 생기는 경우가 더 많으며, 이는 일반적으로 무릎을 잘못 사용하고 있다는 증거이기도 하다.

하버드 대학의 인류학자 대니얼 리버먼과 그의 동료인 이안 윌리스Ian Wallace를 포함한 연구진들은 무릎 골관절염의 유병률을 조사하면서 여기에 나이, 인종, 체중의 영향은 고려하지 않았다. 생물학적 요인 또한 골관절염 유병률의 차이를 설명할 수 없다. 왜냐하면 연구 기간 동안 유전자가 근본적으로 변할 수 없기 때문이다. 그러므로 현대 환경에서 무릎 연골에 영향을 미치는 또 다른 요인이 있어야 한다. 그것은 아마도 오늘날 너무나 만연한 운동 부족이리라.

환자 안내 책자와 교과서에서는 골관절염을 '관절 마모'라고 지속적으로 지칭하지만, 이 용어는 오해의 소지가 있다. 사실 골관절염은 관절의 사용이 아니라, 오히려 활동 부족으로 인한 연골 퇴화가 원인이기 때문이다. 따라서 골관절염은 더 이상 피할 수 없는 운명이 아니라 효과적으로 예방할 수 있는 질환이다. 연골이 이미 손상된 경우에도 적당한 운동을 통해 연골을 보존할 수 있으며, 심지어 연골이 다시 생성되는 것도 가능하다.

연골은 신기한 물질이다. 혈액이 공급되지 않는 이 조직은 약 70%의 물, 약 25%의 콜라겐 섬유 그리고 기타 단백질로 이루어져 있으며 연골 조직의 세포 외 바탕질을 생성하는 연골세포는 5%에 불과하다. 연골의 구성은 관절 표면을 마찰이 적게 만들어주며, 무릎 연골의 마찰계수는 얼음 위의 스케이트 날과 비슷할 정도로 낮다.

이는 두 가지 특성 덕분이다. 첫째, 연골은 완벽하게 매끄러운 표면을 가지고 있다. 그러면서도 연골 주위는 소위 활액滑液으로 덮여 있다. 이 물질은 활막의 세포에서 분비되며 끈적끈적하게 관절강을 가득 채운다. 활액은 윤활유 역할을 할 뿐만 아니라 연골에 영양분을 공급하기도 한다.

연골이 없으면 관절이 작동하지 않는다. 이는 특히 연골이 손상된 채로 태어난 사람들에게서 두드러지게 볼 수 있다. 전문 저널인 관관절염 및 류머티즘 세미나에서 나는 비엔나 의사 엠마 후사르-메머 Emma Husar-Memmer와 그녀의 동료들이 쓴 보고서를 읽게 되었다. 이 글은 젊었을 때 운동을 살짝 시작하자마자 엉덩이에 통증을 느껴야 했던 한 여성에 관한 내용이었다. 그녀는 약을 복용하고 물리치료를 받았지만 증상은 호전되지 않았다. 오히려 그 후 몇 년 동안 환자는 오른쪽 고관절과 왼쪽 고관절에 인공관절을 차례로 장착해야 했다. 또한 허리 척추 수술도 받았다.

당시 43세였던 이 여성을 전문 병원에서 철저히 검사하고 유전물질을 분석한 후에야 의사와 유전학자들은 그녀가 왜 그토록 고통을 받아야 했는지를 알아냈다. 그녀는 'COL2A1'라고 불리는 특정 유전자의 돌연변이 유전자를 가지고 있었는데, 이는 불행히도 신체 내에서 특정 콜라겐 섬유를 생산할 수 없다는 것을 의미했다.

그런데 콜라겐은 연골의 중요한 구성 요소이며 연골에 필요한 힘을 제공해준다. 그렇기 때문에 COL2A1의 돌연변이는 연골 형성에 결함을 불러일으키는 다양한 질병으로 이어진다. 심한 경우에는 치명적인 질병이 생길 수 있으며 가벼운 경우에는 골관절염이 조기에 발생할 수 있다. 이처럼 유전적으로 연골에 문제가 생기는 경우는 드물지만, 후천적으로 외부 요인에 의해 발생하는 관절염은 흔하다.

이는 주로 무릎, 고관절 그리고 척추의 측면 관절에 영향을 미친다. 약 80%의 사람들이 일생 중 한 번쯤 허리 통증을 겪는다. 시간이 지나면서 척추가 골화(연골이나 다른 부드러운 조직이 뼈로 변하는 현상-옮긴이)되기 때문에 허리 통증은 저절로 가라앉는 경우가 많으며 노년기에는 통증의 빈도가 줄어드는 경향이 있다. 결과적으로 더 이상 몸을 굽힐 때 격한 통증을 느끼지 않는다는 것이다. 정형외과 전문의들은 이것을 '노년기 척주의 유익한 부분 경직 현상'이라 일컫는다. 반면에 무릎이나 고관절의 통증은 일반적으로 시간이 지남에 따라 나빠진다.

관절을 손상시키는 지방조직

약 20%의 환자에서 골관절염은 유전자나 선천성 기형, 무릎이나 휜 다리, 염증, 인대 파열 또는 관절로 이어지는 뼈의 골절로 인해 발생한다. 나머지 80%의 환자에서는 생활 습관과 체중이 중요한 역할을 한다. 체중이 너무 많이 나가면 관절에 기계적 압력이 가해져 손상될 수 있다. 갈비뼈에 5킬로그램이 추가되면 무릎 골관절염이 발생할 확률이 36% 증가한다.

또한 지방조직은 관절에 독처럼 작용하는 특정 생화학적 메신저(아디포사이토카인adipozytokine)를 생성한다. 이 물질은 활액으로 들어가 활막에 염증을 일으키고 연골 분해를 촉진할 수 있다. 이러한 아디포사이토카인 때문에 과체중이 심한 사람들은 손처럼 물리적 스트레스를 거의 받지 않는 관절에서도 골관절염이 발생할 수 있다.

비만과 관련된 또 다른 요인은 운동 부족이다. 고병리학 분야의 세계적인 전문가인 괴팅겐 대학의 의사이자 해부학자 미하엘 슐츠Michael Schultz는 중세 초기에 살았던 수많은 사람을 비롯하여 60세가 넘는 수명을 누렸거나 장수했다고 여겨진 수천 개의 고대 골격을 연구하고 조사했다. 슐츠는 뼈를 통해 1500년 전의 사람들을 괴롭혔던 질병이 무엇인지를 밝힐 수 있었다. 남성들은 종종 어깨에 골관절염이 있었는데, 이는 아마도 이들의 노동 때문이었을 것이다. 대개 이들은 농부였고 도리깨와 같은 도구를 사용했다. 여성은 팔꿈치 관절이 안 좋을 가능성이 더 높았는데, 이는 여성들이 맷돌을 돌리고, 물통을 나르고, 집과 밭에서 다양한 일을 했기 때문으로 보인다고 슐츠는 말했다.

그렇다면 무릎은 어떨까? 괴팅겐 대학의 해부학센터에서 슐츠를 만났을 때 나는 슐츠에게 질문을 던졌다. 슐츠는 잠시 생각하더니 이렇게 말했다.

"그 당시 무릎 관절은 어깨나 팔꿈치, 고관절보다 골관절염에 걸리는 일이 훨씬 적었답니다. 이는 남성과 여성 모두에게 해당하는데요. 정말 이상하긴 하네요."

오늘날은 완전히 다르다. 무릎은 현대의 환경에서 다른 어떤 관절보다 더 많은 고통을 받고 있다. 무릎이 너무 무거운 짐을 지고 너무 적게 움직이기 때문이다. 슐츠 교수는 이에 이렇게 덧붙였다.

"오늘날 많은 사람이 과체중이고 운동 부족입니다. 이로 인해 신체에서 가장 큰 관절인 무릎 관절이 파괴되고 있습니다."

관절이 정상적으로 기능하려면 단단한 근육이 필요하다. 연구에 따르면 무릎 신전근이 약하면 무릎 골관절염의 위험이 크게 증가한다. 다리 근육이 위축되어 힘을 잃으면 우리는 우선 무의식적으로 절름거리며 걷는 것으로 문제를 해결하려고 한다. 그러나 이러한 걸음걸이의 변화는 오히려 관절에 더 많은 부담을 주고 골관절염의 진행을 가속화할 뿐이다. 위축된 근육은 또한 무언가에 걸려 넘어질 위험을 증가시키고 연골에 추가적인 손상을 일으킬 수 있다. 악순환이 시작되는 것이다. 골관절염 관절을 가진 사람은 걷기나 계단 오르기를 비롯하여 일상적인 활동에서 통증을 느끼기 때문에 움직임에 대해 병적인 두려움을 갖게 마련이다.

시술로 무릎 통증을 없앤다고?

이 단계에서 대부분 환자는 진통제에 의존한다. 진통제는 염증과 싸우고 통증을 줄이며 최소한 관절을 다시 움직일 수 있게 해준다. 그러나 약물은 증상만 치료할 뿐이다. 그리하여 많은 환자가 다시 건강을 되찾고 싶은 마음에 이런저런 치료를 시도한다.

일부는 관절 윤활액의 주요 성분인 히알루론산을 무릎 관절에 주사하기도 한다. 이 주사는 관절을 다시 움직이게 하고 통증을 완화하는 데 도움이 된다고 하지만 실제로 이 방법은 주사를 시술하는 정형외과 의사에게만 도움이 되며, 주사비는 개인의 부담을 가중시킬 뿐이다. 약 9,000명의 피험자를 대상으로 한 24건의 연구를 포함한 체계적 검토 결과에 따르면 이 시술은 임상적으로 아무런 이점이 없는 것으로 밝혀졌다. 주입된 히알루론산은 체내에서 분해되므로 연골을 대체할 수 없기 때문이다.

관련 건강보조식품도 마찬가지로 효과가 없다. 그중 일부는 결합조직의 구성 요소인 글루코사민glucosamine이라는 아미노산이 들어 있다. 그러나 글루코사민은 장에서 소화되므로 연골을 직접 재생할 수 없다. 이를 믿는다는 것은 더 빠른 속도로 수영하기 위해 물고기 사료를 먹는 것만큼이나 터무니없다. 연골의 에센스라고 광고하는 값비싼 치료법은 이제 그만 잊어버리기를! 독일 자를란트의 정형외과 의사 헤닝 마드리는 단호하게 말한다.

"기적의 치료법은 없습니다."

고통스러운 경험을 통해 이를 깨달은 환자들은 관절경이나 관절내시경 시술이 자신에게 어떤 도움을 줄 수 있는지 묻는 단계에 이른다. 무릎 시술은 '무릎 관절 화장실 kniegelenktoilette'이라고도 불린다. 이 용어는 프랑스어의 '페어 라 토일렛 faire la toilette', 즉 무언가를 청소하거나 닦는다는 뜻과 관련이 있다. 의료진은 무릎에 내시경을 삽입하여 마모된 연골을 제거하고 거친 표면을 매끄럽게 하며 몇 리터의 액체를 부어 무릎을 씻어낸다.

이 무릎 관절내시경 시술은 주로 1970년대에 개발되었으며, 현재 가장 일반적인 시술 중 하나다. 무릎에 문제가 있는 사람들은 대부분 언젠가 이 시술을 고려하게 된다. 그렇기에 더욱 자세히 살펴볼 가치가 있다. 과연 무릎 관절 화장실은 통증에 도움이 될까?

미국 정형외과 의사 브루스 모슬리 Bruce Moseley가 이를 연구하기 위한 방법을 떠올렸다. 그는 중등도의 무릎 골관절염을 앓고 있는 총 180명의 남녀를 무작위로 다른 그룹에 배정했다. 모든 환자는 시술 전에 마취제나 진정제를 투여받아, 시술 중에 자신에게 일어나는 일을 알지 못하게 했다. 의사는 시술 직전에 봉인된 편지를 열어서 특정 환자에게 무엇을 해야 하는지 지시를 받았다. 때로는 무릎을 헹

구고 관절 표면을 매끄럽게 하라는 지침이 있었고, 때로는 헹구기만 하라는 지침도 있었다. 또 위약 그룹에 속한 환자도 별도로 있었다. 모슬리 박사는 환자의 무릎 피부를 긁었을 뿐 내시경은 전혀 삽입하지 않았다. 환자가 잠든 상태였지만 모슬리 박사는 실제 수술처럼 다리를 움직이고 조수에게 헹구는 소리를 내도록 하는 등 완벽하게 시술을 흉내 냈다.

2년 후 환자들을 검사한 결과, 평균적으로 이전보다 통증이 줄었지만 건강 상태가 개선되었는지는 수술 여부와 전혀 관계가 없었다.

모슬리 박사와 그의 동료들이 이러한 연구 결과를 발표했음에도 많은 정형외과 의사는 아무 일도 없었던 것처럼 계속해서 이 시술을 시행해왔다. 그 무렵 캐나다의 연구자들도 무릎 골관절염에 대한 유사한 연구를 시작했다. 일부 환자는 관절경 검사를 받은 후 물리치료를 받았고, 또 어떤 환자들은 물리치료와 의학적 치료를 받았다. 2년 후 168명의 환자를 추적 관찰해보니 평균적으로 환자들의 상태가 호전되었지만 수술 여부는 중요하지 않았다. 모슬리 연구로부터 6년 후, 캐나다 연구진은 관절경 수술이 무릎 골관절염 환자에게 물리치료 외에 추가적인 이점이 없다는 같은 결론을 내렸다.

이는 독일에서도 반향을 불러일으켰다. 연방공동위원회GBA의 직원들은 데이터를 검토한 후 2015년 11월에 다음과 같이 선언했다.

"무릎 골관절염에 대한 관절경 수술 결과를 검토한 결과, 이것이 가짜 수술과 비교했을 때 이점이 있다는 증거를 찾을 수 없었습니다. 따라서 이러한 수술은 향후 법정 의료보험의 적용을 받지 못할 수 있습니다."

지금쯤이면 무릎 관절경 수술 건수가 급격히 감소했어야 마땅한데 현실은 그렇지 않다. 이는 수완이 뛰어난 정형외과 의사들이 GBA의 결정을 피하기 위해 교묘하게 다른 방식으로 청구하고 있기 때문이다. 이들은 더 이상 무릎 관절의 연골 마모를 치료의 이유로 내세우지 않고 반월상 연골판 마모라는 약간 다른 증상을 제시한다. 관절내시경 수술로 예전처럼 대퇴골이나 경골의 연골만 뽑고 매끄럽게 만드는 것이 아니라 몇 밀리미터 더 나아가 반월상 연골판(무릎 관절 사이에 자리한 초승달 모양의 구조물-옮긴이) 연골도 제거하는 식이다.

그 이후로 종합병원에서의 관절경 수술 건수는 감소했지만, 개인병원의 의사들은 여전히 환자들에게 이 수술을 시행하고 있다. 종종 반월상 연골판이 손상되었다는 새로운 주장과 함께 관절경 수술이 이 병증에 실질적인 도움이 될 것이라고 주장한다.

하지만 이를 통해 우리는 무엇을 알 수 있을까? 핀란드 의사들이 이 문제를 조사했다. 이들은 마모로 인한 반월상 연골판 파열이 있는 성인 연구 참가자를 모집했다. 그런 다음 외과의사들은 제비를 뽑아 수술 방법을 결정했다. 일부 환자에게는 반월상 연골판 일부를 제거했고, 다른 환자에게는 시뮬레이션으로만 수술을 진행했다. 1년 후 두 그룹 간에 아무런 차이가 없다는 것이 밝혀졌다. 무릎 관절경에 대한 총 9건의 연구를 평가한 결과, 시술 후 6개월이 지나면 수술을 받은 사람들에게 이점이 없다는 동일한 결론에 도달했다. 오히려 감염이나 혈전증과 같은 합병증의 위험이 있었다. 드물게는 수술 후유증이 치명적인 경우도 있었다.

이 모든 것을 고려해봤을 때 무릎 관절경은 젊은 사람들에게, 그중에서도 운동하다가 부상을 당한 경우에는 치료 효과가 있을 수 있다. 그러나 대부분 이 수술은 35세에서 65세 사이의 사람들에게 이루어지고 있어 당연히 환자들이 느끼는 치료 효과는 낮을 수밖에 없다. 건강 연구자들은 중년이나 노인 환자들이 더 이상 관절경 수술에 의존하지 말라고 정형외과 학술지인《정형외과 저널Acta Orthopaedica》에서 촉구했다. 이 냉정한 연구 결과는 지금까지 일반적으로 시행되고 있는 의료 방법을 포기해야 한다는 것을 시사한다.

"이제는 배에서 내릴 때입니다."

마지막 선택지, 인공관절

연골이 완전히 손상되어 통증을 견딜 수 없는 경우, 환자에게는 마지막 선택지가 있다. 손상된 관절을 인공관절로 교체하는 것이다. 특히 노인들은 인공관절의 혜택을 받음으로써 몸을 건강하게 유지하고 외로운 노년을 보내지 않을 수 있다.

얼마 전 나는 브라운슈바이크의 한 양로원에서 정정한 93세 할머니에게 수술 경험에 대해 물어보았다. 처음에 할머니는 망설이더니 이렇게 말했다.

"이 나이에 굳이 수술을 할 만한 가치가 있을지 오랫동안 생각했답니다."

결국 그녀는 스스로 '그렇다'라는 답을 내리고 수술을 받기로 했다. 그녀는 83세에 왼쪽 무릎을 새로 이식받았다. 85세에는 오른쪽 무릎에 인공 무릎 관절을 이식했다. 마지막으로 86세에는 오른쪽 고관절을 새로 이식했다. 할머니는 새 관절로 더 오래 건강하게 걸을 수 있었다. 꽉 채워서 장수를 누리고 짧은 투병 생활 끝에 그녀는 99세의 나이로 세상을 떠났다.

새로운 관절은 사람들이 황혼기를 보내는 방식을 바꾸고 있다. 과거에는 무릎 상태가 나쁘거나 엉덩이가 아프면 장애인처럼 안락의자에 앉아 있어야 했다. 오늘날에는 많은 노인이 인공관절 덕분에 자전거를 타거나 수영을 하거나 걸을 수 있게 되었다. 하지만 안타깝게도 인공관절의 내구성은 근본적인 문제가 있기 때문에 여전히 제한적이다. 아헨의 정형외과 의사 프리츠 우베 니타르트Fritz Uwe Niethard가 "임플란트와 뼈 사이에는 생물학적 연결점이 없습니다"라고 말하는 것도 같은 의미다.

자연적인 노화로 인해 뼈의 피질은 얇아지고 뼈대의 그물망은 커진다. 그 결과 언젠가는 보철물이 뼈와의 접촉면을 잃게 된다. 그러면 첫 번째 보철물을 뼈에서 떼어내야 한다.

"뼈의 물질은 보철물을 교체할 때마다 손상이 발생합니다. 따라서 두 번째 또는 세 번째 보철물은 첫 번째 보철물만큼 뼈에 단단히 고정되지 않거나 오래 지속되지 못할 수 있습니다."

후회 없이 걷기 위해 오늘 우리가 해야 할 일

　의료진이 원본에 가까운 관절을 만드는 데 성공하기란 거의 불가능하다. 그렇기 때문에 타고난 장비를 올바르게 다루는 것이 더욱 중요하다. 그런데 뼈를 아끼는 대신 뼈에 압박을 주는 방법이 오히려 도움이 된다. 토마스 만이 소설 『마의 산』에서 묘사한 누워서 요양하는 치료법은 정형외과적 관점에서 보면 재앙이다. 침상 안정은 덜 사용된 연골을 위축시키기 때문에 관절의 구조를 변형시킨다. 따라서 운동 부족으로 인한 관절염은 노인이 요양원에 들어갈 수밖에 없는 가장 흔한 이유가 되었다. 아무것도 하지 않음으로써 몸을 마비시키는 결과를 낳는 것이다.

　많은 사람이 무릎이 망가질까 봐 걷기를 회피한다. 하지만 실제로 우리는 매주 수십 킬로미터를 조깅하고도 무릎 관절의 손상을 겪지 않을 수 있다. 다만 연골이 잘 연마되고 영양분이 잘 분배되도록 적당한 긴장과 휴식을 번갈아가며 진행해야 한다. 《정형외과 의사 저널 Der Orthopäde》에서는 다음과 같이 말한다.

> 중간 혹은 중상 정도의 강도로 훈련받을 때 여러 연구자들은 관절염의 위험이 증가하기는커녕 오히려 더 나은 관절 기능도 기대할 수 있다는 사실을 발견했다.

　평균적으로 주당 약 5시간 또는 40킬로미터의 달리기 운동량이 여기에 속한다. 스위스 출신의 의사이자 지구력 운동선수인 비트 크네흐틀Beat Knechtle의 경험은 놀라울 정도다. 1964년에 출생한 그는 15세 때부터 거의 매일 달리기를 해왔다. 그는 1995년부터 자신의 운동량을 기록해왔다. 수년(1995~2012)에 걸쳐 매년 평균 4,000킬로미터를 달렸고, 연간 2만 5,000킬로미터를 자전거로 달렸으며, 약 275킬로미터를 수영했다. 그런 다음 크네흐틀은 왼쪽 발목, 무릎, 엉덩이를 MRI 촬영기로 검사하고 동료 8명과 함께 영상을 분석했다. 놀랍게도 연골이 손상된 흔적은 어디에도 없었다.

크네흐틀의 연구팀은 《BMC 근골격계 질환 저널》에 다음과 같은 결론을 실었다.

> 이 사례는 20년 동안 하루에 약 10킬로미터 이상을 달리거나 70킬로미터 자전거를 타더라도 하지 관절에 골관절염이 발생하지 않았음을 보여준다. 달리기와 사이클링의 조합은 초지구력 운동선수들의 관절 연골 손상을 예방할 수 있다. 달리기는 체력뿐만 아니라 정신적·육체적 균형도 가져다준다는 사실을 우리는 꼭 기억해야 한다.

이 연구가 발표된 지 10년이 지난 지금도 크네흐틀의 몸에는 아무런 이상이 없으며, 나에게 보낸 이메일에서도 밝혔듯이 "여전히 매우 활동적"이다. 이는 딱히 과장이라고 볼 수 없다. 그는 현재 수영 3.8킬로미터, 사이클 180킬로미터, 달리기 42.195킬로미터로 구성된 철인 3종 경기인 아이언맨 대회에서 300회 이상 완주한 세계 최초의 인물이 되었다. 그는 백 살이 넘도록 살면서, 그 나이에도 여전히 규칙적으로 수영과 달리기를 하고 싶어 한다.

하지만 크네흐틀이 지금까지 인대나 근육에 심각한 부상을 입지 않은 것은 운이 좋았던 덕이기도 하다. 사실 일부 레크리에이션 러너들은 무릎에 통증을 느끼기도 한다. 그러나 '러너스 니runner's knee(달리기 도중에 생기는 통증-옮긴이)'로 알려진 현상은 일반적으로 힘줄과 인대 문제로 인해 발생하며 연골에 가해지는 물리적 압력과는 관련이 없다. 그렇다고 해서 부상 위험을 증가시키고 관절에 손상을 줄 수 있는 운동이 전혀 없는 것은 아니다. 이러한 운동에는 농구, 핸드볼, 축구, 스쿼시와 같은 팀 스포츠나 상대방의 공격을 피하거나 빠르게 방향을 바꿔야 하는 스포츠가 있다.

괴팅겐 대학의 해부학자 마하엘 슐츠는 조깅을 할 때는 아스팔트, 콘크리트, 돌판과 같은 딱딱한 표면을 피해야 한다고 말한다. 그의 설명에 따르면 인간의 근골격계는 진화 과정에서 모래, 잔디 또는 숲길을 달리도록 적응해왔다. 아무리 비싼 조깅화라도 탄력 있는 표면을 대체할 수는 없다.

무릎에 관절염이 있다고 해서 꼭 러닝 경력의 끝을 의미하는 것은 아니다. 조깅하는 동안 무릎이 뻣뻣하고 아프면 당분간 사이클링이나 에르고 미터ergometer 훈련으로 전환하는 것도 괜찮다. 지속적인 움직임은 활막세포가 더 많은 활액을 생성하도록 도와준다. 이렇게 하면 무릎이 조깅할 때 더 이상 아프지 않을 정도로 회복될 수 있다. 또 스틱을 활용하는 하이킹, 클래식 스타일의 크로스컨트리 스키 또는 수중 체조는 골관절염 환자에게도 적합하다. 특수 근력 운동은 무릎 관절 주변의 인대와 근육을 강화하고 충격을 흡수하는 데 도움이 된다.

또한 운동은 연골이 다시 자랄 수 있게 돕는다. 네덜란드 위트레흐트의 연구원 밀렌 얀센~Mylène Jansen~이 이끄는 연구팀이 이를 증명할 결과를 찾아냈다. 그녀는 무릎 관절에 심한 골관절염이 있는 20명의 남성과 여성을 대상으로 '관절 견인~gelenkdistraktion~'(관절 사이의 공간을 넓혀 연골이나 관절 조직이 재생될 시간을 주는 치료 방법-옮긴이)이라는 방법으로 치료했다. 이를 위해 그녀는 환자의 다리에 고정 프레임을 놓은 다음, 허벅지와 아래 다리뼈를 5밀리미터 간격으로 조심스럽게 당겼다. 그 결과 관절 공간이 다시 넓어졌다. 환자들은 두 달 동안 고정 프레임을 착용하다가 제거했고, 그 후로는 정상적인 생활을 계속할 수 있었다. 이는 무릎 관절에 더 많은 공간을 확보하면 남은 연골이 재생될 수 있다는 희망에 기초한 치료법이었다.

연구진은 시술 전과 후 1년과 2년, 5년, 7년, 10년 후에 MRI로 연구 참여자의 무릎 관절을 검사하여 실제로 이런 일이 발생했는지를 확인했다. 그 결과 연골층이 특히 시술 후 첫 2년 동안 성장했으며 10년 후에도 여전히 확장되었다는 희망적인 결과가 나왔다. 연구진은 이러한 관절 재생을 연골의 '복구 과정'으로 설명하는데, 그 메커니즘은 여전히 더 많은 연구가 필요하다. 아마도 줄기세포가 연골세포로 분열하고 변형한 다음 연골 물질을 재생하는 것으로 추정된다. 관절의 충분한 공간 확보와 더불어 적당한 압력을 가하는 것도 이러한 재생이 진행되는 데 필요한 조건으로 보인다.

이 현상은 베를린의 샤리테 병원에서도 연구되었다. 한 연구에서는 무릎 십자인대가 파열되어 통증을 느끼는 사람들을 대상으로 저항 운동이나 러닝머신 위를 걷게 하는 운동을 하게 하고 불안정한 표면에서 훈련하도록 했다. 그런 다음 3D 보행 분석과 초음파 및 MRI를 사용하여 운동이 무릎 관절에 어떤 변화를 일으켰는지, 연골에 힘을 고르게 분배하는 일이 재생을 촉진했는지를 조사했다. 연구에 따르면, 무릎 관절을 올바르게 움직이거나 적절하게 사용할 때 가장 좋은 결과가 나타났다.

이러한 연구 결과를 바탕으로 샤리테 과학자들은 무릎, 발, 고관절 또는 허리에 문제가 있는 사람들에게 알맞은 보행 분석 프로그램을 제공하기로 했다. 이 서비스의 이름은 '비무브디BeMoveD'이며, 다음과 같이 작동한다. 14대의 적외선 카메라가 러닝머신 위에서 환자의 움직임을 기록한다. 동시에 발생하는 힘을 측정하여 어떤 관절에 부하가 생겼는지를 의사가 판단할 수 있게 한다. 의사는 신체검사에서 얻은 데이터를 통해 전체적인 상황을 파악하고 환자에게 불편함을 덜 느끼며 움직일 수 있는 구체적인 팁을 제공한다. 이와 관련해 샤리테 대학의 율리우스 볼프 생체역학 및 근골격 재생연구소의 게오르그 두다Georg Duda 소장은 다음과 같이 설명한다.

"관절을 올바르게 움직이고 하중을 가하면 장기적으로 연골을 보존하거나 재건하는 데 큰 도움이 됩니다."

자를란트의 정형외과 의사 헤닝 마드리도 이를 자신한다.

"나는 개인적으로 연골을 재건할 수 있다고 확신합니다."

이러한 치유력이 효과를 발휘하려면 과체중 무릎 환자는 먼저 식단을 바꿔서 체중을 줄여야 한다. 좋은 소식이라면 체중을 비교적 조금만 줄여도 눈에 띄는 완화 효과를 볼 수 있다는 것이다. 체중 1킬로그램을 감량하면 무릎 관절에 가해지는 4킬로그램의 압력이 사라진다. 따라서 20% 정도의 체중 감량을 달성하는 것이 바람직하다. 그 후에는 자전거 타기 같은 운동으로 무릎에 다시 적당한 부담을 가하는 것이 좋다. 마드리 박사는 그 길을 걸어온 한 환자에 대한 이야기를 들려주었다. 49세의 이 남성은 180센티미터 키에 몸무게가 115킬로그램에 달했다. 그러다 보니 계단을 오르는 것조차 고통스러웠다. 진단 결과 오른쪽 슬개골 부위에 광범위한 골관절염이 발견됐다. 마드리는 환자에게 생활 습관을 바꿀 것을 권했다. 1년 반 후, 그 남자는 다시 병원을 찾았다. 25킬로그램을 감량하고 그는 통증 없이 걸을 수 있게 되었다.

ONE POINT TIPS

아스팔트 위가 아닌 숲길을 걸어라

우리는 연골 없이는 움직일 수 없다. 이 물질은 완벽하게 매끄러운 표면을 가지고 있으며 점액질의 관절강 활액으로 채워져 있다. 연골은 관절 표면의 마찰을 줄여주는데 무릎의 경우 연골의 마찰계수는 얼음 위의 스케이트 날에 가깝다.

하지만 이 기적의 물질은 수명이 너무 짧게 설계된 것이 문제다. 겨우 중년의 나이에 연골연화증이나 골관절염을 호소하는 사람이 많다. 연골 손상이나 퇴행성 변화로 관절에서 뼈와 뼈가 마찰하기 때문에 움직임이 고통스러워진다. 무릎은 모든 관절 중에서 가장 큰 하중을 견뎌야 하기 때문에 자주 문제가 발생하는 부위다.

대중의 인식과 여론에 따르면 연골이 닳고 닳아 없어지는 것은 시간문제로 보인다. 그리고 일단 골관절염이 발생하면 손상된 연골은 더 이상 재생하지 않기 때문에 불치병으로 간주된다. 그러나 이 현상을 자세히 살펴보면 이야기가 달라진다. 연골은 놀라울 정도로 오래 지속될 수 있기 때문이다. 오히려 너무 적게 사용하면 큰 고통을 겪을 수 있다. 따라서 골관절염은 압박 때문에 발생하는 것이 아니다. 오히려 연골 조직이 시간이 지남에 따라 위축되는 것은 사용 부족으로 인한 결과일 때가 태반이다.

축구라든가 여러 위험한 스포츠로 인한 관절 손상은 무슨 일이 있더라도 피하는 것이 좋지만 조깅과 자전거 타기는 무릎에 매우 좋다. 이러한 활동은 연골에 영양분을 공급하는 활액 생성을 자극한다. 다만 아스팔트나 콘크리트 위를 달리는 것은 삼가고 공원길이나 숲길을 달리는 것이 훨씬 좋다.

일반적인 믿음과는 달리 연골 조직은 재생되고 조금씩 다시 자랄 수도 있다. 적당한 운동은 줄기세포가 분열하여 연골을 재건하는 세포로 변하도록 자극하는 듯 보인다. 이러한 방식으로 골관절염의 진행을 멈추고 부분적으로 회복시키는 것도 가능하다.

7장

암을 이겨낸 사람들의 선택

암 환자를 위한 천연 항암제, 운동의 힘

    나는 매일 새로워진다. 당신도 마찬가지다. 우리 몸을 구성하는 약 100조 개의 세포 중 약 1%는 24시간마다 새로 만들어진다. 수십억 개의 세포가 새로 증식하는데, 이는 우리 몸이 계속 움직이는 데 필수적이다. 세포가 분열할 때마다 유전물질은 두 배로 증가하여 2개의 딸세포로 갈라진다.

    하지만 모든 분열이 계획대로 정확하게 진행되는 것은 아니다. 유전물질의 변화, 즉 돌연변이가 발생할 수 있다. 담배 연기나 자외선, 감염 또는 유해 화학물질 성분은 돌연변이 발생의 위험을 증가시킨다. 또한 유전물질이 복제되는 과정에서 일어나는 순전히 무작위적인 오류로 우연히 돌연변이가 발생할 수도 있다.

    우리 몸에서는 매일 이러한 방식으로 몇 개의 암세포가 생성된다. 그런데 암세포가 자신의 성장을 통제하지 못하고 계속 분열하면 최악의 경우에는 악성 종양이 될 수도 있다. 이들은 점점 더 많은 공간을 차지하고 조직과 장기를 공격하며 전이를 퍼뜨리고 신체가 더 이상 생존할 수 없을 때까지 자원을 소비한다.

다행히도 우리 몸에는 이러한 과정을 조기에 차단하는 전략이 있다. 돌연변이로 인해 암세포에는 새로운 종양 단백질이 생기는데, 이는 면역체계에 의해 '이물질'로 인식된다. 따라서 특정 면역세포는 새롭게 생성된 대부분의 암세포를 빠르게 인식하고, 그것들이 우리를 해치기 전에 제거한다. 특히 자연살생세포 natural killer cell는 우리 몸을 순회하며 퇴화된 세포를 없애는데, 이는 타고난 면역체계의 일부이며 바이러스에 감염된 체세포나 종양세포를 파괴하는 데 특화되어 있다. 우리는 매일 가장 두려운 질병으로부터 우리를 구해주는 이 암 방어 시스템에 대해 고마워해야 한다. 하지만 안타깝게도 이 시스템은 완벽하지가 않다. 나이가 들수록 면역체계가 암세포를 걸러내지 못하거나 더 이상 암세포를 파괴하지 못할 가능성이 커진다. 한편 지략이 뛰어난 암세포는 신체의 방어력을 능가하는 전략을 개발해내는 데 성공하기도 한다. 그래서 인구의 약 절반이 일생 중 어느 시점에 암에 걸린다. 독일에서만 매년 약 50만 명의 새로운 암 환자가 발생하며, 대부분의 암 환자는 65세 이상의 고령자다. 다행히도 지난 40년간 치료 가능성은 크게 향상되었다.

그러나 안타깝게도 돌연변이는 세포 증식 과정에서 순전히 무작위적인 복제 오류로도 발생할 수 있기 때문에 암 발생 위험을 0으로 낮출 수는 없다. 전체 암의 5~10%는 부모로부터 특정 위험 유전자를 물려받아서 발생하지만, 나머지 90~95%는 살아가는 동안에 생기는 돌연변이로 인해 발생한다. 다행인 점은 우리가 돌연변이 발생률을 줄이고 암 방어체계를 강화하기 위해서 스스로 놀랄 만큼 많은 일을 할 수 있다는 것이다. 질병 발생을 수십 년 늦추거나 병에 걸리는 것을 확실하게 피하는 것도 가능하다. 실제로 40% 정도의 암은 생활 습관만 바꿔도 예방할 수 있다.

이는 돌연변이가 발생하는 여러 가지 원인이 우리의 행동과 관련이 있다는 것을 의미한다. 태양으로부터 나오는 자외선은 세포에 돌연변이를 일으켜 암을 유발할 수 있다. 선크림을 사용하고, 가능한 한 피부를 가리고, 모자를 쓰고, 맑은 날에는 주로 그늘에 머무르면 태양으로부터 자신을 더 쉽게 보호할 수 있다. 흡연자라면 니코틴 중독을 극복하고 담배를 완전히 끊도록 노력해야 한다. 담배 연기에는 최소 50가지 이상의 발암물질이 포함되어 있으며 이는 암을 일으키는 최악의 원인이다. 독일만 하더라도 새로 발생하는 암의 거의 5건 중 1건은 흡연 때문이다. 담배로 인한 위험이 급격히 증가하는 것은 폐암에만 국한되지 않는다. 신장암, 간암, 대장암을 포함한 약 20가지의 암도 흡연자인 경우 더 자주 발생한다. 통계적으로 모든 흡연자는 수명이 10년 정도 단축되리라 예상할 수 있다.

담배를 피운 지 오래된 사람들은 담배를 끊기에는 이미 너무 늦었고, 설령 끊는다 하더라도 더는 건강상 이점을 얻기 힘들다고 생각한다. 하지만 이런 생각은 틀렸다. 오랜 기간 담배를 피웠더라도 금연은 여전히 가치가 있으며, 담배를 피우지 않을 때마다 암 위험은 줄어든다.

나도 담배를 피운 적이 있으므로 니코틴에 대한 갈망이 얼마나 강한지 잘 알고 있다. 직장 생활을 시작하면서 중독 증세는 점점 심해졌고, 특히 나는 항상 글쓰기를 열망해왔기에 상황은 더 악화되었다. 대학을 졸업하고 언론 대학원에 진학한 후, 실제로 저명한 주간지의 편집자가 되었지만, 담배 없이는 글을 쓸 수 없었다. 거의 매일 함부르크의 언론사 건물 계단에 있는 담배 자판기에서 한 갑씩 뽑아 피웠다. (당시에는 담배 자판기가 있었고, 대회의실에서도 사람들이 열심히 담배를 피웠다.) 어처구니없었던 것은 내가 그때 우리 부서에서 보건과 의학을 맡고 있었다는 점이다. 그러다 이대로는 안 되겠다고 생각하고 마음을 굳게 먹었다. 거의 매시간 미친 듯이 담배를 빨지 않고서는 신문 기사를 쓸 수 없다면 꿈에 그리던 직장을 포기하고 스트레스가 덜한 일을 찾아야겠다고 결심했다. 이런 깨달음이 실제로 담배를 끊는 이유가 되었다. 그보다 더 결정적 계기는 또 다른 행복한 상황이 나타났기 때문이다. 서른한 살에 나는 소중한 딸의 아버지가 되었다. 나는 딸아이가 태어난 것을 다시는 담배를 피우지 말라는 신호로 받아들였다.

맥주, 와인 또는 증류주를 마시는 것도 여러 가지 암 발병의 위험을 수반한다. 알코올을 분해할 때 아세트알데히드acetaldehyde라는 화합물이 생성되는데, 이는 유전물질에 심각한 손상을 일으킬 수 있다. 특히 간이 위험하다. 이 중요한 장기는 과도한 알코올 섭취로 인해 간경변이 생길 수 있을 뿐만 아니라 간세포에서 돌연변이가 더 빈번하게 발생할 수 있다. 또한 알코올은 유방과 장, 식도, 후두, 인후 및 구강의 종양 위험을 증가시킨다. 따라서 알코올은 피하거나 적당히 섭취하는 것이 좋다.

음식과 관련해서는 지방과 설탕으로 가득 찬 가공식품은 건강에 해로울 수 있는 반면 과일과 채소, 콩류, 통곡물로 만든 제품은 어느 정도 암을 예방하는 효과가 있다.

하이델베르크에 있는 독일암연구센터DKFZ의 전문가들은 몇 가지 흥미로운 수치를 제시했다. 이들의 추정에 따르면 35~84세 인구에서 예방 가능한 위험 요인으로 인한 암 발생에서 흡연이 차지하는 비중은 약 19%(2018년 기준)이며, 과음으로 인한 요인은 2.2%를 차지했다. 비만은 7%, 운동 부족은 6%의 원인이 된다고 알려져 있다. 따라서 후자의 두 요인은 부족한 섬유질 섭취(3%), 부족한 과일 및 채소 섭취(2%)나 과도한 소시지(2%), 붉은 육류(0.4%), 소금(0.3%) 섭

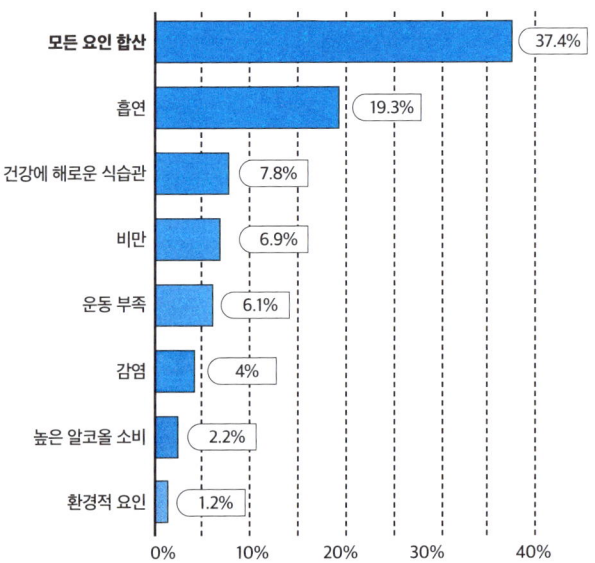

예방 가능한 위험 요인으로 인한 암 발생 건수 및 2018년 독일 전체 암 발생 건수에서 차지하는 비중

대부분의 암은 생활 습관을 바꾸면 예방할 수 있다(자연 자외선과 같은 특정 위험 요인은 데이터 부족으로 인해 계산할 수 없어 도표에 표시하지 않았다).

취보다 더 중요하다.

운동 부족과 비만은 일반적으로 사람들의 인식 속에서 암과는 거의 연관되지 않는 문제이지만, 사실 이 요인들은 사회의 많은 부분에 영향을 미친다. 독일의 성인 남녀 절반 이상이 과체중이거나 고도비만에 속한다. 그리고 이들 중 80% 이상은 일주일에 150분 미만으로 운동하거나 심지어 전혀 운동을 하지 않는다.

비만은 암 위험까지 높인다

지금과 같은 비만율 추세가 계속된다면 언젠가는 비만이 흡연을 대체하고 암의 주요 위험 요인이 될 것이다. 하이델베르크에 있는 독일암연구센터의 과학자들이 5,600명 이상의 대장암 환자를 대상으로 한 연구에서 비만에 따른 위험이 누적되고 있음을 발견했다. 참가자들은 20세 이후 특정 시기에 체중이 얼마나 증가했는지를 질문받았다. 연구진은 이 정보를 바탕으로 '과체중'으로 살아온 기간과 과체중의 정도를 계산했다. 비교 그룹을 확보하기 위해 연구진은 대장암에 걸리지 않은, 무작위로 선정된 4,500명 이상의 사람들을 대상으로 이 과정을 반복했다.

연구 초기 단계에서는 이미 알고 있던 사실을 확인했다. 과체중인 사람은 정상 체중인 사람에 비해 대장암에 걸릴 위험이 더 높았다. 분석의 두 번째 단계에서는 비만 정도뿐만 아니라 과체중으로 살아온 기간에 따라 대장암 위험이 증가한다는 새로운 사실이 밝혀졌다.

장기간에 걸쳐 체중이 점점 증가해온 사람들은 평생 날씬하게 살아온 사람들보다 질병에 걸릴 확률이 2.5배 더 높았다.

"우리 연구는 비만이 이전에 생각했던 것보다 대장암의 위험에 훨씬 더 큰 영향을 미친다는 것을 분명히 보여줍니다. 이는 비만이 위험 요인으로 알려진 다른 여러 질병에도 적용될 수 있다고 봅니다. 따라서 어린 시절과 청소년기 비만 예방의 중요성을 다시 한번 강조할 수밖에 없습니다."

이 연구에 핵심 역할을 한 DKFZ의 역학자인 헤르만 브레너Hermann Brenner의 말이다. 요컨대 체중계가 위험 범위를 넘어서면 그 시점부터 암 발병 위험이 높아진다는 것이다. 성장 인자가 너무 많으면 종양세포의 분열을 촉진하거나 암세포가 죽는 것을 방해한다. 또한 체지방에서 크게 비대해진 지방세포는 충분한 산소 공급을 받지 못할 수 있다. 시간이 지남에 따라 지방세포는 죽으면서 조직 안으로 스며들어 구성 요소로 용해될 위험에 처한다. 이 '쓰레기'를 처리하기 위해 면역체계의 청소부 세포가 그곳으로 이동한다. 이 상태가 오랫동안 지속되면 결국 시스템이 붕괴된다. 지방조직에 만성적으로 염증이 생기면 암 발생 위험도 증가하는 것이다.

병적 비만은 또한 장 운동을 느리게 만든다. 음식물이 소화관을 통해 천천히 이동하고, 대변이 장에 오래 머물수록 암 발생 위험은 증가한다. 음식물에 포함되어 있을 수 있는 발암물질의 이동 속도가 느려지면 장의 점막세포를 공격할 시간이 더 늘어나기 때문이다.

140만 명 이상의 건강 데이터에 기반한 종합적인 연구에 따르면 비만은 최소 13가지 다양한 암의 발생에 중요한 역할을 한다. 여기에는 대장암, 유방암, 자궁내막암(자궁 내 점막세포가 악성으로 변하는 경우) 등이 포함된다. 비만이라고 하면 우리는 대개 제2형 당뇨병 같은 대사 질환을 연관시키는 경향이 있어 다른 여러 위험을 쉽게 간과해버린다.

체지방량이 여성의 경우 30% 이상, 남성의 경우 20% 이상이면 독일에서 500만 명 이상이 앓는 흔한 질병인 당뇨병에 걸릴 확률이 높아진다. 그 결과 심장마비와 뇌졸중, 사지 혈액순환 장애가 발생하여 발가락과 발을 절단해야 할 수 있다. 그런데 새로운 발견에 따르면 비만인의 경우 악성 종양이 더 자주 발생하는 것으로 밝혀졌다. 심지어 당뇨병 환자의 주요 사망 원인이 되기도 한다. 물론 환자가 꾸준한 식이요법을 통해 체중을 줄이면 암 발생 위험은 다시 감소한다.

암 치료로 운동을 선택한 환자들

비만뿐만 아니라 운동 부족도 암을 촉진할 수 있다. 신체 활동은 암을 예방할 뿐만 아니라 이미 암에 걸린 사람에게도 도움이 되므로 이보다 더 좋은 종양 치료법은 상상하기 어렵다. 그렇기에 지식이 풍부한 의사들은 암 진단을 받은 환자들이 신체적으로 안정을 취하는 것보다는 가능한 한 자주 일어나서 운동하기를 권한다.

그러나 모든 환자가 운동의 이점을 알고 있는 것은 아니다. 운동을 하지 않아서 암 치료에 중요한 부가적인 효과를 놓치는 환자들도 많다. 이들은 느긋하게 쉬는 것이 치료에 더 낫다고 생각한다. 운동하라는 조언을 들어본 적이 없는 사람도 있다. 전통적으로 암 진단을 받은 후에는 휴식을 취하라는 조언을 받아왔기 때문이다. 특히 화학 요법 후에 환자들은 치료의 일환으로 투여받은 세포 증식 억제제가 휴식하는 동안 효과를 발휘하므로 면역체계가 무너지지 않도록 활동을 자제하라는 권고를 받았다. 언뜻 그럴듯하게 들리는 이 권고가 실제로는 말도 안 되는 소리로 밝혀졌다.

흥미롭게도 이 교리를 흔든 것은 바로 환자들 자신이었다. 암 진단을 받은 환자들은 자신들이 수동적으로 있어야 할 필요가 없다고 느꼈고 주도적으로 신체 활동에 나섰다. 바로 이것이 종양의 상태에 변화를 가져왔다. 의사들은 운동이 병의 경과를 악화시키지 않는다는 사실에 놀라움을 금치 못했다. 오히려 역으로 많은 환자에게 도움이 된 것이다.

그럼에도 불구하고 이 새로운 이론이 의료계에서 받아들여지기까지는 몇 세대가 걸렸다. 이 주제에 대한 연구를 최초로 수행한 사람 중 한 명이 쾰른에 기반을 둔 스포츠 과학자 클라우스 슐레Klaus Schüle였다. 1980년경, 그는 독일 최초로 암 스포츠 단체를 설립하고 환자들의 운동을 장려했다. 지금은 은퇴한 그 교수를 쾰른에서 만났을 때 그는 자신의 주장이 처음에는 종양학자들 사이에서 분노를 불러일으켰다고 고백했다. 심지어 이 주장은 의료 과실로 간주되어 중단되었다. 한 방사선 치료사가 심포지엄에서 그에게 물었다.

"운동이 전이를 촉진하지 않는다는 것을 증명할 수 있습니까?"

이에 슐레는 되받아쳤다.

"당신은 방사선 치료가 새로운 종양을 유발하지 않는다는 것을 증명할 수 있습니까?"

현재 전문 문헌에는 항암과 관련된 운동의 과학적 효과에 관해서 1,000건 이상의 신뢰도 높은 연구 결과가 기재되어 있으며, 암 진단 후에도 운동을 하는 것이 환자들에게 매우 유익하다는 것이 학계에서 의심의 여지 없는 사실로 받아들여지고 있다. 신체적으로 활동적인 사람은 질병과 암 치료의 부작용에 더 잘 대처할 수 있다. 또한 역학 연구에 따르면 규칙적인 운동은 암 환자의 수명을 연장할 수도 있다고 한다. 이는 현재 유방암, 대장암, 전립선암에 관해서도 입증되었다.

하지만 모두 마라톤 선수가 되어야만 이 효과를 누릴 수 있는 것은 아니다. 적당한 활동만으로도 유방암 환자의 사망률이 60%나 감소한다는 것이 밝혀졌다. 미국의 57~86세 사이의 환자 315명을 대상으로 한 연구에서 연구진은 암 진단 후 평균 6년 동안 이들에게 여가 시간에 얼마나 자주 신체 활동을 하는지, 얼마나 피곤함을 느끼는지 질문했다. 연구에는 두 가지 검증된 설문지가 사용되어 답변을 과학적으로 평가하고 비교할 수 있었다. 피험자들은 각각 활동적, 중간 정도 활동적 또는 비활동적 등 세 단계로 분류되었다.

그 후 다소 섬뜩한 이야기이긴 하지만 연구자들은 실험 대상자 중 첫 번째 사망자가 발생할 때까지 참을성 있게 기다렸다. 조사 후 약 8년이 지나자 연구의 윤곽이 드러나기 시작했다. 여성 45명이 사망했는데, 그중 5명의 사망 원인이 유방암이었다. 그렇다면 누가 가장 오래 생존했을까? 그 결과는 분명했다. 활동적인 여성과 중간 정도의 활동적인 여성의 사망률을 계산해보니 1,000명당 사망자 수가 각각 12.9명과 13.4명에 불과했지만 신체적으로 비활동적인 환자의 경우 32.9명에 달했다. 연구진은 《JAMA 네트워크 오픈Network Open》 저널에서 다음과 같은 결론을 도출했다.

> 연구 결과 활동적인 참가자와 중간 정도의 신체 활동을 하는 참가자의 사망 위험이 비슷한 것으로 나타났다. 우리의 연구 결과는 적당한 활동이 생존 기간 연장과 삶의 질 향상에 중요한 요소이므로 환자의 치료 계획에 신체 활동을 포함해야 한다는 것을 시사한다.

운동은 천연 항암제?

신체 활동을 하지 않는 것은 몸에서 암의 위험을 현저히 증가시키는 생물학적 과정들을 촉발하는 것으로 보인다. 그 메커니즘은 아직 연구 중이지만 이미 밝혀진 사실도 몇 가지 있다. 그중 하나는 여성 호르몬인 에스트로겐의 과잉이 유방암과 자궁내막암의 발생 위험을 증가시킨다는 것이다. 그러나 우리가 자주 간과하는 것은 에스트로겐이 난소뿐만 아니라 지방조직에서도 생성된다는 사실이다. 규칙적으로 운동하는 정상 체중의 여성은 비활동적이고 과체중인 여성보다 에스트로겐 수치가 현저히 낮다. 이는 암세포의 성장을 방지하는 역할을 할 수 있다. 적당한 운동은 유방암 위험을 41% 감소시킨다.

신체 활동은 또한 암세포와 싸우는 생물학적 과정을 촉발한다. 근육이 활성화할 때 분비되는 호르몬인 마이오카인이 여기서 중요한 역할을 한다. 마이오카인은 혈류를 통해 종양에 도달하여 암세포에 영향을 미칠 수 있다. 코펜하겐 대학의 페르닐레 호즈만Pernille Hojman 교수가 이끄는 연구팀이 암에 걸린 생쥐를 대상으로 이 현상을 연구했다.

암에 걸린 쥐는 두 그룹으로 나뉘었다. 한 그룹은 거의 움직이지 못하고 게으르게 생활해야 했고, 다른 그룹은 바퀴가 달린 장난감을 사용하여 본능에 따라 마음껏 달릴 수 있었다. 4주 후에 결과를 확인해보니, '달리기를 한 쥐'의 대부분이 게으르게 생활한 쥐보다 피부암 진행 확률이 훨씬 낮았다. 활동적인 쥐의 일부는 암세포에 대한 완벽한 면역을 얻지 못했지만, 활동하지 않은 쥐들에 비해서는 종양이 훨씬 작았고 전이 역시 훨씬 덜 진행되었다.

연구진은 다음 단계로 이 방어 효과의 메커니즘을 탐구하기 시작했다. 연구진이 활동적인 동물의 혈액과 종양을 검사한 결과, 이들의 혈액에서 훨씬 높은 수준의 아드레날린 호르몬이 발견되었다. 운동으로 아드레날린 호르몬 분비가 촉진된 것이다. 또한 인터루킨-6(단백질의 하나로, 체내의 면역 반응에 직접 작용-옮긴이) 수치도 증가했다. 이 단백질은 활성 근육조직에서 생성되며 일반적으로 신체의 염증을 조절하는 역할을 한다. 또 다른 놀라운 발견은 활동적인 쥐의 종양에는 앞서 언급한 자연살생세포가 훨씬 더 많이 포함되어 있다는 점이다.

이 현상을 더 자세히 알아보기 위해 호즈만 박사 연구팀은 다양한 설계로 실험을 반복했다. 예를 들어 해독제로 일부 쥐의 아드레날린 생성을 차단한 후 케이지 안에서 뛰게 했다. 이 쥐들은 활동이 없었던 쥐들과 마찬가지로 피부암이 많이 발생했다. 반대로 활동하지 못한 쥐에게 다량의 아드레날린을 투여하자 그들의 몸은 다른 비활동 쥐의 몸보다는 피부암과 더 잘 싸웠다. 이는 아드레날린 없이는 항종양 효과가 작동하지 않는다는 것을 시사한다. 이후 추가 조사를 통해 아드레날린이 특정 근육세포를 자극하여 인터루킨-6을 생성하고, 이는 다시 자연살생세포를 활성화한다는 시나리오가 밝혀졌다. 자연살생세포는 암세포를 공격할 뿐만 아니라 다른 유형의 면역 세포도 활성화한다.

여기에는 세포독성T세포 cytotoxic T cell도 포함된다. 자연살생세포와 달리 세포독성T세포는 공격하기에 앞서 악성 세포와 먼저 결합하는 과정이 필요하다. 이러한 분자적 세부 사항이 복잡하게 여겨질 수 있지만 연구에 있어서는 중요한 부분이다. 두 가지 유형의 킬러 세포가 종양세포를 공격할 수 있다니 다행이지 않은가. 게다가 아직 과학적으로 밝혀지지 않은 마이오카인 역시 존재한다는 사실을 잊지 말아야 한다. 신체 활동을 통해 항암제 역할을 하는 여러 물질을 생성할 수 있다는 것이다.

이를 증명할 수 있는 여러 징후도 이미 드러나고 있다. 연구자들은 운동을 한 건강한 여성의 혈청을 암세포가 가득 찬 배양 접시에 옮겨 넣었는데, 이것이 암세포의 성장을 억제하는 것을 볼 수 있었다. 그런 다음 유방암 초기 단계의 여성에게 운동을 시키고 혈청을 이식했더니 억제 효과가 있는 것으로 판명되었다. 대장암에 대한 연구에서도 같은 결론에 도달했다. 대장암을 극복하고 운동을 활발히 한 사람들의 혈청을 배양 접시에 이식했더니 배양 접시에서 대장암세포의 성장이 늦춰지는 것을 볼 수 있었다.

이 모든 것들에도 불구하고 우리는 암 환자들이 집 근처 공원에서 달리기를 하고 싶어 하지 않는다는 사실을 잘 안다. 대부분의 암 환자들은 체력이 약한 데다 쉽게 지치기 때문에 규칙적인 집중 근육 훈련을 하기 어렵다. 그런 이들을 위한 대안이 있으니 바로 전기 근육 자극이다. 이 시술에서는 근육에 전극을 부착하고 낮은 전류로 자극을 가한다. 신호는 근섬유를 수축시키고 자극을 받은 근육은 마이오카인을 생성한다.

에를랑겐 대학 병원의 헥토르 영양, 운동 및 스포츠센터 Hector Center für Ernährung Bewegung und Sport를 이끄는 유르다굴 조프 Yurdagül Zopf 교수와 연구팀은 12주 동안 진행성 전립선암 환자를 대상으로 이 시술 과정을 시험해보았다. 그런 다음 실험 대상자의 혈청을 배양 접시에 있는 암세포에 이식한 결과, 일부 암세포가 죽거나 악성 성장이 방지되는 것을 관찰할 수 있었다. 조프 박사 연구팀은 《생리학 저널 The Journal of Physiology》에서 고무적인 결론을 내렸다.

> 우리는 이 연구 데이터가 허약해진 환자를 비롯한 암 환자들을 위한 복합 치료 개념의 일환으로 운동을 보조적으로 활용하는 것을 더욱 뒷받침한다고 확신한다. 규칙적인 운동은 암 환자의 신체적·정신적 상태를 강화할 뿐만 아니라 암 발생과 질병 진행에 적극적으로 대처하는 것으로 보인다.

암 환자 전용 운동 센터의 역할

운동은 몸과 정신 모두에 긍정적인 영향을 미친다. 암 치료 과정에서 환자는 종종 우울증과 불안으로 고통받는다. 화학 요법이나 방사선 요법의 부작용은 피로나 스트레스로 가득 찬 탈진으로 이어질 수 있으며 정신력을 크게 손상시킬 수 있다. 모순적으로 들릴 수 있지만, 특히 이러한 환자일수록 정신력을 회복하기 위해 안주하지 말고 신체 활동을 통해 피로 증후군과 싸워야 한다. 그래서 암 환자는 자신을 치료하는 의사와 상담하여 운동이 자신에게 어떤 혜택을 줄 수 있는지 명확히 확인하는 것이 바람직하다.

얼마 전 쾰른 대학 병원 캠퍼스에 있는 암 환자 전용 훈련센터를 방문했을 때 나는 그 현황을 실제로 목격할 수 있었다. 건물 1층의 거울 유리창 뒤에 위치한 훈련실 입구에 '항암 운동 요법'이라는 글귀가 적혀 있었다. 내부에는 다양한 근력 및 지구력 훈련 장비가 놓여 있었다.

19년 동안 유방암과 싸워온 58세 여성이 크로스 워커 위를 달리고 있었다. 그녀는 자신이 운동을 하지 않았다면 아마 지금쯤 이 세상에 없었을지도 모른다고 말했다. 그녀는 일주일에 두 번씩 항암 운동 요법을 위해 병원을 방문하고 있었다.

"물론 기운이 없을 때도 있지만 운동을 하고 나면 오히려 몸이 괜찮아집니다."

한편 70세의 한 남성은 몇 미터 떨어진 곳에서 기구를 이용한 운동을 하고 있었다. 그는 전립선암과 골수 전이에 시달리고 있었다.

그럼에도 그는 훈련 시간에 한 번도 빠지지 않았다. 운동이 자신에게 힘과 용기를 주었다고 말했다.

"방구석에 누워서 훌쩍거리는 것은 질색입니다!"

54세의 한 여성은 자전거 에르고미터에서 페달을 밟고 있었다. 유방암 환자였던 그녀는 두 번째 화학 요법을 받으며 매일 아침 비참한 기분에 잠기곤 했다. 그럼에도 불구하고 그녀는 집에만 머무르지 않기로 결심했다.

"운동을 하다 보면 당연히 지치고 힘들지요. 하지만 내 몸이 스스로 회복 중이라는 느낌도 들어요."

이곳에서는 표준화된 훈련이 아니라 스포츠 과학자 프레르크 바우만Freerk Baumann이 개발한 개념에 바탕한 훈련을 한다. '항암 훈련 및 운동 요법'이라고 불리며 필요에 따라 조정할 수 있는 다양한 모듈로 구성되어 있다. 처음에 의사는 환자와 함께 프로그램을 통해 달성해야 할 목표를 설정한다. 피로를 극복하는 것이 목적인가? 우울한 기분이 문제인가? 아니면 호르몬 요법의 부작용을 해결하고 싶은가? 환자의 선호도에 따라 개인 맞춤형 프로그램을 단독 또는 그룹으로 구성한다.

이 개념은 성공적으로 전파되었고 현재 독일 전역의 100개 지역에서 시행되고 있다. 쾰른에서는 교육센터를 이전하여 현재 독일 최대 규모의 암 환자 외래 클리닉인 통합항암센터에 훨씬 더 넓은 공간을 확보했다.

암 치료 분야에서 환자의 운동에 대한 인식은 엄청나게 증가했다. 독일에만 1,800개 이상의 암 스포츠 그룹이 있다. 선구자 클라우스 슐레의 말이 맞았다. 이제 암 치료 전문의가 환자에게 운동 요법을 처방하지 않는 것은 일종의 의료 과실로 간주된다. 하이넬베르크에 있는 독일암연구센터의 '운동, 예방 연구 및 암' 부서를 이끌고 있는 과학자 카렌 슈타인도르프Karen Steindorf는 이렇게 말한다.

"기본적으로 우리는 모든 암 환자가 유산소 운동과 근력 운동을 통해 혜택을 볼 수 있다고 확신합니다. 따라서 모든 암 환자에게 건강과 삶의 질을 개선하기 위해 더 많은 운동을 하라고 권장하고 싶습니다."

운동은 많은 경우에 암에 대한 최고의 약이 될 수 있다. 하지만 운동이 기적을 일으킬 수는 없다. 완치를 보장할 수는 없다는 말이다. 다만 골치 아픈 질병에서 벗어날 가능성을 높여준다. 미국에서 과학 특파원으로 일할 때 알게 된 캐롤린 케일린Carolyn Kaelin의 이야기가 이를 잘 보여준다.

두 아이의 어머니인 캐롤린은 보스턴에 살고 있었다. 어느 날 그녀는 한쪽 유방에 작은 변화를 느꼈는데, 종양이었다. 당시 그녀의 나이는 겨우 42세였다. 캐롤린은 즉시 치료를 받기로 했다. 화학 요법을 비롯하여 유방 제거 수술을 포함한 다섯 번의 수술에도 그녀는 가능한 한 자주 헬스장에 가고 매일 걸어서 출근하기를 계속했다. 그녀는 이렇게 말했다.

"내가 아는 한 운동은 나를 위해 할 수 있는 일이자 몸을 낫게 할 수 있는 유일한 방법이었거든요."

캐롤린 케일린은 자신의 병에 대해 잘 알고 있었다. 그녀의 남편 윌리엄은 종양학 교수였다(그는 나중에 노벨 의학상을 수상했다). 캐롤린도 미국에서 가장 유명한 유방암 외과의사 중 한 명으로 하버드 의과대학 부속 브리검여성병원에서 종합유방건강센터를 운영했다. 나는 보스턴 교외 웰슬리의 한 도서관에서 열린 그녀의 저서 『유방암과 함께 살아가기 Living Through Breast Cancer』 출간 기념 북 콘서트에서 그녀를 만났다. 캐롤린의 환한 미소와 활력 넘치는 모습을 본 사람이라면 그녀가 그토록 가혹한 시련을 겪은 사실을 믿을 수 없을 것이다. 하지만 사람들이 그녀에게서 희망을 발견하는 부분은 바로 그 점이기도 하다. 행사에 온 청중 가운데 몇몇 여성은 항암 치료로 인한 탈모를 감추기 위해 머리에 스카프를 두르고 있었다.

캐롤린은 신체 운동이 유방암 환자의 수명을 연장하고 재발 가능성을 줄인다는 연구 결과를 책에 썼다. 유방암 진단을 받은 여성은 하루 빨리 피트니스 프로그램을 시작해야 한다. 캐롤린 케일린은 말한다.

"물론 지금은 운동이고 뭐고 다 귀찮게 느껴지겠지요. 하지만 나는 운동이야말로 환자들의 생명을 구할 수 있는 진정한 무기라고 믿습니다."

캐롤린의 말은 사람들에게 감동을 주었고 지금도 여전히 유효하다. 하지만 몇 년 전, 캐롤린도 결국 암과의 싸움에서 패하고 말았다. 54세의 나이에 캐롤린은 가족들이 지켜보는 가운데 집에서 세상을 떠났다. 사인은 유방암이 아니라 뇌에 생긴 종양, 즉 뇌에서 독자적으로 발생한 종양이었다.

ONE
POINT
TIPS

운동으로 세포가 암과 싸우게 하라

우리 몸에서는 매일 여러 개의 암세포가 발생한다. 이 세포들은 스스로의 성장을 통제하지 못하고 계속 분열하며 악성 종양으로 발전할 수 있다. 그러나 이는 매우 드문 경우다. 암세포는 표면에 새로운 종양 단백질을 가지고 있으며, 이 단백질은 이물질로 인식되어 면역세포에 의해 공격을 받기 때문이다. 면역계의 자연살생세포는 우리 몸을 순찰하며 악성 세포를 차단하는 역할을 한다.

하지만 암 방어 시스템은 완벽하지 않다. 나이가 들수록 면역체계가 암세포를 놓치거나 더 이상 암세포를 파괴하지 못할 가능성이 높아지기 때문이다. 특정 암세포는 세포 증식 과정에서 순전히 무작위적인 돌연변이로 발생할 수 있기 때문에 위험을 0으로 낮출 수는 없다. 우리 몸에서 발생하는 질병의 약 90~95%가 사람이 살아가는 동안에 발생하는 돌연변이에 의해 촉발된다. 돌연변이 발생률을 줄이고 암 방어 시스템을 강화하기 위해 우리는 스스로 많은 활동을 해야 한다.

흡연자는 니코틴 중독을 극복하고 담배를 완전히 끊도록 노력해야 한다. 담배 연기에는 발암물질이 많이 포함되어 있으며 암에 관한 한 최악의 원인이 될 수 있다. 맥주, 와인 또는 증류주 섭취와 건강에 해로운 식습관도 여러 유형의 암과 관련이 있다. 또한 종종 과소평가되는 두 가지 요인이 있으니 바로 비만과 운동 부족이다.

체중을 유지하고 규칙적으로 신체 활동을 하는 사람은 신체가 암세포와 더 잘 싸우는 데 도움이 되는 것으로 나타났다. 이는 암을 예방할 뿐만 아니라 특정 암을 진단받은 후에 생존을 연장하는 데도 도움이 된다. 환자가 가만히 누워 안정을 취해야 하는 시대는 끝났다. 스포츠 프로그램은 특히 정신에 좋은 약이 될 수 있다. 그렇다고 암 치료 과정에서 신체 운동이 기적을 일으킬 거라고 믿어서는 곤란하다.

8장

소리 없이 찾아오는
심혈관 질환을 막아라

심근세포를 다시 재생시키는 가장 저렴한 방법

    심장은 우리 삶의 중심이다. 이 기관은 끊임없이 반복되는 수축과 확장으로 혈액순환을 유지하며 매일 약 7,000리터의 혈액을 펌프질한다. 평생 동안 작동하는 심장근육세포(심근세포라고도 한다)는 심장의 수축을 담당한다. 한 사람이 자연사할 때까지 활동할 심장근육세포는 태어날 때 이미 갖춰져 있다. 이 세포는 우리 몸에서 매우 오랫동안 견딜 수 있는 강도와 엄청난 저항력을 가지고 있는 것이다.

    지칠 줄 모르는 심근세포는 혈액을 다른 세포와 기관으로 펌프질할 뿐만 아니라 심장 자체에도 생명 혈액을 공급한다. 심장에 필요한 혈액은 관상동맥을 통해 운반된다. 관상동맥은 심장 전체를 왕관 모양으로 둘러싸며 외부에서 심장으로 영양을 공급한다. 이로 인해 산소가 풍부한 혈액이 심장근육의 가장 먼 곳까지 흐를 수 있게 된다.

    그렇기에 관상동맥 혈관이 석회화하면 끔찍한 일이 벌어진다. 공급망이 막혀서 심장의 특정 부위에 혈액 공급이 차단되는 것이다.

그 결과는 섬뜩하다. 탄력적이던 심장근육세포가 산소 부족으로 인해 괴사한다. 이렇게 심장의 근육조직 일부가 죽는 과정을 심장마비라고 한다. 심장마비에서 회복되더라도 손상된 조직 부위에는 염증이 발생하여 흉터 조직으로 대체된다. 그러나 이 흉터 조직은 수축 기능을 하지 못해 심장의 정상적인 기능이 저하된다. 심장 벽 전체가 더 이상 박동할 수 없기 때문에 순환계에 충분한 혈액이 공급되지 않는다. 이 질병은 눈에 띄지 않게 진행되다가 심부전(심장 기능 부전이라고도 함)으로 이어진다. 대표적인 증상으로는 운동 능력 저하와 호흡곤란, 체중 증가 등이 있다.

오랫동안 의사들은 그 과정에서 심장에 자체적 대응 능력이 없으며 손상된 조직이 결코 재생될 수 없다고 여겼다. 하지만 최근 연구에 따르면 그것은 지나치게 비관적인 견해였음이 밝혀지고 있다. 심장은 스스로 다시 젊어질 수 있는 놀라운 능력을 지녔다. 성인이 되어서도 새로운 심장근육세포가 생성될 수 있으며, 심장이 석회화된 혈관 주위에 새로운 우회로를 만들어 혈관을 연결할 수 있다는 사실도 드러났다.

이 장에서는 이러한 심장의 치유력을 깨우기 위해 우리가 할 수 있는 일에 대해 설명하고자 한다. 모든 심혈관 질환의 80% 이상은 적절한 시기에 생활 방식을 개선하기만 하면 수십 년 이상 발병을 피하거나 늦출 수 있다.

언뜻 보기에 심장 의학의 발전은 매우 성공적인 것처럼 보인다. 석회화된 관상동맥을 가진 많은 환자의 막힌 혈관을 우회할 수 있도록 도움을 주고 있기 때문이다. 카테터 catheter 시술실에서 의사는 작은 풍선을 사용하여 관상동맥의 수축된 부위를 확장시킨다. 그런 다음 혈관을 영구적으로 열어두기 위해 작은 금속 지지관인 스텐트stent를 삽입하는 경우가 많다. 또는 메스를 사용하여 환자의 신체 다른 부분에서 떼어낸 정맥 조각 일부를 수술용 우회로에 연결하기도 한다.

과거에는 대부분의 심장병 환자가 평생 불편함을 안고 살거나 일찍 사망했지만, 오늘날 현대의학은 환자들의 고통을 덜어주고 생명을 유지해준다. 그로 인해 이제 많은 이들이 심장병은 기술적으로 치료할 수 있는 질병이며 의사가 모든 걸 해결해줄 수 있다는 환상을 갖게 되었다.

또한 많은 환자가 스텐트를 삽입하면 수명이 연장된다고 믿는다. 그러나 스텐트는 삶의 질을 향상시키기는 하지만 질환을 낫게 하지는 못한다. 스텐트를 새로 삽입하면 처음에는 예전처럼 혈액이 다시 흐르지만 몇 년이 지나면 효과가 사라져 다음 스텐트를 이식해야 한다. 카테터 시술은 의학에서 보편적인 치료법이 되었지만 합병증이 발생할 가능성을 늘 안고 있다. 스텐트 시술 중 뇌졸중이나 심장마비, 혈관파열 또는 신장 손상을 초래하는 일도 꽤 발생한다.

외과의사들이 심장에 우회 혈관을 연결하는 방식 역시 증상을 일시적으로 치료할 뿐이다. 1년이 지나면 혈관 통로의 10~15%가 다시 막힌다. 10년이 지나면 우회술을 할 때마다 추가적인 혈관 수축이나 막힘이 발생한다.

라이프치히 심장센터의 내과 및 심장학과의 오랜 책임자인 게르하르트 슐러Gerhard Schuler는 이 딜레마를 자동차의 녹슨 부분에 비유했다.

"녹슨 부분을 제대로 칠하면 더 이상 눈에 띄지 않게 할 수 있습니다. 하지만 일단 녹이 슬고 나면 자동차의 다른 부분에도 녹이 슨다는 것을 알 수 있습니다."

이러한 이유로 심장병 환자들이 완치되지 못하고 있으며, 그 수는 여전히 높은 수준이다. 과거에 비해 치명적인 심장마비 환자 수는 감소했지만, 현재 많은 사람이 혈관 석회화의 다른 결과, 즉 심장이 더 이상 정상적으로 뛰지 않고(부정맥), 지치고(심부전), 판막이 손상되어(심장판막증) 사망에 이르곤 한다. 또한 뇌에 혈액 공급이 차단되는 뇌졸중도 많이 발생한다. 심혈관계 질환은 오늘날 전 세계적으로 주요 사망 원인 중 하나이며, 이로 인한 사망률이 지속적으로 증가하고 있다. 독일 사람들의 약 30%가 이로 인해 사망한다.

심장을 오래도록 젊게 유지하는 비결

심장의 진정한 적이라 할 수 있는 혈액순환 장애는 수술이나 카테터 시술 또는 약물로 제한적으로나마 억제할 수 있지만 완전히 치유하기는 힘들다. 치유의 열쇠는 바로 심장 자체에 있다. 오랫동안 사람들이 생각해온 것과는 달리, 심장은 스스로 건강을 유지할 수 있는 놀라운 잠재력을 가지고 있기 때문이다. 독일의 의사 카롤린 레르헨뮐러 Carolin Lerchenmüller가 하버드 의과대학에서 참여한 연구를 통해 이를 입증했다.

이 연구의 출발점은 젊은 성인의 심장근육세포가 매년 약 1%씩 재생되며, 이 비율이 나이가 들수록 감소한다는 사실에서 비롯되었다. 연구자들은 이 재생 능력을 증가시킬 수 있을시 더 탐구해보기로 했다. 가장 먼저 택한 실험 방식은 제일 안전하고 저렴한 동물 실험 방법인 운동이었다.

실험은 러닝머신이 있는 우리에 갇힌 건강한 생쥐 그룹을 대상으로 진행되었다. 운동 본능을 타고난 쥐들은 매일 약 5킬로미터를 달렸다. 반면 다른 건강한 쥐 그룹은 러닝머신에 접근할 수 없었으며 움직임이 제한되었다. 연구진은 세포가 분열하는 동안 쥐에게 특정 화학물질을 투여해 새로 형성된 유전물질 DNA와 통합되게 했다. 그리고 심장근육에서 표지된 DNA를 확인하여 새로운 세포가 얼마나 생성되었는지를 조사했다. 그 결과, 운동을 한 쥐는 러닝머신에 올라가지 않은 쥐보다 심장근육세포가 네 배 이상 많이 형성된 것으로 밝혀졌다.

결과는 의미 있었지만 의학적으로도 관련이 있는지는 아직 증명할 수 없었다. 이를 알아보기 위해 카롤린 레르헨밀러 박사팀은 인위적으로 심장마비를 일으킨 쥐를 대상으로 실험을 반복했다. 러닝머신을 이용하여 하루에 5킬로미터를 걸은 쥐 그룹은 러닝머신을 이용할 수 없었던 쥐들에 비해 새로운 심장근육세포가 더 많이 형성되었다. 이 결과는 새로운 세포가 손상된 심장에서 긍정적인 역할을 할 수 있다는 희망을 주었다.

인간의 심장은 노년기에 심부전 발생 가능성이 크다는 점을 고려한 레르헨밀러 연구팀은 늙은 쥐도 연구 대상으로 삼았다. 이 실험 쥐들은 이전에는 거의 움직일 수 없었지만, 실험이 진행되는 8주 동안에는 쳇바퀴를 사용하도록 했다. 실험 대상 동물은 하루 평균 약 2.5킬로미터를 달렸고, 그 결과 심장의 재생 능력이 크게 향상된 것을 볼 수 있었다. 전체 심장근육세포의 약 2.3%가 새롭게 형성된 것이다. 비교를 위해 러닝머신에 접근할 수 없었던 늙은 쥐를 조사해 보니 이들의 심장에는 새로운 세포가 전혀 형성되지 않았다.

이 연구 결과는 저명한 학술지 《서큘레이션Circulation》에 실렸다. 그때 카롤린 레르헨밀러는 하버드 의대에서 하이델베르크 대학 병원으로 자리를 옮겨 심장 리모델링 및 재생 작업 팀을 이끌고 있었다. 나는 그녀에게 이 연구 결과가 인간에게 어떤 의미가 있는지 물어보았다. 그녀는 이렇게 대답했다.

"심장근육세포는 노화와 질병으로 인해 손상될 수 있습니다. 이 연구 결과는 앞으로 우리 연구의 초점을 근육 재생으로 바꿀 수 있다는 것을 시사합니다. 규칙적인 운동을 통해 심장을 젊게 유지할 수 있다는 것이지요."

실제로 실험 결과를 살펴보면 심장근육세포가 몇 개만 손실되어도 심부전으로 이어질 수 있다는 사실을 알 수 있다. 반대로 새로운 심장근육세포가 몇 개만 추가로 형성되어도 신체의 균형과 심장의 건강을 유지할 수 있다. 임상 경험은 이러한 가정을 뒷받침한다. 심장 박동이 약한 환자에게 운동 요법을 실시하면 증상이 완화되고 상태가 좋아졌다.

막힌 혈관을 대신하는 우회로가 만들어지까지

심장에는 큰 동맥 외에도 작고 가는 혈관으로 이루어진 신비한 혈관망이 있다. 이른바 측부순환 혹은 곁순환collaterals을 위한 이 혈관들은 우리가 태어날 때 이미 존재하지만 처음부터 혈액을 운반하지는 않는다. 그러나 살면서 큰 동맥이 점차 석회화되고 좁아져 혈액이 역류하면 새로운 경로, 즉 곁순환이 이루어진다. 이때 주변의 동맥들은 증가된 추진력을 느끼고 이 신호에 반응하여 점차 큰 동맥으로 변하게 된다. 덧붙여서 이것은 심장근육뿐만 아니라 다른 근육도 마찬가지다.

이는 동물 실험에서 인상적으로 입증되었다. 지금은 은퇴했지만 헤센주에 있는 막스 플랑크 심장 및 폐 연구소에서 근무했던 볼프강 샤퍼Wolfgang Schaper 교수는 기니피그의 뒷다리를 실로 묶는 실험을 했다. 이로 인해 혈액은 곁순환으로 향했다. 이 과정에서 처음에는 매우 좁았던 혈관이 시간이 지남에 따라 넓어졌고, 결국 새로 성장한 혈관이 묶인 다리에 혈액을 완벽하게 공급할 수 있게 되었다.

이 자연적인 우회로는 생물물리학적 명령에 따라 형성되는 것으로 보인다. 혈액이 곁순환으로 밀려 들어가면 그곳에서는 분자 신호가 생성된다. 그러면 곁순환세포에서 특정 유전자가 활성화하는데, 그 결과 혈액 내 특정 면역세포(단핵구monocyte)를 끌어당기는 단백질이 만들어진다. 이 면역세포들이 몰려들어 다양한 성장 인자를 분비하면 곁순환의 직경이 커지면서 완전한 기능을 갖춘 혈관으로 변한다.

과학자들은 심장과 다리뿐만 아니라 뇌와 골반에서도 혈관 폐색 후 자연적인 우회로가 형성되는 것을 입증했다. 그러나 담배를 피우거나 신체 활동을 하지 않는 사람이라면 동맥 형성 과정이 중단되거나 형성할 기회 자체가 주어지지 않았다. 또한 이러한 동맥의 형성은 급성 심장마비 후 생명을 구해줄 만큼 빠르게 이루어지지는 않는다. 자연적인 우회로가 형성되는 데는 며칠 또는 몇 주의 기간이 걸리기 때문이다.

연구자들은 이 메커니즘을 약리학적으로 가속화하는 방법을 찾고 있다. 하지만 여러 연구에서 특정 동맥 형성 성장 인자를 환자에게 주사로 투여해본 결과 이것이 환자를 언제나 더 건강하게 만드는 것은 아니었다. 오히려 이 물질을 외부에서 투여했을 때는 몸에 염증을 유발하여 경우에 따라서는 심장마비와 동맥경화 증상을 불러일으키기도 했다.

심장의 추진력을 증가시키는 바지가 있다?

베를린 샤리테 병원의 의사 부부인 에바Eva와 이보 부쉬만Ivo Buschmann은 동료들과 함께 또 다른 방법을 시도해보기로 했다. 이들은 혈액을 인위적으로 흐르게 하여 동맥을 생성시켜보기로 했다. 담배를 많이 피우고 신체 활동이 거의 없는 심장 질환 환자들을 대상으로 연구를 진행했다. 잘못된 생활 습관의 결과로 이들의 관상동맥에는 위험한 수축이 발생한 상태였다.

나는 베를린-리히텐베르크의 한 병원에서 진행된 이 실험 치료 현장에 참석한 적이 있다. 신기한 광경이었다. 두꺼운 파란색 바지를 입은 중년 남성이 들것에 누워 있었는데 그의 몸에는 튜브 3개가 연결된 상태였다. 에바 부쉬만이 버튼을 누르자 윙윙거리는 소리가 방 안을 가득 채우더니 갑자기 남자의 몸에서 진동이 일기 시작했다. 처음에는 발과 허벅지가, 그다음에는 복부가 위로 꿈틀거리며 경련을 일으켰다. 시시각각 튀어오르고 비틀어지는 몸은 내게 고문 장면을 연상시켰지만, 경련을 일으키는 남자의 표정은 행복하고 만족스러워 보였다. 그에게 치료에 대해 어떻게 생각하느냐고 묻자 그는 이렇게 대답했다.

"젊음의 샘에서 목욕하는 기분이었어요."

파란색 바지에는 공기를 주입하는 튜브가 달려 있다. 튜브마다 공기가 가득 차는 순간, 그 충격으로 혈액이 다리에서 상체 쪽으로 밀려나간다. 이러한 방식으로 신체 움직임을 시뮬레이션하는 것이다. 그럴 때 환자의 뇌에서는 마치 숲에서 달리기를 할 때처럼 행복 호르몬이 분비되며 기분이 좋아진다.

에바와 이보 부쉬만은 이 이상한 바지에 '심장 바지Herzhose'라는 이름을 붙였다. 심장의 추진력을 증가시켜 동맥 생성을 자극하기 위한 것이었다. 총 16명의 피실험자에게 평일에 1시간씩 7주 동안 심장 바지를 입게 한 뒤에 심장을 검사한 결과, 매우 고무적인 결과를 얻었다. 실험 대상자의 심장에서 자연 우회로가 생겨난 명확한 증거를 발견한 것이다. 우회로의 성능 역시 87% 향상되었다고 에바 부쉬만은 밝혔다. 기존의 질병 증상이 호전된 환자도 6명이나 되었다.

연구 후 이보 부쉬만은 브란덴부르크 안 데어 하벨 대학 병원으로 자리를 옮겨 혈관학 클리닉을 이끌며 연구를 계속하고 있다. 심장 바지의 개발에 힘입어 그녀는 독일 교육연구부로부터 혁신상을 받기도 했다. 그녀는 현재 브란덴부르크 시를 비롯해 다른 네 곳의 도시에서 심장 기능 부전이나 혈관 질환을 앓고 있는 사람들을 치료하고 있다. 치료 프로그램은 통상 5주에서 7주 동안 25~35회의 처치를 받도록 구성되어 있다. 기간에 따라 약 3,400~4,000유로의 비용이 들며 예외적으로 법정 의료보험을 적용받을 수 있다.

이 요법은 호흡곤란과 가슴 부위의 압박감으로 인해 더는 곁순환을 생성할 정도의 운동을 할 수 없는 사람들을 대상으로 한다. 환자가 스스로 다시 운동할 수 있을 정도로 혈관을 활성화하고 활력을 불어넣는 것이 목적이다.

베른의 인셀스피탈의 심장 전문의 크리스티안 자일러Christian Seiler가 진행한 자체 실험은 운동이 얼마나 많은 성과를 거둘 수 있는지를 잘 보여준다. 자일러 교수는 4개월 동안 일주일에 약 8~10시간씩 달리기를 한 다음 심장이 어떻게 반응하는지 확인하기 위해 건강검진을 받았다. 그 결과, 운동 후 관상동맥 혈류량이 60% 증가하는 것을 볼 수 있었다.

또 다른 연구에서 자일러 교수와 동료들은 규칙적인 운동을 시작했을 때 이미 석회화한 관상동맥이 어떻게 반응하는지 조사해보기로 했다. 연구진은 24명의 심장병 환자에게 적당한 지구력 운동(주 5일, 각 30분)을 하도록 권장했다. 3개월 후, 그들은 심장의 펌프 기관이 실제로 활성화한 것을 관찰할 수 있었다. 실험 대상자가 자연스러운 우회로를 더 많이 확보할수록 심장이 더 건강하고 탄력적으로 변하는 직접적인 상관관계가 밝혀진 것이다.

심장에 생긴 새로운 곁순환은 생과 사를 가를 수도 있다. 크리스티안 자일러 팀이 6,529명의 건강 데이터를 분석한 결과, 곁순환이 단단하게 형성된 사람은 약한 사람보다 사망 위험이 36%나 낮아진다는 사실을 발견했다.

라이프치히 심장센터의 의사들도 심장의 놀라운 자가 치유력을 활용하고자 특별한 실험을 해보았다. 그들의 실험실은 실제 심장센터가 아니라 걸어서 3분 거리의, 인근 개발 지역 내 계단식 주택에 있었다.

건물에 들어서자 따뜻하고 습한 공기가 나를 맞이했다. 1층에는 맨가슴에 전극을 붙인 한 남자가 호흡 마스크를 쓴 채 숨을 헐떡이고 있었다. 5명의 남성은 자전거 에르고미터에서 페달을 밟고 있었고, 다른 1명은 계단을 오르는 기구를 타고 있었으며, 일곱 번째 남자는 운동기구에서 노를 젓고 있었다. 의학 연구에 참여한 이들은 관상동맥 석회화증을 앓고 있던 환자들이었다. 이들은 4주 동안 이곳에서 매일 2시간 30분씩 운동했다. 의사들은 모든 훈련 과정을 꼼꼼하게 기록했고 참가자들이 과로하지 않도록 세심하게 살폈다.

측정된 수치는 운동이 심장 석회화의 진행을 어느 정도까지 되돌릴 수 있는지를 추가적으로 제시하기 위한 것이었다. 라이프치히의 심장 전문의들은 이 분야에서 세계적인 권위를 가지고 있다. 101명의 환자를 대상으로 한 획기적인 연구에서 연구진은 절반의 환자에게는 카테터를 이용해 치료한 후, 협착된 부위를 확장하고 스텐트를 삽입했다. 반면에 일부 피험자들에게는 신체 훈련을 처방했다. 1년 후 심장 전문의들이 조사를 진행한 결과, 운동을 계속해온 환자 중 증상이 재발하지 않은 비율은 88%, 스텐트를 삽입한 환자 중 재발하지 않은 비율은 70%였다. 운동 요법은 스텐트 삽입술보다 더 효과적일 뿐만 아니라 비용도 절반에 불과했다.

라이프치히 연구진은 운동의 치유 효과가 실제로 자연 우회로의 형성에서 기인한 것이라는 사실을 증명하고자 했다. 이를 위해 연구팀은 관상동맥 석회화가 이미 심하게 진행된 남녀를 대상으로 4주 동안 훈련하기로 했다. 이들은 두 그룹으로 나뉘었다. 한 그룹의 20명 환자는 주 5일, 하루 30분씩 주 4회 운동하여 각자 최대 운동 능력치의 약 70%에 도달하도록 했다. 다른 그룹에 속한 20명 환자는 주 6~8회, 하루 20분씩 일주일 동안 운동하도록 했다. 단 이들은 각자 최대 운동 능력치의 60% 정도까지만 달성하도록 했고 건강한 식단을 지키라는 지도를 받았다.

환자들이 어떤 그룹에 속해 있든 상관없이, 운동의 결과로 이들의 곁순환 기능은 훨씬 더 효율적으로 개선되었다. 심장이 어느 정도 스스로 회복된 것이다. 라이프치히 연구진은 이 놀라운 결과를 저명한 학술지 《서큘레이션》에 발표했다. 이들은 과학자 특유의 건조한 언어로 다음과 같은 결론을 내렸다.

혈류역학적 관점에서 관상동맥 협착증이 있는 환자에게 주당 10시간씩 4주 동안 중강도 및 고강도의 체계적인 운동 훈련을 실시한 결과, 일반적인 치료에 비해 협착된 혈관의 곁가지 혈류 지수가 크게 개선되었다. 따라서 운동을 통해 곁순환 흐름을 지속적으로 자극하면 이러한 환자들에게 임상적으로 큰 도움이 될 수 있다.

이후 라이프치히 연구진은 심부전이나 심근경색 환자를 대상으로 추가적인 훈련을 통한 연구를 진행해왔다. 연구 결과, 참가자들의 신체 회복력이 향상되고 심장근육과 말초 근육에 다양한 긍정적인 효과가 나타난 것이 거듭 확인되었다. 라이프치히 대학 심장센터의 심장학과 책임자로 새롭게 임명된 홀거 티엘레Holger Thiele는 연구를 계속하면서 심장 환자들에게 신체 활동의 중요성을 다시 한번 강조했다.

"여러 연구를 통해 우리는 신체 활동을 할수록 더 오래 살 수 있으며 신체의 여러 부작용이 줄어든다는 것을 확인했습니다."

자연 우회로의 형성은 안전망과 같다. 진화론적 관점에 따르면 심장 체계는 심장의 내구성을 높이기 위해 진화를 거듭했을 것이다. 왕성하게 활동하는 노인에게도 종종 관상동맥 석회화 현상이 발생하지만 그럼에도 불구하고 회복력이 탁월할 때가 많다. 이들의 몸이 자체의 생물학적 우회로를 만들어냈기 때문일 것이다.

운동은 혈관에 여러 긍정적인 영향을 미친다. 우선 혈관의 내피 기능이나 탄력을 크게 향상시킨다. 마지막으로 신체 활동은 세포의 자가포식 기능을 촉진한다. 첫 장에서 언급했듯이 세포가 내부 찌꺼기를 제거하고 스스로를 정화하는 이 능력은 순환계 질환에도 중요한 역할을 하는 것으로 보인다. 이는 동맥경화증에 걸린 생쥐를 대상으로 한 연구에서도 밝혀졌다. 동물의 석회화한 혈관에서 자가 포식 능력이 손상된 대식세포(면역세포 중 하나. 포식작용을 통해 외부에서 침입한 병원체 및 죽은 세포 등을 제거하고 몸을 보호한다-옮긴이)가 발견되었다. 이것이 생쥐의 혈관에 다양한 문제를 일으킨 이유는 무엇일까?

연구진은 이를 알아보기 위해 더 이상 자가포식을 수행할 수 없는 대식세포를 가진 생쥐를 사육하며 고지방 사료를 공급했다. 이 쥐의 혈관에는 곧 같은 고지방 사료를 먹은 정상 쥐의 혈관보다 훨씬 더 많은 석회질 침전물이 발견되었다. 이는 정상적인 자가포식이 혈관의 석회화 속도를 늦춘다는 것을 의미하며, 활동적인 생활 방식을 통해 이 유익한 자가 청소 과정을 활성화시켜야 할 이유가 분명해졌다.

운동을 많이 할수록 혈관 건강은 좋아진다. 많은 심장 전문의들이 새로운 격언과도 같은 이 말에 선뜻 동의하지만 여전히 이 말을 외면하고 싶어 하는 사람들도 많다. 이는 괴테가 쓴 비극『파우스트』의 한 구절을 연상시킨다. 메피스토가 파우스트에게 회춘의 비밀을 알려주는 부분이다. 그가 할 일은 그저 호미를 들고 밭을 파기만 하면 된다는 것이었지만 파우스트는 거부했다.

"나에겐 익숙하지 않은 일이오. 삽을 들기에도 귀찮은걸. 그런 옹졸한 삶은 나와는 절대 어울리지 않소."

오늘날에도 이 같은 태도가 널리 퍼져 있다. 실제로 독일이 이룩한 경제성장의 기적은 많은 사람이 앉거나 누워 있는 생활 방식을 영위하도록 만들었다. 놀라울 만큼 안락한 삶이지만, 불행히도 이런 삶은 심장을 병들게 만든다. 1948년 화폐 개혁 이후 치명적인 심장마비 환자 수는 해마다 증가했다. 관상동맥 심장 질환으로 인한 사망자 수도 1950년 8만 명에서 1957년 9만 7,000명으로 급격한 증가를 보였다. 처음에는 의사들도 심장마비 확산의 원인이 만연한 운동 부족일 거라고는 짐작하지 못했다. 1961년에 출간된 『운동부족병 Hypokinetic Disease』이라는 책에서 의사 한스 크라우스Hans Kraus와 빌헬름 라브Wilhelm Raab는 다음과 같이 개탄했다.

> "우리 의사들은 한 세기 전에는 정상 이하이거나 비정상이며 심지어 병으로 간주했을 건강 상태를 정상으로 받아들이고 있다. (…) 우리는 30대 후반의 남녀가 달리기를 하지 못하고 과체중이며 심장에 문제가 생겼다는 사실을 너무나 당연하게 받아들이고 있다."

이런 상황은 최근 수십 년 동안에도 개선되지 않았다. 심혈관 질환은 독일에서 전체 사망 원인의 약 3분의 1을 차지한다. 쾰른 대학병원에서 거의 20년 동안 심장내과 의장으로 재직해왔으며, 은퇴 후에는 후펠란트상Hufeland-Preis 재단의 이사회에서 예방의학을 연구 중인 에를란트 에르트만Erland Erdmann의 결론은 냉정하다.

"생활 방식을 전혀 바꾸지 않는 환자들이 너무 많습니다. 이들은 병에 도움이 될 수 있는 유일한 방법인 운동과 건강한 식습관을 실천하는 대신 약을 먹거나 병원의 치료법을 맹신하는 선택을 하곤 하지요. 그런데 모든 심혈관 질환의 절반은 현명한 예방책을 통해 피할 수 있습니다."

라이프치히 심장학회의 수석 심장 전문의 게르하르트 슐러도 비슷하게 말한다.

"환자를 치료하면 통증은 즉시 사라집니다. 그래서 환자들은 우리가 병을 치료한 줄 알지만, 이것이야말로 커다란 착각입니다."

심장병 환자와 고강도 운동

많은 심장병 환자가 혈액 펌프에 과도한 부담을 주는 것을 두려워한다. 매우 격렬한 운동은 실제로 장기를 손상시킬 수 있으므로 이는 완전히 근거가 없는 것은 아니다. 미국의 울트라 마라톤 선수 미카 트루Micah True의 비극적인 이야기가 이를 증명한다. 이 남자는 매주 270킬로미터를 완주하여 많은 사람의 갈채를 받았다. 게다가 50세가 넘은 나이에도 불구하고 지방이라고는 하나 없는 맨몸을 과시하는 것을 좋아했다. 하지만 2012년 3월, 백마라는 뜻의 '카발로 블랑코Caballo Blanco'라는 별명으로 불렸던 그는 뉴멕시코주 길라의 황야에서 달리기를 하다가 끝내 돌아오지 못했다. 구조대가 황야에서 그의 시신을 발견하기까지 나흘이 걸렸다. 심장이 멈춘 상태였는데, 그의 나이는 58세에 불과했다. 부검 결과 심장이 비대해졌고 심한 손상을 입은 것으로 밝혀졌다.

오랫동안 의사들은 선수들이 훈련이나 경기 중 갑작스럽게 사망하는 이유가 기존의 심장 질환 때문이라고 생각했다. 덴마크 축구 선수 크리스티안 에릭센Christian Eriksen은 2021 유럽 선수권 대회에서 경기 중 심장마비를 겪은 후 겨우 살았는데, 선천적으로 심장 근육이 두꺼운 것이 원인으로 밝혀졌다. 어떤 경우에는 관상동맥의 잘못된 위치가 원인으로 밝혀지기도 했다. 또는 염증으로 인해 심장이 손상되고 과부하에 취약해질 수도 있다.

심장의 크기도 중요한 역할을 한다. 심장의 무게는 남성의 경우 약 300그램, 여성의 경우 약 250그램인데 과도하게 운동할 경우 심장이 지나치게 커질 수 있다. 500그램이 되면 심장의 무게가 임계치에 도달한다. 의사들은 이를 심장비대증 또는 소의 심장Cor bovinum이라고 부른다. 관상동맥이 너무 좁아져서 충분한 산소를 공급하기 어렵기 때문에 심장이 취약해지는 것이다.

의사 제임스 오키프James O'Keefe와 그의 동료 연구진은 전문 의학 저널《메이요 클리닉 프로시딩Mayo Clinic Proceedings》에서 극한의 지구력 운동을 지속하다 보면 심장의 크기뿐만 아니라 구조도 바뀔 수 있다고 경고했다. 이들은 또한 영구적인 심장 손상의 증거를 제시했다. 한 연구에서는 마라톤과 트라이애슬론 대회, 산악 자전거 경주에 참가한 40명의 심장을 MRI로 검사했다. 그중 5명은 우심실에 눈에 띄는 손상이 있었다. 일부이긴 하지만 몇몇 극한 운동선수의 경우 심장의 오른쪽 심방과 심실이 지속적으로 과도하게 늘어난 상태였다.

오키프와 뜻을 같이하는 의사들 역시 과도한 스트레스가 심장에 부담을 준 것은 아닐지 의심했다. 이른바 활성산소가 생성되어 신체 세포를 손상시켜 결과적으로 면역체계를 자극할 수 있기 때문이다. 자극을 받은 면역체계의 세포는 전구세포(특정 세포가 완전한 형태를 갖추기 전 단계의 세포-옮긴이)의 성장을 자극하는 메신저 물질을 점점 더 많이 방출한다. 이들은 결합조직세포로 변하는데, 이 과정에서 심장에 손상이 생기면서 평소보다 더 쉽게 리듬을 잃거나 완전히 멈춰버리는 일이 생길 수 있다. 함부르크 에펜도르프 대학 의료센터의 의사들은 일주일에 10시간 이상 훈련하는 33세에서 53세 사이의 남성 레크리에이션 운동선수들에게서 이 같은 증거를 목격했는데, 조사 대상 남성 54명 중 10명에게서 심장 부정맥의 위험을 증가시키는 심장근육의 손상이 발견되었다. 하지만 일반 레크리에이션 운동선수는 걱정할 필요가 없다.

"적당한 수준의 스포츠는 의심할 여지 없이 건강과 장수에 도움이 됩니다."

연구에 참여한 방사선과 전문의이자 심장 전문의인 군나르 룬트 Gunnar Lund 박사는 말한다.

심장 건강에 가장 해로운 것은 운동을 전혀 하지 않는 생활 방식이다. 확실한 것은 소파에 앉아 있는 것이 헬스장보다 훨씬 더 위험하다는 사실이다. 독일에서는 매년 10만 명 이상이 심장 돌연사로 목숨을 잃지만, 운동 중 사망자는 수백 명에 불과하다.

그럼에도 기존에 심혈관 질환이 있다면 운동을 시작하기 전에 의사와 상담하는 것이 좋다. 라이프치히 대학 병원의 심장학 클리닉 및 폴리클리닉 책임자인 울리히 라우프스Ulrich Laufs에게 이 그룹에 속하는 환자들이 일반적으로 알아두어야 할 문제에 대해 물어보았다. 이메일을 통한 답장에서 그는 약물 치료와 마찬가지로 운동에도 위험과 부작용이 있다고 말했다.

"너무 과도하거나 잘못된 신체 활동은 특정 심장병 환자에게 좋지 않을 수 있습니다."

심장병 환자는 먼저 심장 전문의의 검사 결과를 바탕으로 운동 강도를 결정하는 것이 좋다. 그가 말하는 운동 원칙은 다음과 같다.

"심장병 환자는 비규칙적으로, 고강도의 운동을 하는 것보다는 규칙적이고 적당한 운동을 하는 것이 좋습니다. 지구력 위주의 운동이 순수한 근력 위주의 운동보다 낫지요. 또 운동은 재미있어야 합니다! 예를 들어 빠르게 걷기나 달리기, 자전거 타기, 춤이나 노르딕 워킹, 운동용 자전거 타기, 수영(심장 전문의가 허용하는 경우) 등을 일주일에 5회 정도 30분씩 하는 것이 좋습니다. 가슴에 통증이나 불편함이 느껴지면 즉시 운동을 중단하고 건강검진을 받은 후에 운동을 다시 시작하는 것이 좋습니다. 말을 하기 어려울 정도로 심한 운동이라면 심장병 환자에게는 과도한 운동일 수 있습니다. 또 신체적으로 건강할 때만 운동하는 것이 바람직합니다. 독감에 걸렸거나 열이 나면 병에서 완전히 회복될 때까지 운동을 연기해야 합니다."

다른 사람들과 함께 적극적으로 운동하고 싶다면 심장 스포츠 그룹에 가입하는 것도 좋다.

ONE
POINT
TIPS

심장이 좋아하는 중강도 지구력 운동을 시작하라

심혈관계 질환은 가장 흔한 사망 원인이라고 할 수 있다. 독일에 거주하는 사람의 약 30%가 이 질환으로 사망한다. 많은 경우 관상동맥이 석회화하여 더 이상 심장에 충분한 혈액을 공급하지 못하기 때문이다. 이로 인해 심장마비, 펌프 기능 부전 또는 부정맥이 발생할 수 있다.

  최근 연구에 따르면 인간의 심장은 스스로 재생 능력이 있는 것으로 밝혀졌다. 예상과는 달리 새로운 심장근육세포는 성인이 되어서도 성장할 수 있다. 비록 세포 수는 적지만 심장이 건강 상태를 유지하기에 충분한 것으로 보인다.

  또한 오래된 혈관이 수축하면 심장에 새로운 자연 우회로가 형성될 수 있다. 이 메커니즘은 작고 얇은 혈관 네트워크에 의해서 형성된다. 소위 곁순환이라고 불리는 이 혈관들은 출생 직후에는 혈액을 운반하지 않지만 나중에는 안전망 역할을 할 수 있다. 혈관 수축 후 바뀐 혈관의 흐름은 혈관이 점차 큰 동맥으로 변모하도록 신호를 보낸다. 심장 전문의들은 다양한 임상 연구를 통해 이를 증명해냈다. 따라서 심장병 환자가 체계적으로 운동하면 증상을 완화하고 수명을 연장할 수 있다.

가장 바람직한 방법은 심장에 병이 생기기 전에 자가 치유력을 사용하는 것이다. 그러나 과도한 운동은 오히려 해로울 수 있다. 그렇다고 해도 갑작스러운 심장 돌연사는 헬스장에서보다는 소파에서 훨씬 더 흔하게 발생한다. 담배를 끊는 경우라면 과체중을 예방하기 위해 일주일에 5일 정도는 적당하게 운동하는 것이 좋다. 그렇게 하면 질병에 걸리지 않고 노년기까지 심장의 회복력을 유지할 수 있을 것이다. 올바른 생활 습관으로 모든 심혈관 질환의 80% 이상을 완전히 예방하거나 발병을 수십 년 지연시킬 수 있다.

3부

운동과 건강한 삶

"방패 같은 몸을 만들면 인생이 달라진다"

9장

장 속의 슈퍼히어로가 활력을 만든다

매일 식이섬유 30그램 섭취의 위력

아무도 스스로 먹이를 구하지는 못한다. 아주 어린 생명체에게 이는 기정 사실이며 진화 과정에서 설정된 조건이기도 하다. 자연분만으로 태어날 때 엄마의 질에서 나온 소위 비피더스균이 아기의 얼굴에 묻는다. 이것들이 아기 입을 통해 장으로 들어간다. 박테리아는 그곳에 정착하여 첫 식사를 기다린다. 그 식사는 바로 모유의 특정 성분이 될 것이다.

모유에는 지방과 단백질 및 유당 외에도 아기가 스스로 소화할 수 없는 특수 물질이 포함되어 있다. 이것은 모유올리고당 human milk oligosaccharide, HMO이라는 어색한 이름으로 불린다. 연구자들은 이러한 물질이 실제로 어떤 효능이 있는지에 대해 오랫동안 의문을 품어왔다.

그러다 드디어 그 실체가 밝혀졌다. HMO는 장에 이미 존재하는 비피더스균을 위한 것이며 비피더스균이 이를 활용한다는 사실을 알게 된 것이다. 미생물은 모유 속의 이 성분에 대한 대가로 아기의 몸에 에너지를 공급하고 면역체계를 훈련하며 병원균을 퇴치해준다.

하지만 모든 엄마가 모유 수유를 할 수 있는 것은 아니다. 이처럼 HMO가 없는 경우에는 많은 비피더스균이 죽고 그것은 장내 해로운 미생물에 의해 대체되고 만다. 따라서 모유를 먹지 않은 아기는 모유 수유 아기보다 복통이나 설사, 알레르기가 생길 가능성이 더 커진다.

이 시나리오는 유아기뿐만 아니라 평생 적용된다. 음식의 구성은 장내 박테리아에 영향을 미치고, 이는 다시 건강에 영향을 준다.

오트밀이나 밀기울, 견과류, 아마씨, 현미빵, 채소와 같은 식품에 포함된 섬유질에는 사람이 소화할 수 없지만 유익한 박테리아가 살아가는 데 기초를 형성하는 특정 다당류가 포함되어 있다. 식물성 식품이나 이처럼 중요한 다당류를 섭취하지 않는 사람은 동맥 석회화, 신진대사 장애, 암에 걸릴 가능성이 크다. 또한 장내 유익한 박테리아가 굶어 죽거나 배출될 위험도 있다.

인체 안팎에 존재하는 미생물, 이른바 미생물군은 오랫동안 알려지지 않은 채로 존재하다가 최근에야 연구자들이 이를 모두 발견하고 식별할 수 있게 되었다. 이제 우리 몸은 하나의 공동체로서 작동한다는 것이 분명해지고 있다. 다시 말해, 인간의 몸은 거대한 숙주와 수많은 미세 생물로 구성된 하나의 생태계인 것이다. 대장에만 수조 개의 박테리아가 서식한다. 이 거주민들은 영양 부족과 질병 발생 사이의 중요한 연결 고리가 되어줄 것이다.

이러한 깨달음은 영양 의학에 새로운 방향을 제시한다. 특정 질병을 피하고 수명을 연장하려면 좋은 박테리아를 제대로 먹어야 하지 않을까?

　나름 설득력이 있다. 과학자들이 《영국 의학 저널》에 쓴 내용을 보자.

"우리는 올바른 음식으로 건강을 개선하고 미생물이나 미생물의 대사산물로 그 효과를 측정할 수 있는 시대에 접어들고 있습니다. 섬유질은 건강한 장내 미생물을 위한 핵심 영양소입니다. 이 사실이 설탕과 지방에 대한 논쟁에 묻혀 간과되어왔지요."

　이 분야의 선도적인 연구자 중에는 룩셈부르크의 에쉬 쉬르 알제트 보건연구소에서 일하는 열정적인 미생물학자, 마헤시 데사이 Mahesh Desai가 있다. 인도 태생의 이 의사가 일하는 곳을 찾아가 장과 장내 미생물의 역할에 대해 물었을 때, 그는 오래 망설이지 않고 이렇게 대답했다.

　"섬유질이 풍부한 식단에 더 많은 관심을 기울이고 미생물군을 더 잘 관리한다면 질병의 위험이 많이 줄어들 것입니다."

　식이섬유의 역할에 대한 종합적인 분석은 이러한 견해를 뒷받침한다. 연구자들은 40년에 걸친 243건의 연구 데이터를 평가하여 의학 저널인 《란셋 The Lancet》에 그 결과를 발표했는데, 통계적으로 식이섬유를 자주 섭취하는 사람은 거의 섭취하지 않는 사람들보다 관상동맥 심장 질환, 뇌졸중, 제2형 당뇨병, 장암과 같은 질환에 걸릴 위험이 훨씬 덜한 것으로 나타났다. 식이섬유를 가장 많이 섭취하는 사람들의 사망률은 최대 30%까지 낮았다. 절대 수치로 환산하면

1,000명당 13명이 더 적게 사망한 셈이었다.

이 연구는 장내세균에 더 많은 섬유질을 공급할수록 장내세균이 우리 몸에 더 큰 도움을 줄 수 있다는, 용량의 효과를 밝혀냈다. 우리 몸속 작은 건강 증진제가 효과를 발휘하도록 하려면 섬유질이 함유된 제품을 선택하는 것이 좋다는 뜻이다.

연구 건물 구내식당에서 데사이 박사는 콩과 병아리콩, 감자와 당근, 견과류와 과일이 들어간 샐러드를 점심 식사로 선택했다. 그런 다음 그는 자신의 연구실이 위치한, 콘크리트와 유리, 녹색의 격자형 파사드로 이루어진 미래형 건물인 룩셈부르크의 바이오헬스 하우스를 나에게 구경시켜주었다. 가는 길에 90미터 높이의 용광로 2개가 강철 공룡처럼 허공으로 뻗어 있는 것을 발견했다. 하지만 그 용광로는 이미 차갑게 식어버렸고, 오직 이곳을 오래전에 중공업 산업이 지배했다는 사실을 상기시킬 뿐이었다. 룩셈부르크에서 두 번째로 큰 이 도시의 광산은 지금은 폐쇄되었고, 대공국은 버려진 땅에 대학 도서관과 연구소를 세웠으며, 지금은 무엇보다도 장에 대한 연구에 국비를 투자하고 있다.

인도의 서부 도시 푸네에서 미생물학과 생물 다양성을 연구한 후 마헤시 데사이가 처음 향한 곳은 독일이었다. 마르부르크에서 박사학위를 취득하고 그는 괴팅겐에서 연구 활동을 계속했다. 그 후 미국 앤아버에 있는 미시간 의과대학에 머물렀다. 그곳에서 그는 다른 연구자들과 함께 섬유질을 너무 적게 섭취하는 사람은 장내에서 원치 않는 박테리아가 증식하여 장 점액에 구멍을 낼 위험이 있다는 획기적인 발견을 했다.

평생의 동반자 장내 미생물

오랫동안 인간은 스스로를 독자적인 존재라고 생각했다. 하지만 미생물학이 등장하면서 호모 사피엔스가 때때로 외로움을 느낄지는 몰라도 결코 혼자가 아니라는 사실이 분명해졌다. 인간의 몸은 지속적으로 누군가의 서식지가 되어왔다. 처음에 연구자들은 질병을 일으키는 박테리아를 발견하고 그것들이 배양 접시에서 배양될 수 있다는 것을 알아차렸다. 이들은 현미경으로 미생물의 세계를 바라보며 놀라움을 금치 못했다. 오늘날 분자생물학의 검출 방법도 과학적 발견에 큰 도움이 된다. 각 종마다 고유한 유전물질에 따른 확실한 유전 지문이 있기 때문에 과학자들은 아무리 숨겨져 있더라도 모든 박테리아를 일일히 추적할 수 있다.

인간 미생물 정원의 세계는 거의 완벽에 가깝다. 이를 고려한다면 우리 인간은 가장 가까운 생물과의 관계를 철저히 재고할 필요가 있다. 물론 수백 종의 미생물은 사람을 병들게 할 수도 있지만 이 작은 미생물들의 압도적인 대다수는 완벽하게 무해하며 일부는 매우 유용하기도 하다.

곰팡이, 원생동물, 바이러스 외에도 수조 개의 박테리아가 우리 피부와 점막에 살고 있다. 미생물 군집microbiota은 최대 2,000만 개의 서로 다른 유전자(미생물군유전체microbiome이라고 함)를 가지고 있지만, 이에 비해 인간에게는 약 2만 5,500개의 유전자만 있다.

박테리아는 촉촉하고 따뜻하며 어두운 곳을 좋아하기 때문에 우리 몸에서도 입이나 겨드랑이, 마지막으로 장에 가장 많은 수의 박테리아가 서식한다. 지속적인 동반자인 이들 세균은 우리에게 유용하긴 하지만, 마음대로 행동하거나 아무 데나 돌아다녀서는 안 된다. 심장, 뇌, 혈액순환 기관 등 세균이 들어가는 것이 결코 바람직하지 않은 신체의 특정 부분들이 있다.

박테리아가 소장에 머무는 시간은 짧다. 4~5미터 길이의 이 관 속에서 인체는 단당류, 단백질, 지방 등을 박테리아가 에너지원으로 사용할 수 있는 작은 단위로 분해한다. 하지만 우리 몸은 이러한 영양분을 나눠 가지지 않으려고 미생물을 아주 괴롭게 만든다. 담낭에서 나오는 체액으로 이들을 목욕시키고 항체로 공격하며 장의 연동 운동으로 미생물들을 흔들어놓는다. 또한 특정 선세포(분비가 주된 기능인 세포로, 분비세포라고도 함-옮긴이)인 파네스세포$^{Paneth-Zellen}$는 소장 벽에 위치하며 항균 물질을 분비한다. 그 결과 소장의 첫 번째 부분에 위치하는 십이지장에는 장 내용물 1밀리리터당 10~1,000개 정도의 박테리아만 서식한다.

건강한 장내 박테리아의 초능력

반면 대장에서 박테리아는 환영받는 존재다. 장 내용물 1밀리리터에 최대 1조 마리의 박테리아가 서식할 정도이다. 우리 몸은 별로 쓸모가 없는 어두운 관 속에서 박테리아가 마음껏 활동할 수 있도록 내버려둔다. 대장에는 주로 사람이 소화할 수 없는 음식 성분이 포함되어 있고, 박테리아는 이러한 남은 음식물을 걸쭉한 대변으로 만들어낸다. 대변은 약 70%의 수분과 15~20%의 음식물 찌꺼기 그리고 분리된 장벽 세포, 10~15%의 박테리아로 구성된다.

인간의 대장에서 발견된 박테리아는 수천 종류이지만, 한 사람의 장에는 대체로 수백 종의 박테리아만 서식한다. 다수의 박테리아는 대장 전체를 감싸고 있는 점액층에 서식하는 것을 선호한다. 장 속의 생명체는 우리 몸 전체의 신진대사에 필수 요소다. 장내에 사는 이 작은 슈퍼히어로들은 면역체계가 좋은 미생물과 나쁜 미생물을 구별할 수 있도록 스파링 파트너 역할을 해준다. 염증을 억제하고 상처를 치유하는 데 도움을 주기도 한다. 또 장내세균은 독성 물질을 차단하고 감염으로부터 신체를 보호해준다. 장내 박테리아는 장에서만 활동하지 않고, 멀리 떨어진 장기에도 영향을 미친다. 이들은 세로토닌, 도파민, 노르아드레날린 같은 신경전달물질을 생성해 혈류로 방출하며, 이를 통해 우리의 행동과 감정에 직접적인 영향을 미친다. 이렇게 장과 뇌는 서로 긴밀하게 연결되어 있으며, 장내 미생물군은 우리의 정신 건강에도 중요한 역할을 한다.

아직 초기 단계에 있는 한 연구에 따르면, 뇌가 정상적으로 발달하려면 유아기에 적절한 장 환경이 형성되어야 한다. 스톡홀름 카롤린스카연구소의 연구원, 로첼리스 디아즈 하이츠Rochellys Diaz Heijtz는 다음과 같은 가정을 세웠다.

"진화 과정에서 장내 박테리아의 서식은 뇌의 발달을 프로그래밍하는 데 관여해왔습니다."

마지막으로 매우 중요한 부분인데, 장내 박테리아는 지방산을 생성한다. 지방과 산이라는 용어는 건강에 해로운 것처럼 들릴 수 있지만, 지방산은 실제로 인체 신진대사에 도움이 되는 영양소다. 이들 중 가장 흔한 것은 200년 전에 버터에서 처음 발견된 부티르산butyric acid이며, 그 부티르산염을 부티레이트butyrat라고 한다. 부티레이트는 결장 벽의 세포에 빠르게 흡수되어 에너지원으로 사용된다. 또 다른 지방산은 아세트산이며 그 염鹽은 아세테이트이다. 이것은 말초 조직으로 들어가 콜레스테롤 대사에 중요한 역할을 한다. 프로피온산의 염 성분인 프로피오네이트propionat가 심장을 보호하는 것으로 밝혀졌다고 베를린 샤리테 연구진은 《서큘레이션》의 보고서에 기술했다. 연구진은 혈압이 상승한 쥐에게 프로피오네이트를 먹여본 결과, 이 물질은 특정 면역세포를 진정시키는 효과가 있었다. 실험 동물들은 심장 부정맥에 걸릴 위험이 더 낮아졌다. 혈관의 병리학적인 변화(동맥경화) 증세도 서서히 물러갔다.

장내 미생물 균형이 건강에 미치는 영향

장내 미생물과 인체 사이의 균형은 우리의 건강을 유지하는 데 중요한 역할을 한다. 안타깝게도 선진국에 사는 많은 사람이 더 이상 이러한 균형을 유지하지 못하고 있다. 의사들은 이 같은 위험에 대해 오랜 시간 경고해왔다. 세균과 인체와의 정상적이고 유익한 '공생symbiose'이 때로 병원성 '불균형 상태dysbiose'로 변할 수 있기 때문이다. 무엇보다도 이와 같은 잘못된 서식 환경을 가진 사람들은 야생형 변종인 코로나바이러스 같은 원치 않은 병원체에 쉽게 감염된다.

서울 고려대학교의 미생물학자인 김희남 교수는 나에게 보낸 이 메일에서 다음과 같이 설명했다.

"감염 당시의 장 건강이 매우 중요합니다. 장이 건강한 젊은이라면 장에 코로나바이러스가 넘쳐나더라도 몸에 큰 피해를 입히지 못합니다. 이에 비해 제2형 당뇨병이나 병적 비만 또는 다른 만성질환을 앓고 있어 장이 건강하지 않은 사람이라면 젊더라도 증상이 발현되어 질병의 경과가 악화할 수 있습니다."

인체 내에 미생물군이 빈곤할 경우 위험한 전염병에 취약할 뿐만 아니라 비만 가능성이 증가하고, 음식 알레르기나 천식, 만성 염증성 장 질환 또는 제2형 당뇨병과 같은 무수히 많은 건강상의 문제가 발생할 가능성도 커지는 것으로 나타났다.

항생제나 다른 약물의 사용은 장내 유익균을 장 밖으로 몰아내는 데 큰 역할을 한다. 마찬가지로 염소 처리된 식수, 유아용 조제분유, 산업용 감미료, 유화제 등은 장내 유익한 세균들의 생명을 위협한다. 제왕절개로 출산한 아기의 몸도 빠르게 세균의 서식지가 되곤 한다. 자연분만한 아기가 처음 만나는 미생물이 산모의 질이나 대변 미생물군의 박테리아인 데 반해, 제왕절개한 아기의 몸에는 산모를 비롯한 여러 사람들의 미생물이 서식하게 된다.

장내 미생물군의 다양성 부족을 초래하는 가장 큰 원인은 중요한 다당류의 섭취가 충분하지 않은 서구식 식단이다. 캘리포니아 스탠퍼드 대학의 미생물학자 에리카 소넨버그Erica Sonnenburg와 그녀의 동료들은 장내 미생물 결핍으로 발생할 수 있는 결과를 연구해보기로 했다.

먼저 건강한 실험 대상자의 장내세균을 어린 쥐에게 이식하여 장내 미생물을 '인간화'했다. 그런 다음 쥐를 두 그룹으로 나누었다. 한 그룹의 쥐들에게는 사람이 소화할 수 없는 다당류가 포함된 식단을 몇 주 동안 먹였다. 또 다른 그룹의 쥐들에게는 몇 주 동안 섬유질이 거의 없는 사료를 먹이다가 어느 시점 이후에는 다당류가 풍부한 음식을 먹였다.

실험을 진행하는 동안 연구진은 쥐의 미생물 군집이 어떻게 변화하는지 관찰했다. 다당류Polysaccharide를 지속적으로 섭취한 쥐의 미생물 군집은 다양하고 정상적인 상태를 유지했으나, 몇 주 동안 섬유질을 거의 먹지 못한 쥐들의 장내세균 종류는 60%나 감소한 것이 밝혀졌다. 이후 연구자들이 다당류가 포함된 사료로 식단을 변경하자 미생물 군집은 다시 다양해졌지만 원래 상태까지는 도달하지 못했다. 소넨버그는 섬유질 부족이 인간에게도 같은 결과를 초래할 수 있다고 추측하며 이렇게 말했다.

"그건 한마디로 우리 내부의 미생물을 굶겨 죽이는 것이나 다름없죠."

그렇다면 잘못된 식습관이 장 속의 유익한 박테리아에게 고통을 주는 원리는 무엇일까? 장은 내부에 산소가 없을수록 다당류에서 에너지를 잘 얻을 수 있다. 장에 산소가 없는 상태에서 섬유질 분해와 발효가 일어날 때 비로소 대장벽을 이루는 세포의 에너지원으로 사용되는 중요한 지방산(앞서 언급한 부티레이트 같은)이 생성된다.

이렇게 생성된 부티레이트가 연소하면서 다량의 산소를 소비하여 세포 내 산소 함량을 거의 0으로 만든다. 그렇게 되면 산소가 세포에서 장 내부 공간으로 이동할 수 없게 되면서 산소가 줄어들어 유익한 장내세균이 더 많은 다당류를 발효할 수 있게 된다. 그로 인해 지방산 생성이 증가하고, 이는 인체의 신진대사에 도움이 된다. 동시에 장 세포에서 산소가 계속 생성되는 것을 억제할 수 있어, 서로에게 이로운 순환이 이루어진다. 누이 좋고 매부 좋은 상황이 되는 것이다.

캘리포니아 데이비스 대학의 미생물학자 안드레아스 보임러Andreas Bäumler는 다음과 같이 말한다.

"이러한 자연적인 순환은 미생물 군집의 안정성과 회복력을 높이는 데 기여합니다."

그는 생쥐 실험에서 이 순환을 의도적으로 방해하는 연구를 통해 이 현상을 살펴보기로 했다. 이를 위해 그는 항생제로 부티레이트를 생성하는 박테리아 균주를 죽였다. 그러자 장세포의 신진대사가 바뀌면서 갑자기 산소를 방출하여 유익한 장내 박테리아에 독처럼 작용하기 시작했다. 동시에 산소를 잘 견디면서 단쇄 지방산 자체를 활용하는 다른 박테리아가 소화기관에서 증식했다. 장내 유익균들은 약화되었고 적들이 순식간에 퍼졌다.

마헤시 데사이가 이끄는 연구팀도 비슷한 실험에서 충격적인 사실을 발견했다. 이들은 항생제를 사용하는 대신 미생물 군집을 고갈시키기 위해 섬유질이 없는 식단을 쥐에게 꾸준히 먹였다. 연구진은 특정 유형의 박테리아가 어떻게 사라지는지를 확인했으며, 결핍된 식단이 대장을 감싸고 있는 점액층에 어떤 영향을 미치는지에 대한 새로운 의문도 제기했다.

이 점액은 장벽의 특정 선세포에서 분비되며 물과 섞이면 일종의 젤 형태로 변하는 점액질(뮤신mucins)을 형성한다. 만약 이 점액이 없다면 배변이 무척 힘겨워질 것이다. 또한 이 점액층은 박테리아가 장세포에 도달하는 것을 방지하고, 신체에 미치는 영향을 차단하는 역할을 한다. 하지만 아무리 사이가 좋다 하더라도 인간 세포와 미생물 사이에는 항상 최소한의 거리가 있어야 하며, 그렇지 않으면 면역체계가 공격과 반격에 나설 수 있다.

이 경계는 수백 마이크로미터의 얇은 두께이며, 자세히 살펴보면 두 층의 점액으로 이루어져 있다. 안층은 장세포에 직접 닿아 있으며 매우 단단하여 박테리아가 침투할 수 없다. 반면에 바깥층은 더 부드러우며 박테리아가 서식하는 일종의 혼합 구역이다. 이 혼합 구역은 신체의 면역세포가 좋은 것과 나쁜 것을 구별하는 법을 배우는 놀라운 일을 하는 곳이기도 하다. 몸에 유익한 것으로 인식되는 박테리아는 점액 속에 포함되는 것이 허용된다. 또한 유해한 세균은 항체나 특정 독성 펩타이드에 의해 억제되기도 한다. 혼합 구역에서는 인간과 미생물 사이에 일종의 상품 교환이 이루어진다. 박테리아는 장세포에 흡수되는 단쇄 지방산과 기타 물질을 장내로 전달한다. 장세포는 이를 자체적으로 활용하거나 혈류로 방출하여 다른 용도로 사용하기도 한다.

만약 외부 점액층에 박테리아가 더 이상 충분히 공급되지 않으면 어떻게 될까? 이를 알아보기 위해 미생물학자 데사이가 이끄는 연구팀은 먼저 사람의 소화관에 사는 14가지 박테리아 혼합물을 생쥐에게 이식한 후 40일 동안 다당류가 전혀 들어 있지 않은 음식을 제공하고 동물의 장 내용물을 조사했다. 그 결과 일부 유형의 박테리아가 사라졌다는 소넨버그의 실험이 사실로 확인되었다. 그 이유는 분명했다. 박테리아가 더 이상 먹이를 찾을 수 없었기 때문이었다.

그렇지만 다른 결과도 있었다. 일부 박테리아가 스스로 해결책을 찾아 나서기도 한 것이다. 식이섬유가 부족해지자 일부 박테리아는 새로운 상황에 맞게 신진대사를 조절하기 시작했다. 이들은 장 점액층에 구멍을 내고 점액의 바깥층과 안층을 파괴하여 결국 장세포와 장내 미생물군 사이의 중요한 장벽을 뚫기에 이르렀다.

이것은 우리 몸에 얼마나 위험할까? 이를 알아보기 위해 데사이와 그의 동료들은 또 다른 실험을 진행했다. 점액층에 구멍이 뚫린 쥐에게 위험성을 내재한 막대 모양의 박테리아, 시트로박터 로덴티움Citrobacter rodentium을 감염시킨 것이다. 그 결과 쥐들에게는 치명적인 장 염증이 빠르게 발생했다. 이 결과는 병원균이 점액 구멍을 통해 장벽으로 침투하여 감염을 일으킬 수 있다는 것을 말해준다. 한편 대조군인 쥐들에게는 다당류가 15% 함유된 사료를 먹인 다음 시트로박터균을 주입했다. 이 쥐들은 건강한 상태를 유지했는데, 이는 장 점액이 병원균을 막아내고 방어하는 역할을 했기 때문으로 보인다. 마헤시 데사이 박사는 인간의 몸에도 비슷한 현상이 일어날 수 있다고 말한다. 박테리아가 점액층을 먹어치울 때 구멍이 생기는데 이 구멍으로 병원성 미생물이 침입해 들어올 수 있다는 것이다.

미생물로 장을 치유하는 법

미생물군이 풍부할수록 미생물은 자신의 임무를 더 잘 수행하고 건강을 유지하는 데 도움을 준다. 연구자들은 남아메리카에 살면서 외부 세계와 거의 접촉이 없었던 야노마미 원주민의 장에서 지금까지 가장 다양한 미생물군을 발견했다. 연구자들은 원주민들의 세계로 들어가 이들의 대변 샘플을 요청하여 왜곡되지 않은 미생물군이 무엇으로 구성되어 있는지 연구했다.

서구 국가에서는 빈번한 약물 사용 등으로 일부 장내 박테리아 균주가 이미 멸종해버렸을 가능성이 높다. 항생제는 해로운 세균에 효과적이며 생명을 구할 수 있고 특정 상황에서 필수 불가결하지만, 실제 병원균 외에도 우리 몸에 유익한 다른 많은 박테리아를 죽이기도 한다. 마찬가지로, 제왕절개 출산이 흔해지면서 산모의 질과 분변 속 박테리아가 아기에게 자연적으로 전파되지 못하는 일이 점점 많아지고 있다. 그래서 의사들은 제왕절개 시에도 아기가 산모에게 박테리아를 전달받을 수 있도록 '질 분비액 심기 vaginal seeding' 요법을 고안했다. 이 방법은 출산 직후 산모의 질 분비물을 아기의 입, 코, 피부에 살짝 발라주는 방식이다.

장내 미생물이 재생될 수 있도록 외부에서 유익한 박테리아를 도입하자는 개념에 바탕을 둔 다른 치료법도 있다. 말을 돌보는 수의사들은 이 원리를 오래전부터 알았으며, 이를 '내강유체전달 transfaunierung'이라고 부른다. 복통을 앓는 말에게 건강한 말의 배설물을 섞은 탁한 액체를 먹이는 것이다. 오랫동안 말을 위해 사용하던 처방법이 이제는 인체 의학을 풍요롭게 하고 있다. 장에 문제가 있는 사람들에게 다른 사람의 대변을 처방하는 방식이다. 이 미묘한 의약품은 예나 대학 병원의 약국에 보관되어 있다. 대변은 병원 근처에서 일하거나 거주하는 건강한 사람의 대변으로, 약 20~30%의 박테리아로 구성되어 있다.

예나 대학을 방문한 나는 이 샘플 의약품을 어떻게 받는 것인지 궁금했다. 위장병연구소의 젊은 생물학자이자 직원인 아른트 슈퇴베Arndt Steube가 이 일을 담당하고 있었다. 기부자들은 샘플이 필요할 때마다 밀봉된 흰색 플라스틱 용기에 대변을 담아 연구진에게 전달한다. 그때마다 기부자들이 받는 금액은 30유로이다. 그런 다음 본격적인 처리 과정을 거치게 된다고 슈퇴베 씨는 말했다.

"가장 힘든 순간은 용기를 열 때입니다. 그것을 증기 배출이 되는 작업대 아래에서 균질화하는 과정은 좀 더 견딜 만하지요."

슈퇴베 씨는 납품된 재료를 검사하고 식염수와 혼합한 후 결과물을 플라스틱 튜브에 옮겨 상자에 포장한 다음 병원 약국으로 운반한다. 그곳에서 직원들은 600마이크로리터의 현탁액을 캡슐에 채운 다음 냉동실에 넣는다.

예나의 환자들은 이 약품으로 치료를 받는다. 여기에는 만성 장염증인 중증 궤양성 대장염을 앓는 환자들도 포함된다. 이들은 면역 세포가 본인의 장을 공격하여 복부 경련과 고통스러운 배변 또는 피가 섞인 설사와 같은 증상을 겪고 있다. 이들에게 건강한 다른 사람의 대변은 마지막 희망이라고 볼 수 있다. 대변에 포함된 박테리아는 그들의 장에 서식하며 장을 다시 건강하게 만드는 역할을 한다. 예나에서 위장병, 간학, 감염학에 특화된 내과 4과를 이끌고 있는 안드레아스 스톨마흐Andreas Stallmach 박사는 이렇게 말했다.

"초기 연구에 따르면 20~30% 환자가 이 약의 혜택을 받는 것으로 나타났습니다."

그는 약 200명을 대상으로 한 임상 연구에서 이 치료법의 잠재력을 조사하고자 했다. 연방 교육 연구부는 이 프로젝트에 200만 유로가 넘는 자금을 지원하고 있다.

대변 치료에서는 바이러스와 병원성 박테리아, 위험한 곰팡이, 단세포 기생충 또는 촌충의 여부를 사전에 검사하고 걸러낸 대변만 사용할 수 있다. 예나 대학 병원의 대변은 다양한 미생물 종을 확보하기 위해 5명에게서 채취하여 캡슐에 혼합한 것이다. 환자들은 12주 동안 일주일에 5일, 아침과 저녁에 각각 5개씩 총 10개의 캡슐을 삼키게 된다. 그리 맛있게 들리지는 않겠지만 예나의 접근법에서 볼 수 있듯 자가면역질환에 대한 이 새로운 치료법이 혐오스럽다는 이유로 중단되는 일은 없을 것 같다. 스톨마흐 박사에 따르면, 절망적인 상태의 환자들이 매주 분변 캡슐을 처방받고 싶다는 문의를 해오고 있다.

악명 높은 설사균인 클로스트리디오이데스 디피실Clostridioides difficile(이전에는 클로스트리듐 디피실Clostridium difficile로 알려짐)과의 싸움에서 대변 치료는 지금까지 가장 효과적인 치료법으로 입증되었다. 이 병원체는 장에 염증을 일으키고 설사를 유발하는 단백질을 분비하는데, 일단 감염되면 환자는 하루에도 수차례 화장실로 달려가야 한다. 수분과 전해질을 많이 잃기 때문에 탈진으로 사망할 수도 있다. 독일에서만 매년 400명 정도가 클로스트리디오이데스 감염으로 사망하고 있다.

대변 이식 치료를 통해서 장은 다시 안정을 찾을 수 있으며 설사를 멈출 수 있다. 이때 치료의 성공률은 90% 이상이다.

기증자의 대변은 여러 경로를 통해 이식된다. 코에 연결된 튜브나 항문을 통해 대장에서 장으로 연결되는 튜브를 사용하거나 관장 주머니를 사용하는 등 다양한 방법으로 전달할 수 있다. 일부 사람들은 직접 이 치료법을 시도해보고 소셜 미디어에 자신의 경험을 공유하기도 했다. 캐나다의 감염학자 마이클 실버맨Michael Silverman은 의학저널 《임상 위장병학 및 간학Clinical Gastroenterology and Hepatology》에 대변 이식술에 대한 자가 가이드까지 발표했다. 기증받은 재료 외에 식염수, 핸드믹서, 관장 주머니를 준비하면 된다. "밀크쉐이크를 만들어 본 적이 있다면 누구나 할 수 있습니다"라고 실버맨 교수는 말한다.

하지만 예나의 스톨마흐 교수는 함부로 다른 사람의 대변을 가지고 스스로 처방하는 일을 하지 말라고 강력히 경고한다. 기증자를 선택하는 일은 아무리 신중해도 지나치지 않기 때문이다. 보스턴의 매사추세츠 종합병원에서 임상시험에 참여한 73세 남성은 건강한 여성의 대변이 담긴 캡슐을 투여받았으나 얼마 지나지 않아 사망했다. 조사 결과 46번 기증자인 이 여성은 자신도 모르게 여러 가지 약물에 내성을 보이는, 다제내성 박테리아에 감염된 것으로 밝혀졌다. 면역체계가 손상된 노인에게 이식된 후, 이 균주는 장에서 통제할 수 없을 정도로 퍼져 수혜자를 사망에 이르게 만들었다.

프로바이오틱스의 의문스러운 이점

이론적으로 프로바이오틱스 제품 섭취는 장내세균총을 개선한다. 프로바이오틱스에는 특히 건강에 좋다고 알려진 박테리아가 포함되어 있기 때문이다. 여기에는 요구르트 음료나 캡슐에 들어 있는 유산균도 포함된다. 전 세계에서 매년 수백억 유로를 프로바이오틱스 홍보에 지출하고 있다. 그러나 이러한 제품이 실제로 제조업체가 주장하는 것만큼 효과가 있는지는 상당히 의문스럽다.

대부분 프로바이오틱스 박테리아는 장에 영구적으로 서식하지 못한다. 이스라엘 와이즈만연구소에서 진행한 연구 실험에서 건강한 피험자들이 4주 동안 매일 최소 250억 마리의 박테리아가 들어 있는 시판 캡슐 2개를 섭취했다. 그런 다음 연구진은 장에서 샘플을 채취하여 섭취한 박테리아가 어느 정도 서식하고 있는지 조사했는데, 대부분의 경우 박테리아가 전혀 발견되지 않았다! 이는 건강한 사람들이 습관적으로 프로바이오틱스 제품을 섭취하더라도 그만큼 제품이 빠르게 배설되어버린다는 것을 의미한다. 말 그대로 돈을 변기에 버리는 셈인 것이다.

항생제 치료 후에도 프로바이오틱스 제제는 손상된 장내세균총을 정상화하는 데 거의 도움이 되지 않는다. 섭취한 박테리아가 장에 정착하더라도 이들의 세력이 너무 커지면 이전의 자연 세균총이 다시 돌아올 기회가 줄어들기 때문이다.

식이섬유만이 정답이다

현대 영양 과학의 창시자인 막스 루브너Max Rubner는 식이섬유를 쓸모없는 것으로 여겼다. 그는 곡물을 껍질, 배아, 겉껍질과 함께 갈아서 먹는 이전의 일반적인 관행을 폐지하는 것을 지지했다. 《현행 영양의학Aktuelle Ernährungsmedizin》 저널에서 과학자인 안드레아스 한Andreas Hahn과 그의 동료들은 이렇게 말했다.

"곡물의 외피는 소화가 안 되는 불필요한 것으로 간주되었기에 이러한 견해는 논리적으로 받아들여졌다."

무시되어왔던 이러한 식품 성분에 대한 영양학적 재평가를 이끌어낸 것은 영국의 열대 지역 의학 전문가인 데니스 버킷Denis Burkitt과 그의 연구진 덕분이었다.

버킷은 우간다 주민들이 서구인보다 훨씬 더 많은 섬유질을 섭취한다는 사실을 발견했다. 이들은 또한 대변을 서구인보다 훨씬 더 많이 만들어내고 더 쉽게 배설했다. 식이섬유는 수분을 흡수해 대변에 적당한 부피와 부드러운 질감을 더해줌으로써 규칙적인 배변 활동을 돕는다. 또한 장내 유해 물질과 결합해 이들을 체외로 배출하는 데 기여한다.

버킷은 서구식 식단이 식이섬유가 부족하고 칼로리는 높아 대장이 건강을 유지할 만큼 충분히 활동하지 못한다고 지적했다. 그는 미국을 변비 국가라고 비웃으며 이렇게 덧붙였다.

"변의 양이 적으면 가까운 곳에 큰 병원이 있어야 합니다."

한편 연구자들은 유익한 박테리아가 좋아하는 다당류를 찾고 있다. 장 질환 환자가 이러한 다당류를 섭취하면 장내 유익한 미생물이 더 활발하게 증식할 수 있다. 이러한 물질을 '프리바이오틱스'라고 한다.

프리바이오틱스를 초기에 시장에 내놓은 사람은 생화학자 슈테판 젠와인Stefan Jennewein이다. 수년 전, 그는 앞에서 언급했던 모유올리고당HMO을 산업적으로 대량 생산하여 인공 이유식에 첨가할 방법을 찾았다. 올리고당 역시 다당류와 유사하게 복합탄수화물로 구성되어 있지만, 크기가 더 작다. 보통 최대 10개의 서로 다른 요소로 이루어져 있다.

과거에는 올리고당을 화학적으로만 합성할 수 있었기 때문에 비용이 많이 들고 흡수율이 터무니없이 낮았다. 그러다 젠와인은 실험실에서 박테리아를 변형하여 특정 HMO를 대량 생산하는 데 성공했다. 이로 인해 제품을 충분히 공급할 수 있게 됐다. 이에 젠와인은 특허를 출원하고 2005년에 라인란트팔츠의 라인브라이트바흐라는 곳에서 젠와인 바이오테크놀로지Jennewein Biotechnologie라는 회사를 설립했다. 내가 회사를 방문했을 때 이곳에는 직원들이 4교대로 근무하고 있었다.

거대한 발효기에서는 HMO를 생산하는 박테리아가 증식하고 있었다. 매일 18만 리터의 용액이 쏟아져 나오면서 후속 공정을 거치게 된다. 상층액은 멸균 환경에서 여과되고 건조되어 하얀 분말로 남는다. 젠와인은 각각 다른 HMO를 사용한 7종류의 제품을 출시했는데, 이유식 제조업체들은 이 분말을 모유 대용식에 첨가하여 모유에 더 가까운 제품을 만들어냈다.

이들 제품에 대한 수요는 높은 편이다. 젠와인은 곧 회사를 상장하는 것이 목표라고 이야기했는데 그러던 중 거절할 수 없는 좋은 제안을 받았다. 2020년에 덴마크에 본사를 둔 세계적인 생명공학 기업 크리스찬 한센Chr.Hansen이 2억 유로를 추가로 투자하여 HMO 생산을 더욱 확대하기 위해 젠와인의 회사를 인수한 것이다.

한편 룩셈부르크의 마헤시 데사이는 의학적 이유로 고섬유질 식단을 더 이상 소화할 수 없는 환자들을 위해 맞춤형 식단을 구상하고 있다. 그는 음식 알레르기가 있는 어린이나 장 염증이 있는 성인이 질병을 극복하기 위해 어떤 유형의 다당류를 섭취할 수 있는지 알아보기 위한 임상 연구를 하려고 한다. 실험 단계에서 동료들과 함께 만성 염증성 장 질환을 앓는 쥐에게 프리바이오틱 다당류를 먹여보았다. 사과, 귀리 또는 밀에서 추출한 프리바이오틱 섬유질로 염증성 장 질환을 치료한 결과 증상이 완화되는 것을 확인할 수 있었다. 이 야망 있는 미생물학자가 자신이 완성한 최초의 의약품을 언제 시장에 내놓을지는 아직 지켜보아야 하지만 말이다.

시중에는 개인이 미생물 군집 검사를 받을 수 있는 서비스가 이미 제공되고 있다. 민간 기업에서 대변 검사 또는 장내세균총 분석을 제공하며, 가격은 제공업체에 따라 170유로에서 300유로 정도다. 의뢰인은 작은 대변 샘플을 샘플 용기에 담아 실험실로 보내면 된다. 몇 주 후에 서비스 제공업체 웹사이트에 접속하여 액세스 코드를 통해 결과를 확인할 수 있다.

그러나 이러한 분석이 어떤 이점이 있는지는 과학적으로 입증되지 않았다. 나도 호기심에 그 검사를 받았다가 즉시 업체로부터 박테리아 배양액이 포함된 어마어마하게 비싼 식품 보충제 구매를 권유받았다. 이 일을 통해 나는 미생물총 검사가 미심쩍은 프리바이오틱스 제품의 마케팅 수단에 불과하다는 사실을 깨닫게 되었다.

그러므로 산업적으로 가공된 식품보다는 다양한 공급원에서 섬유질을 섭취하는 것이 더 바람직하다는 점을 강조하고 싶다. 마헤시 데사이의 말처럼 다양한 과일과 채소를 섭취하는 것이 가장 좋다. 그는 이렇게 말했다.

"한 종류의 곡물이나 과일만 먹는다면 미생물 군집에 그리 좋은 영향을 미치지 못합니다. 콩이나 견과류 등 다양한 식품을 골고루 섭취해야 합니다."

통밀 빵이나 오트밀, 특히 곡물 공장에서 나오는 부산물이라 볼 수 있는 겨나 밀기울에는 식이섬유가 풍부하다. 독일의 성인은 평균적으로 매일 20그램 미만의 식이섬유를 섭취한다. 독일 영양학회는 하루 최소 30그램의 식이섬유를 섭취하라는 가이드라인을 설정했다. 이 정도의 식이섬유를 규칙적으로 씹어서 섭취하면 장내 유익한 미생물, 일명 슈퍼히어로들에게 최적의 영양을 공급할 수 있다. 앞으로는 자신의 장내 슈퍼히어로들과 함께 식사하라는 것이다.

ONE
POINT
TIPS

장내 유익균을 훈련시켜라

인간은 개별적인 존재가 아니다. 우리는 거대한 숙주와 수많은 작은 생물로 구성된 하나의 생태 시스템이다. 곰팡이, 원생동물, 바이러스 외에도 수조 개의 박테리아가 우리 피부와 점막에 서식하고 있다. 특정 유형의 미생물은 사람을 병들게 할 수 있다. 그럼에도 불구하고 우리는 멸균된 세상에서 살아남을 수 없다. 대다수 미생물은 인체에 완전히 무해하며 일부는 매우 유용하기도 하다. 또 인간과 미생물 사이의 균형은 변화하는 생태계를 건강하게 유지한다.

그러므로 우리는 이 유익한 서식자들, 특히 수조 개의 박테리아가 서식하는 대장 속의 서식자들을 돌보고 유지하는 데 많은 관심을 기울여야 한다. 장내세균은 면역체계를 훈련하고 적대적인 세균을 퇴치하는 일을 한다. 또 소화 기능을 조절하고 중요한 영양소를 공급하기도 한다.

이 슈퍼히어로들이 제 역할을 할 수 있도록 장내세균이 좋아하는 음식인 식이섬유를 충분히 섭취해야 한다. 음식에 함유된 대부분의 섬유질은 식물의 세포벽이나 기타 구조를 형성하는 큰 분자인 다당류로 구성되어 있다. 이러한 물질은 사람이 소화할 수 없지만 박테리아는 이를 분해하여 인간의 신진대사에 건강한 영향을 미치는 귀한 물질로 전환시킨다.

섬유질을 너무 적게 섭취하면 인간과 미생물 사이의 유익한 공생이 해로운 불균형으로 바뀔 수 있다. 이로 인해 장 염증이나 대사 질환에 걸리기 쉽다. 다당류가 부족한 서구식 식단은 세균이 장 점액 속에서 장의 구멍을 파먹고 자랄 수 있도록 한다. 어떤 음식도 혼자서는 신진대사를 완벽히 이루지 못한다는 사실을 깨닫게 되면, 균형 잡힌 식단으로 전환하는 일이 훨씬 수월해질 수 있다. 장내세균총은 자연적으로 매일 최소 30그램의 식이섬유를 필요로 한다.

10장

왜 운동해도 몸무게가 줄지 않을까

체지방을 불태우는 간헐적 단식과 공복 운동

최근 수십 년 동안 독일인의 몸무게는 큰 폭으로 증가했다. 현재 독일 여성의 절반과 남성의 3분의 2가 과체중이라 할 수 있다. 많은 사람이 이 상황을 불만스러워한다. 2021년 소비 및 미디어 분석에 따르면 성인 800만 명 이상이 체중을 줄이면 "정말 행복할 것"이라고 답했다.

그러나 식단을 완전히 바꾸기보다는 몸을 움직이는 것을 선호하는 사람들도 많다. 이들은 날씬한 몸매를 가꾸기 위해 조깅과 자전거 타기를 즐기며 헬스클럽에 등록한다. 사실 지방은 근육의 연료 역할을 한다. 1파운드의 지방조직에는 3,750칼로리의 열량이 담겨 있다. 따라서 지방을 녹이려면 신체 활동이 필요하다.

하지만 안타깝게도 이러한 수학적 계산이 꼭 들어맞는 것은 아니다. 나 또한 지난 10년간 규칙적으로 달리기를 하고 자전거를 많이 탔지만 저절로 몸이 가벼워지지는 않았다. 친구와 지인들도 비슷하게 느끼고 있다. 이들은 운동을 좋아하지만 몸이 왜 더 날씬해지지 않는지 궁금해한다. 거기에는 매우 진부하지만 우리가 종종 간과하는 이유가 하나 있다. 운동을 많이 하다 보면 식욕이 왕성해져서 자연스럽게 더 많이 먹게 된다는 것이다. 이렇게 하면 근육은 늘어나지만 체지방이 쉽게 줄지는 않는다.

그러나 칼로리 섭취를 늘리지 않고 신체 활동을 증가시켜도 살이 쉽게 빠지지 않을 때가 많다. 직관적으로 우리는 신체 활동이 증가하면 에너지 소비도 비례해서 증가한다고 생각한다. 안타깝게도 이는 사실이 아니다. 신체는 체중 감량을 막기 위해 스스로를 방어하기 위한 속임수를 쓴다. 다시 말해 신체 활동 후 가만히 있는 시간 동안에는 에너지 소비를 줄이는 것이다. 잠시 후에 살펴보겠지만, 이 효과는 최근에 발견된 것으로 진화 과정에서 생긴 적응이다. 이를 통해 우리의 몸은 에너지 요구량을 비교적 일정하게 유지한다.

실제로 열역학 법칙이 인체에도 적용된다고 예상할 수 있다. 공급하는 에너지보다 더 많은 에너지를 소비하면 체중이 감소하는 것이다. 이것은 다이어트를 시작할 때 아주 성공적으로 작동한다. 칼로리 섭취를 줄이면 처음에는 체중계에서 눈에 띄는 효과를 거둘 수 있다. 그러나 체중을 감량하면 신체가 덜 활성화되고 종종 근육량도 감소한다. 그렇기 때문에 신체의 기초대사율, 즉 휴식 중 에너지 요구량도 감소한다. 체중이 10% 이상 감소하면 에너지 대사는 약 20~25%까지 불균형적으로 떨어진다. 따라서 지속적으로 체중을 감량하려면 1일 칼로리 섭취량을 계속 재조정하면서 점점 제한해야 한다는 것을 분명히 알 수 있다.

그런데 시간이 지나면 이를 엄격하게 관리할 수 있는 사람이 점점 줄어드는 경향이 있다. 다이어트를 시작하기 전으로 돌아가서 예전과 같은 칼로리를 매일 섭취하면, 악명 높은 요요 현상을 경험하게 된다.

의사들은 이러한 딜레마에서 벗어나기 위해 예전부터 신체 활동을 권장해왔다. 이는 목표한 방식으로 에너지 소비를 증가시키고 계획에 따라 지방을 태우는 방법이다. 하지만 미국의 인류학자 허먼 폰처Herman Pontzer와 그의 연구팀이 발견한 것처럼 우리 몸은 이 방식에 대해 놀라울 만큼 효과적으로 저항한다. 그는 탄자니아에서 지금도 수렵과 채집 생활을 하는 하드자Hadza족을 대상으로 첫 번째 연구를 진행했다. 그곳에서 폰처 교수는 남성 13명과 여성 17명의 에너지 소비량을 조사하고 이 결과를 여러 선진국 사람들의 측정 데이터와 비교했다. 폰처 교수는 다음과 같이 말한다.

"하드자족 수렵 채집인들은 매우 활동적인 생활 방식을 가지고 있지만, 그들의 1일 에너지 소비량은 미국이나 유럽의 성인과 별로 다르지 않았습니다."

폰처는 이 놀라운 결과에 대해 신체가 기초대사율을 조작하는 속임수를 개발했을 수도 있다는 발상을 떠올렸다. 폰처와 그의 동료들은 미국과 아프리카에서 총 332명이 참여한 이 연구 결과를 《현대 생물학》 저널에 발표했다. 주된 내용은 활동적인 사람들의 에너지 요구량이 일정 시점에 정체기에 도달하여 결국은 적당히 활동하는 사람과 비교해도 더 많은 칼로리를 소모하지 않는다는 사실이었다. 이는 모든 사람이 특정 활동을 하는 동안 동일한 양의 에너지를 소비하지만, 운동 후 휴식 시간에는 특히 활동적인 사람들이 그렇지 않은 사람들보다 상대적으로 더 적은 에너지로 유지하기 때문이다. 이러한 신체 적응 과정은 아마도 활성화된 근육에서 분비되는 호르몬 유사 물질인 마이오카인에 의해 촉발되는 것으로 추정된다. 마이오카인은 운동 중과 운동 후에도 끊임없이 "가능한 한 에너지를 절약하시오!"라는 신호를 보낸다.

구체적으로 설명하면 다음과 같이 상상할 수 있을 것이다. 신체 활동 후 사람들은 기분 좋은 피로감을 느끼며, 근육은 더욱 이완되어 에너지 소모가 줄어든다. 겉으로는 드러나지 않지만, 신체의 세포들은 중요한 대사 활동을 천천히 수행하며, 이는 1일 기초대사율을 낮추는 역할을 한다.

폰처 교수에 따르면 이는 성 생식에 필요한 에너지의 양도 줄일 수 있다. 실제로 여성 육상선수는 운동 중에는 때로 생리가 멈추기도 한다. 힘든 훈련 기간 동안, 신체는 난자가 성숙될 때까지 기다리며 생식 활동을 잠시 멈춘다. 이는 임신이 약 7만 8,000칼로리의 에너지를 소모하고, 매일 최대 630칼로리가 필요한 모유 생산처럼 신체에 큰 에너지 부담을 주기 때문이다.

진화론을 지지하는 의사의 관점에서 보면 활동량이 많으면 몸이 허약해진다는 것은 당연한 일이다. 특히 식량이 부족했던 선사시대 인류는 하루 종일 먹거리를 찾아다녀야 했다. 이처럼 육체적으로 힘든 시기에는 생존하려면 가능한 한 에너지를 여러 곳에 저장하는 것이 필수적이었다.

이 진화적 메커니즘 때문에 과식을 하는 선진국 사람들은 체중을

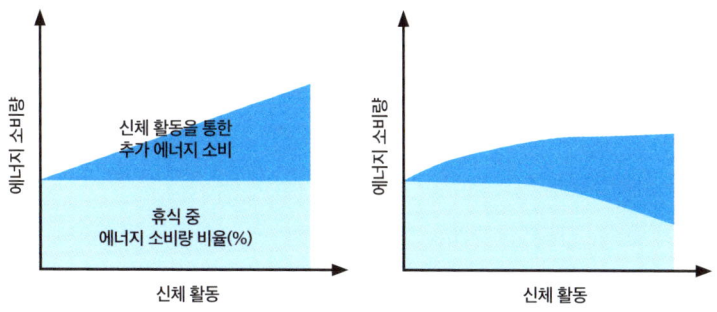

기존의 개념에 따르면 에너지 소비량이 운동량에 비례하여 증가한다(왼쪽). 그러나 새로운 개념에 따르면 신체적으로 활동적인 사람의 경우 휴식 상태에는 에너지 소비가 줄어든다. 따라서 총 에너지 소비량은 선형적으로 증가하지 않는다.

감량하는 것이 어렵다. 에너지 소비를 늘려 체중을 줄이려면 매일 몇 시간씩 꾸준히 운동하며 신체를 단련해야 한다. 시간이 없는 것은 말할 것도 없고 이렇게까지 운동을 하려는 사람도 거의 없을 것이다.

우리는 또한 몸이 어디서 반응하는지를 알아채고 동시에 여러 가지 조정을 해야 한다. 운동은 확실히 체중 감량에 도움이 될 수 있지만 결정적인 요소는 칼로리 섭취량이다. 장기적으로 날씬한 몸매를 유지하고 싶다면 식단을 근본적으로 바꾸는 방법 외에는 없다. 특히 에너지 밀도가 높고 당분이 많은 음식은 피해야 한다.

중요한 건 칼로리가 아니라 음식 성분이다

올리브 오일이나 사우어 크라우트sauerkraut, 쿼크quark 치즈(독일식 발효 치즈) 등 수많은 음식이 가공을 거쳐야만 소화에 좋고 건강에 도움이 된다. 그러나 가공을 과도하게 할 수 있다. 슈퍼마켓이나 패스트푸드점에서 파는 많은 제품과 음식은 공장식으로 생산되며 지방, 설탕, 소금, 그리고 다양한 성분으로 이루어져 있어 건강을 해칠 수 있다. 의사와 영양학자들은 이를 입증하는 연구 결과를 점점 더 많이 발표하고 있다.

한 연구 결과에 따르면, 초가공식품을 많이 섭취하는 어머니는 자녀가 뚱뚱할 가능성이 더 크다. 자녀가 부모의 건강에 해로운 식습관을 그대로 물려받기 때문이라는 명백한 설명이 뒤따른다. 《임상 영양학 저널》에 발표된 논문에 따르면, 이는 질병으로 가는 정해진 수순일 수 있다. 포르투갈에서 과학자들은 7세부터 장기간에 걸쳐 인스턴트 식품을 즐겨 먹는 3,000명 이상의 소아와 청소년을 연구했는데, 그 결과 위와 같은 결론을 얻을 수 있었다. 10세가 되었을 때, 많은 아이의 혈압이 높아졌고 이는 성인이 되었을 때 심혈관 질환으로 이어졌다.

호주 뉴캐슬 대학의 연구진이 밝힌 것처럼 정크푸드를 끊는 것은 쉽지 않은 일이다. 연구진은 735명의 설문 대상자 중 20%에 해당하는 중독성 식습관을 가진 젊은 남녀들의 식단을 조사한 결과, 이들이 초가공식품을 특히 자주 섭취한다는 통계적 연관성을 발견했다. 상파울루 대학의 영양 및 공중보건학 카를로 몬테이로Carlo Monteiro 교수는 초가공식품의 위험성에 대해 다음과 같이 말한다.

"의학계에서 이른바 '초가공식품'이라고 부르는 제품은 섬유질이나 단백질, 풍부한 미량 영양소와 식물성 물질이 부족하고 몸에 해로운 당분이나 지방, 그리고 수많은 첨가물이 들어 있으며 중독되기 쉽게 설계되어 있어서 위험합니다."

그것은 더 이상 진짜 음식이 아니며, 실제 음식을 대체하려는 것일 뿐이다. 포장된 수프나 패스트푸드 버거, 공장식으로 생산된 케이크와 빵, 전자레인지용 즉석식품, 아침식사용 시리얼, 통조림 스튜, 어육이나 치킨 너겟, 청량음료, 에너지 음료 등은 모두 이런 대체 식품에 해당한다. 이러한 식품에는 대개 생산 과정에서 방부제와 안정제, 항산화제와 인공 향료, 유화제, 보습제, 착화제, 향미 강화제가 첨가된다. 지방과 설탕은 기본이다. 초가공식품으로 만든 식사는 가공되지 않거나 최소한으로 가공된 재료로 만든 식사에 비해 설탕 함량이 두 배 이상 높다. 가공식품은 질감이 부드러워 빨리 먹어치우게 되므로 포만감이 너무 늦게 느껴질 수 있다. 실험 대상자에게 초가공식품을 제공하면 자연식품을 제공한 날보다 하루 평균 약 500칼로리를 더 섭취하는 것으로 나타났다.

산업체 요리사가 개발한 레시피는 사람들이 점점 더 많이 먹도록 유혹한다. 본에 본부를 둔 독일 영양학회에 따르면 점점 더 많은 사람이 이런 제품을 소비하고 있다.

"초가공식품이 자연식품이나 갓 조리한 요리에 기반한 식단을 대체하고 있는 것이 현실입니다."

이것이 바로 초가공식품이 병적 비만의 확산을 주도하는 이유다.

독일에서는 성인 4명 중 1명이 이미 치료를 받아야 할 정도로 과체중이다. 제2형 당뇨병, 고혈압, 심혈관 질환, 심장마비, 뇌졸중, 지방간, 요산, 콜레스테롤 수치 증가와 같은 모든 문제가 상업적으로 가공된 식품을 지나치게 섭취한 것과 연관 있다. 섬유질을 너무 적게 섭취하게 되므로 장내세균총이 빈약해져 만성적인 장 염증이 발생한다.

《영국 의학 저널》에 발표된 연구에 따르면 인스턴트 피자나 패스트푸드 등을 즐기는 남성은 대장암에 걸릴 위험이 29% 더 높게 나타났다. 이러한 상관관계는 물론 여성에게도 나타났지만, 상대적으로 그 심각성은 덜했다. 미국 터프츠 대학의 영양학자 루 왕Lu Wang은 이 연구 논문의 수석 저자다. 그녀는 연구 결과를 다음과 같이 설명했다.

"주로 초가공식품의 범주에 속하는 가공육은 강력한 대장암 위험 요인입니다. 또한 초가공식품은 당분이 많고 섬유질이 적어 체중 증가와 비만을 유발하며, 비만은 대장암의 위험 요인으로 알려져 있습니다."

이 연구에서 여성이 남성보다 대장암 위험이 낮게 나온 사실은 아마도 초가공식품 범주에 속하긴 하나 건강에 좋은 특정 유제품을 여성들이 많이 섭취하기 때문일 수 있다. 연구에 참여한 여성들은 요거트를 많이 섭취하여 다른 가공식품의 유해한 영향을 상쇄할 수 있었던 것으로 보인다.

루 왕의 연구팀은 아직 암 위험이 증가하는 구체적인 메커니즘을 밝혀내지는 못했다. 그러나 베를린 샤리테 대학의 내분비학 및 대사의학 클리닉의 의사이자 영양 전문가인 슈테판 카비쉬Stefan Kabisch는 이번 연구 결과가 충분히 개연성이 있다고 말한다.

"가공식품의 제조 공정에서 우리가 원하지 않는 물질이 식품에 유입됩니다. 방향족 탄화수소와 니트로사민이 생성되지요. 또 식품의 가열, 경화, 보존 과정에서 암을 유발할 수 있는 물질이 추가로 생성됩니다."

체중을 감량하고 싶다면 이제 쇼핑 습관부터 바꾸어야 한다. 초가공식품, 단 음료, 과자는 장바구니에 넣지 말아야 한다. 또 과체중을 줄이고 싶다면 빵이나 감자, 쌀, 파스타, 맥주도 피해야 한다. 소화가 잘되는 탄수화물은 인슐린 대사를 빠르게 촉진하여 지방이 빨리 쌓이도록 하기 때문이다.

뒤셀도르프에서 서독 당뇨병 및 건강센터를 운영하는 슈테판 마르틴Stephan Martin 박사는 자신의 치료 방법을 설명하면서 이렇게 말했다.

"중요한 것은 칼로리 수치가 아니라 음식의 구성 성분입니다. 탄수화물이 적을수록 다이어트에 더 좋습니다."

악마화된 지방의 위협

통념에 따르면 에너지는 균형을 이루어야만 한다. 탄수화물, 단백질 또는 지방에서 섭취하는 칼로리가 기초대사율과 신체 활동을 통해 소비하는 칼로리보다 많으면 우리의 몸은 더 뚱뚱해진다. 반대로 저칼로리 식단을 섭취하는 경우, 즉 신진대사가 실제로 소모하는 에너지보다 적은 에너지를 섭취하면 그 사람의 지방 보유량은 줄어들 수밖에 없다.

탄수화물이나 단백질 1그램에는 4칼로리가 들어 있는 데 반해, 지방 1그램에는 9칼로리가 들어 있다. 이러한 수치를 근거로 많은 의사가 여전히 지방을 가장 살이 잘 찌는 음식으로 간주하고 저지방 식단을 권장한다.

이러한 저지방 식단은 수십 년 동안 전파되어왔으며 오늘날에도 여전히 지배적인 의학적 권장 사항에 반영되어 있다. 예를 들어 독일 영양학회에 따르면 포화 지방산은 하루에 섭취하는 칼로리의 10%를 넘지 않아야 한다. 하지만 이 규정은 과학적으로 논란의 여지가 있다. 어쩌면 지방은 억울하게 악마화되었을지도 모른다. 오랫동안 이어져온 통념과는 달리 고지방 식단만으로는 심장마비나 뇌졸중의 위험이 크게 증가하지 않을 수 있다는 연구 결과가 발표되었다.

《독일 의사 저널》에서 의학 전문가인 팀 홀스타인Tim Hollstein은 다음과 같이 말했다.

"포화 지방산은 우리가 생각하는 것보다 더 다양하며 그 자체로는 질병을 일으키지 않습니다."

사실 저지방 식품은 득보다 실이 더 많다. 지방 대신 탄수화물을 많이 함유하고 있어서 숨겨진 칼로리 폭탄이라 볼 수 있는 것이다. 슈테판 카비쉬 박사는 말한다.

"저지방 섭취를 권장하는 조언이 오히려 비만을 촉발하는 데 한몫

했습니다."

　최근 몇 년간 독일에서 라드(돼지기름)나 베이컨, 버터 그리고 다른 동물성 지방의 소비가 눈에 띄게 감소했다. 반면 탄수화물 소비는 1950년대 이후 급격히 증가하여 높은 수준으로 유지되었다. 독일에서는 평균적으로 모든 국민이 연간 30킬로그램 이상의 순수 가정용 설탕을 소비하고 있다. 여기에 탄수화물이 체내에서 단당류로 전환되는 전분질 식품도 더해진다. 1960년대 미국 남성의 평균 몸무게는 약 75킬로그램이었지만, 오늘날에는 약 90킬로그램에 달한다. 다른 선진국에서도 상황은 독일과 비슷할 것으로 보인다.

　과다한 당분 섭취는 망막을 공격하고 혈관과 신경을 손상시키거나 신장을 파괴할 수 있다. 800만 명 되는 독일인이 제2형 당뇨병을 앓고 있다. 설탕의 과소비는 전 세계적으로 퍼지고 있는 병적 비만의 진정한 원인으로 간주된다.

　이미 말했듯이, 인슐린 호르몬은 몸의 세포가 혈액 속의 설탕을 흡수하도록 도와준다. 그래서 식사 후에는 체내에서 더 많은 인슐린이 생성된다. 그러나 당뇨병 환자의 경우 세포가 인슐린 호르몬에 반응하는 능력이 점점 떨어져 생명공학적으로 생산된 인슐린을 주입하여 당 수치가 완전히 낮아지지 않도록 할 수밖에 없다.

　그런데 인슐린은 일반 대중에게 잘 알려지지 않은 또 다른 방식으로 에너지 대사에 영향을 미친다. 인슐린 수치가 높아지면 식단에 충분한 탄수화물이 있다는 신호를 보내는 동시에, 신체가 지방을 태우는 것을 방해한다. 이것은 진화의 법칙과 관련이 있다. 인간은 에너지가 부족할 때만 쌓아둔 지방 비축량을 건드리기 때문이다.

이러한 시스템이 탄수화물을 과잉 섭취하는 상황에서는 제대로 작동하지 않는다고 하버드 의과대학의 데이비드 루드위그$^{\text{David Ludwig}}$ 박사는 말한다. 인슐린 수치가 지속적으로 증가하면 무슨 일이 생길까? 그는 이렇게 설명한다.

"너무 많은 칼로리가 지방으로 저장되면서 몸의 다른 부분에는 칼로리가 거의 남아 있지 않게 됩니다. 그러면 뇌는 에너지가 부족하다고 느껴 부족한 칼로리를 보충하려고 배고픔을 느끼게 만들죠."

그 결과는 대부분 사람들이 알다시피 끔찍하다. 설탕은 결코 포만감을 주지 않으며, 오히려 계속해서 음식을 먹게 만든다.

물론 설탕-인슐린 모델을 옹호하는 사람들도 과체중이 과도한 칼로리로 인해 발생한다는 사실을 부인하지는 않는다. 하지만 이들은 식욕에 미치는 호르몬의 영향을 강조한다. 단 음식을 간식으로 먹고 아침부터 밤늦게까지 탄산음료나 맥주를 마시는 사람은 호르몬 대사가 휴식할 시간을 거의 주지 않는다. 뒤셀도르프의 당뇨 전문의인 마르틴 박사는 말한다.

"혈당에 영향을 미치지 않더라도 인슐린 수치가 약간만 높아져도 지방의 분해가 차단됩니다. 저장된 지방은 세포에서 연소되지 못하고, 동시에 과도한 포도당은 지방으로 변환되어 저장됩니다. 이로 인해 인슐린은 새로운 지방 생성을 촉진하게 되며, 결과적으로 지방이 축적되어 평생 과체중을 겪게 되는 것입니다."

대부분 당뇨병 환자는 인슐린 주사를 맞는다. 이 표준 치료법은 혈당 수치를 낮추기는 하지만 체중 감량은 거의 불가능하다. 뒤셀도르프의 의사 마르틴 박사는 다른 방식으로 환자를 치료한다. 인슐린 주사를 조심스럽게 중단하고 몸 자체의 인슐린 생산을 정상화하고자 하는 것이다. 그는 환자들에게 공업용 설탕은 물론 꿀이나 빵, 케이크와 감자, 쌀, 파스타, 맥주도 피하라고 권한다. 과당이 함유된 과일도 피하는 것이 좋다. 반면 당근이나 콜리플라워, 양상추는 원하는 만큼 먹어도 좋다.

"올리브 오일과 함께 채소를 먹는 것도 좋고 생선과 고기도 먹을 수 있으며 달걀과 유제품, 치즈는 원하는 만큼 먹어도 괜찮습니다."

마르틴 박사는 말한다.

"사람들은 맛있는 음식을 실컷 먹을 수 있어요. 다만 한 번만 식습관을 바꾸면 됩니다."

한 연구에서 마르틴은 뒤셀도르프의 가톨릭클리닉협회에 고용된 과체중 또는 비만인 30명을 대상으로 이 치료법을 시험해보았다. 우선 그는 1일 식단의 30% 이상을 탄수화물로 섭취하지 않도록 권장했다. 1년 후, 실험 참가자들은 평균 6킬로그램이 조금 넘는 체중을 감량했으며, 그중 약 70%는 체중을 5% 이상 줄이는 데 성공했다.

그렇다면 설탕을 끊는 것이, 몸이 지방을 분해할 수 있게 하는 열쇠일까? 일단 그렇게 보인다. 런던의 킹스 칼리지 슈레야 차울라Shreya Chawla 박사는 동료 4명과 함께 이 질문에 대한 답을 얻기 위해 성인 6,499명을 대상으로 한 38건의 영양학 연구 데이터를 분석했다. 그 결과 평균적으로 저탄수화물 식단이 저지방 식단보다 체중을 감량하는 데 더 큰 도움이 된다는 사실을 확인했다.

그럼에도 불구하고 파스타나 감자와 같은 쉽게 소화되는 탄수화물을 소시지, 돈가스 등과 같은 동물성 단백질과 지방으로 완전히 대체하는 것은 바람직하지 않다. 육류 소비는 막대한 농지, 그리고 자원 소비와 관련이 있기 때문이다. 예를 들어 돼지는 1킬로그램의 체중을 늘리기 위해 약 5킬로그램의 사료를 필요로 하고, 소는 10킬로그램의 사료가 필요하다.

올바른 탄수화물을 섭취함으로써 저탄수화물 효과를 얻을 수도 있다. 전분이나 가정용 설탕과 같이 소화가 잘 안 되는 나쁜 탄수화물이 아니라 장내세균도 선택하는 좋은 복합탄수화물, 즉 식물성 식품에 풍부한 다당류를 섭취하는 것이다. 통밀가루가 흰 밀가루보다 더 좋은 이유도 바로 이 때문이다. 베를린 샤리테 병원의 영양 전문가인 카비쉬 교수는 말한다.

"우리는 정제된 곡물 제품을 너무 많이 섭취하고 있습니다. 이를 고섬유질 곡물 시리얼 제품으로 대체한다면 저탄수화물만큼 건강하고 생태학적으로 무해한 식단을 실천하는 것과 같습니다."

건강한 식습관에 대한 나의 결론은 다음과 같다. 정제 전분, 설탕, 초가공식품이 해롭다는 것을 각성하라. 반면에 버터와 지방은 악마화되어서는 안 되며 적당히 즐겨야 하는 음식이다. 올리브 오일, 생선, 가끔 반찬으로 먹는 고기나 통곡물 시리얼, 과일, 채소, 견과류, 마늘의 불포화 지방산은 암, 심장마비, 치매, 제2형 당뇨병을 예방하고 수명을 연장하는 것으로 입증된 지중해 식단의 핵심 요소들이다. 주로 식물성 식단을 섭취하고 가공되지 않거나 최소한으로 가공된 식품을 섭취하는 것이 바람직하다.

물론 바쁜 일상생활에서 모든 것을 엄격히 지키기는 어려울 수 있다. 특히 설탕을 끊는 것은 더욱 어렵다. 우리는 어릴 때부터 초콜릿과 젤리, 그리고 여러 과자들을 좋아하도록 길들여졌기 때문이다. 게다가 감자나 쌀, 파스타, 빵은 쉽게 소화되는 탄수화물이므로 피해야 한다면, 우리는 스스로 자문하지 않을 수 없다. 그렇다면 우리는 무엇을 먹어야 하는가?

단식은 젊음을 지켜준다

이 딜레마에서 벗어나고 싶다면 이렇게 해보자. 건강에 좋지 않은 음식을 먹을 수는 있다. 하지만 섭취 기간을 제한해보라. 인슐린 수치가 적절하게 낮아질 수 있도록 하루 정도 아주 긴 휴식을 취하는 것이다.

독일에서는 너무 많이 먹는 데 지친 나머지 단식을 갈망하는 사람들이 점점 늘어나고 있다. 독일 공보험 회사DAK-Gesundheit의 의뢰로 여론조사 기관 포르사Forsa가 실시한 설문조사에 따르면 독일인 70% 이상이 단식을 고려해볼 만하다고 생각한다. 전문 의학 잡지 《MMW-의학의 발전Fortschritte der Medizin》에 따르면 의학계에서 단식요법을 점점 더 많이 사용하고 있다.

> 현대 연구 결과에 의해 뒷받침되는 소위 치료 목적의 단식이나 단식요법이 큰 주목을 받고 있다.

실제로 사람들은 수천 년 전에 정립된 원칙으로 돌아가고 있다.

그리스 작가 플루타르코스는 다음과 같이 조언한 바가 있다.

"약을 먹는 대신 오늘 하루 굶어보라!"

독일에서 오늘날에도 여전히 인기 있는 변형된 단식 요법을 창안한 의사가 바로 오토 부칭거Otto Buchinger다. 알코올과 니코틴을 금하고 글라우버 소금(화학자 요한 루돌프 글라우버가 17세기에 황산화나트륨을 만들었는데, 이것이 글라우버 소금으로 알려져 있다-옮긴이)으로 장을 정화시킨 후 단식일에는 채소 국물이나 주스, 꿀, 허브 차 또는 물만 섭취하며, 하루 에너지 섭취량이 500칼로리를 넘지 않게 한다. 부칭거에 따르면 단식은 몸뿐만 아니라 영혼에도 영향을 미치므로 영적인 요소도 다분하다.

반면에 사람들에게 많이 알려진 알칼리성 단식은 설탕, 커피, 흰 밀가루 또는 기타 '문명화된 음식'을 너무 많이 섭취하면 우리 몸이 '과산성화'될 수 있다는 생각을 기반으로 한다. 이러한 이유로 단식 치료 중에는 몸을 산성화하고 해독하기 위해 과일과 채소만 섭취해야 한다. 본에 있는 독일 영양학회의 정보 서비스에 따르면 알칼리성 단식은 자연 요법 추종자들에게 매우 인기가 많다. 다만 한 가지 문제가 있다.

"그런데 과학적 관점에서 볼 때 산성 침전물의 존재나 산성 식품이 산-염기 균형을 방해한다는 가정은 입증되지 않았습니다."

따라서 알칼리성 단식이나 부칭거 교수의 요법은 논란의 여지가 있다. 하지만 결정적인 것은 단식이 측정 가능한 생화학적 변화를 일으켜 인체에 약리학적 영향을 미친다는 사실이다. 에너지 공급 부족은 세포의 노화 과정을 늦추며, 이는 회춘의 효과를 가져온다. 또 장기간의 단식은 병적 비만, 제2형 당뇨병, 심혈관 질환과 싸우는 데 도움이 된다.

특히 과식하는 사람들이 일정 기간 아무것도 먹지 않을 때 효과를 볼 수 있다. 의학적 감독 아래 이 같은 단식 치료가 이루어진다면 부작용도 거의 없다. 하지만 문제는, 대부분 사람들이 고급 단식 클리닉에서 몇 주 동안 입원 단식을 감당할 여유가 없다는 것이다.

칼로리 제한 다이어트처럼 평생 음식을 충분히 먹지 못하도록 제한하는 접근 방식도 실패할 수밖에 없다. 붉은털원숭이를 대상으로 한 실험의 결과, 가장 효과적인 방법은 칼로리 섭취를 줄이는 것이었다. 당 대사를 개선하고 세포 손상을 억제하며 염증을 예방하고 암, 제2형 당뇨병, 노년기 근육 위축(근감소증), 동맥경화증 등 다양한 질병을 예방하는 데 도움이 되었다. 그러나 이러한 효과는 붉은털원숭이를 끊임없이 굶겨야만 얻을 수 있었으므로, 칼로리 제한은 인간에게 적합한 식이요법이라 보기 어렵다. 이 방법을 따르고자 하는 사람은 평소 섭취하는 칼로리의 30~50%를 줄여야 하며 항상 배고픔에 시달려야 한다.

많은 사람이 간헐적 단식이 대안이 되기를 희망한다. 그러나 오랫동안 널리 알려져온 2 대 5 방식(일주일에 이틀은 굶고 5일은 정상적으로 먹는 방식)과 1 대 1 방식(하루는 굶고 다른 날은 정상적으로 먹는 방식)도 유지하기가 쉽지 않다. 잡지 《연례 영양 리뷰 Annual Review of Nutrition》에 실린 논문은 다음과 같은 결론을 내렸다.

단식 중 극심한 배고픔을 느끼는 사람들이 많다는 보고는 1 대 1 방식의 단식이 실행 가능한 건강 모델이 아니라는 것을 보여준다.

하지만 비교적 쉽게 따라 할 수 있는 변형도 있다. 전문 용어로는 이를 '시간 제한 다이어트'라고 부른다. 개념은 매우 간단하다. 24시간이라는 하루 주기에서 식사 시간을 6시간에서 최대 12시간 이내로 제한하는 것이다. 이 시간 외에는 물, 차 또는 블랙커피와 같이 칼로리가 없거나 극도로 낮은 음료만 허용한다. 이 방법의 가장 큰 장점은 허용된 시간에는 원하는 만큼 먹을 수 있지만 여전히 날씬한 몸을 유지할 수 있다는 것이다.

이는 캘리포니아 솔크생물학연구소의 생물학자 사친 판다Satchin Panda 연구팀의 획기적인 연구에서 밝혀진 결과다. 연구진은 두 그룹의 쥐에게 주로 지방으로 구성된 특정 먹이를 제공했다. 야행성인 이 쥐들은 먹이를 신나게 먹었지만 실험 속 두 그룹에는 결정적인 차이가 있었다. 한 그룹의 쥐들은 먹고 싶을 때 언제든지 먹을 수 있었다. 주로 밤에 먹이를 먹었지만 낮에도 간간히 간식을 먹었다. 반면 다른 그룹의 동물들은 간격을 두고 먹어야만 했다. 밤에는 8시간 동안만 음식을 먹을 수 있었고, 나머지 16시간은 강제로 금식해야 했다. 3개월이 지난 후 모든 동물을 검사해보았다. 먹이를 계속 먹은 동물들은 살이 쪘다. 또한 혈중 콜레스테롤과 포도당 수치가 특히 높았고 간 손상도 있었다. 반면, 간헐적 식사를 한 쥐들은 다른 쥐들과 마찬가지로 많은 칼로리를 섭취했음에도 불구하고 날씬하고 건강한 상태를 유지했다.

시간 제한 다이어트가 인간에게 미치는 효과는 아마도 네 가지 정도로 추정할 수 있다. 16 대 8 방식(한 번에 16시간 동안 금식하고 8시간 동안 마음대로 식사)을 예로 들어 설명해보겠다.

장시간 식사 중단(간헐적 단식)이 몸에 미치는 영향

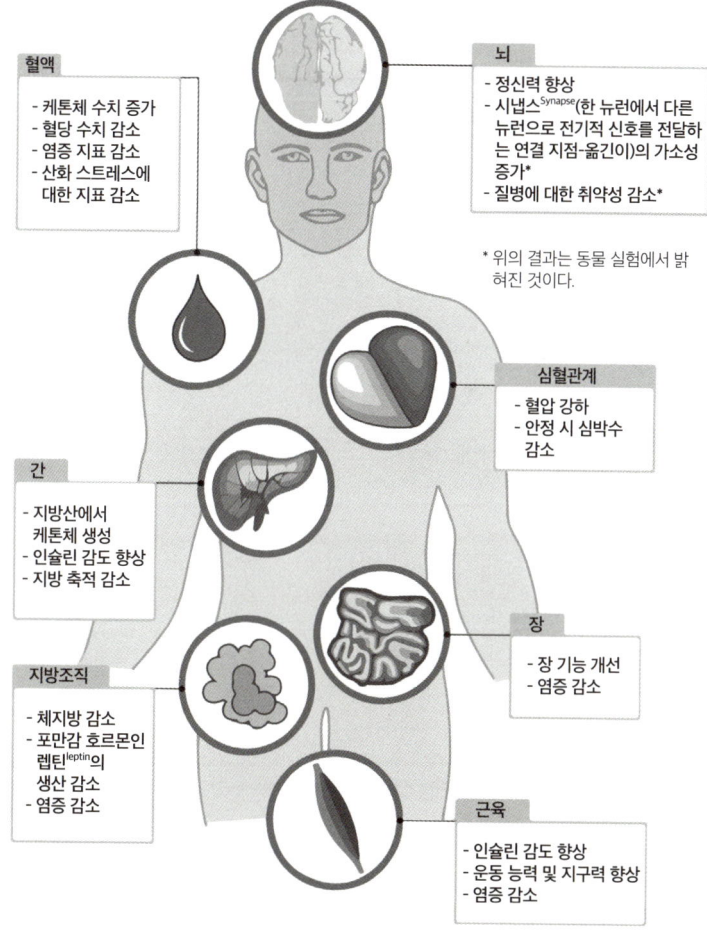

혈액
- 케톤체 수치 증가
- 혈당 수치 감소
- 염증 지표 감소
- 산화 스트레스에 대한 지표 감소

뇌
- 정신력 향상
- 시냅스Synapse(한 뉴런에서 다른 뉴런으로 전기적 신호를 전달하는 연결 지점-옮긴이)의 가소성 증가*
- 질병에 대한 취약성 감소*

* 위의 결과는 동물 실험에서 밝혀진 것이다.

심혈관계
- 혈압 강하
- 안정 시 심박수 감소

간
- 지방산에서 케톤체 생성
- 인슐린 감도 향상
- 지방 축적 감소

장
- 장 기능 개선
- 염증 감소

지방조직
- 체지방 감소
- 포만감 호르몬인 렙틴leptin의 생산 감소
- 염증 감소

근육
- 인슐린 감도 향상
- 운동 능력 및 지구력 향상
- 염증 감소

단식은 신체를 활성화하는 다양한 생리적 변화로 이어진다.

첫째, 이러한 유형의 간헐적 단식은 비교적 쉽게 유지할 수 있다. 칼로리를 계산하는 대신 시계를 보고 특정 시간부터 식사를 중단하기만 하면 된다. 특히 심리적으로도 쉽게 적응할 수 있는 데다 살이 빠지는 자신의 몸을 보며 기분이 좋아지기 때문에 의외로 많은 사람이 이 방법이 편하다고 생각한다.

둘째, 하루 24시간 중 8시간만 식사를 한다면, 다른 상황에서처럼 과식에 이를 정도의 식욕과 배고픔을 느끼지 못한다. 따라서 1일 총 음식 칼로리 섭취량이 감소할 가능성이 크다.

셋째, 약 12시간 동안 칼로리를 섭취하지 않으면 신진대사에 중요한 스위치가 켜진다. 중요한 장기에 에너지를 공급하기 위해 신체는 간에서 지방산으로 전환되는 특정 분자(케톤체)를 사용한다. 단식 스위치를 켠다는 것은 신진대사가 예외적인 상태가 되는 것이 아니라 건강한 원래 상태로 돌아가는 것이다. 또한 케톤체는 연료일 뿐만 아니라 건강과 노화에 영향을 미치는 것으로 알려진 단백질과 분자의 작용을 제어하는 메신저 물질이기도 하다. 예를 들어, 단식은 앞서 언급한 자가포식 과정을 개선하여 신체 세포가 더 잘 제거되고 노화와 관련된 손상을 예방해준다.

네 번째는 타이밍과 관련이 있다. 저녁에 아무것도 먹지 않도록 16 대 8의 간헐적 단식을 선택하면 특히 긍정적인 효과를 거둘 수 있다. 이 방법은 확실히 신체의 내부 시계와 조화를 이룬다.

생체 시계는 어떻게 작동할까

우리 몸의 생체 시계는 특정 기관에만 작동하는 것이 아니라 거의 모든 곳에서 돌아간다. 모든 세포에는 고유한 시계가 있으며, 소위 시계 유전자는 하루 정도 지나면 분해되는 특정 단백질을 생성한다. 이러한 모든 세포 시계가 모여 '신체의 일주기 리듬'을 만들어낸다. 그런데 그 주기는 정확히 24시간은 아니고 그보다 살짝 긴 약 24.7시간이다. 그런데 내부 시계가 쉴 새 없이 돌아가지 않도록 매일 재설정하는 것이 필요하다. 이 일을 하는 것이 태양인데, 태양의 빛은 우리의 내부 시계와 동기화되어 있다.

망막에는 태양의 청색광에 반응하는 단백질 멜라놉신melanopsin을 운반하는 특정 감각세포가 있다. 이 신호는 망막에서 약 2만 개의 신경세포로 구성된 작고 숨겨진 구조물인 뇌의 시상체핵으로 전달된다. 시간 신호 송신기가 무선으로 조정되는 시계에 시간 신호를 보내는 것처럼, 시교차상핵은 신체 세포의 시계에 시간 신호를 전송한다. 그러면 세포는 적절한 시간에 매우 구체적인 임무를 수행하는 것이 가능하다.

예를 들어 송과선(뇌에 위치한 멜라토닌을 만들어내는 작은 내분비기관-옮긴이)의 세포는 저녁에만 멜라토닌 호르몬을 분비한다. 이로 인해 체온이 내려가고 피곤해지며 혈압이 낮아지고 근육이 이완되면서 편안하게 잠들 수 있게 된다. 다른 많은 기관과 마찬가지로 특히 장腸도 일주기 리듬에 따라 작동한다. 장은 정해진 시간에 음식을 처리하도록 설계되었다.

한 실험에 따르면 놀랍게도 장내의 유익한 박테리아도 이러한 주기성에 적응되어 있는 것으로 나타났다. 무균 상태에서 성장해서 장에 박테리아가 없는 생쥐의 경우 장벽의 세포가 가진 일주기 리듬이 쉽게 교란되었다. 또 다른 실험에서는 인위적으로 수면 리듬을 반복적으로 바꾼 쥐의 경우 장내세균총이 빈약해진 결과 쉽게 과체중이 되고 염증에 취약해졌다.

미국의 연구자들은 분자생물학 실험을 통해 장내 박테리아가 숙주의 내부 시계에 영향을 미치는 방법을 발견했다. 특정 시간에 장세포에 신호물질을 보낸 다음 음식에서 지방을 흡수하는 시기를 조절하는 효소를 생성하는 방법이었다.

이러한 생화학적 반응의 흐름이 분명 우리 몸에도 존재한다. 이는 선사시대 인류가 음식을 효율적으로 활용하는 데 도움이 되었을 가능성이 크다. 식량이 부족했고 식단이 주로 저칼로리 식물성 식품으로 구성된 경우가 많았던 석기시대에는 특히 이런 소통 방식이 생존에 유리했다. 그런데 오늘날에는 박테리아와 장 사이의 소통 장애로 인해 과체중이 될 가능성이 크다. 소화관이 휴식을 취하지 못하면서 사람들이 특히 많은 양의 지방을 축적하게 되는 것이다.

많은 현대인이 장을 잠시도 쉬게 내버려두지 않는 생활을 고수한다. 규칙적으로 하루 세 끼를 먹는 것이 아니라 24시간 내내 음식을 먹을 때가 많다. 감자칩이나 초콜릿을 간식으로 먹고 늦은 밤에는 와인이나 맥주를 한두 잔 즐기기도 한다.

한 연구를 위해 스마트폰 카메라를 사용하여 156명의 남녀가 며칠 동안 섭취한 모든 식사, 간식, 음료를 기록해보았다. 이 데이터는 휴대폰의 특수 앱으로 기록되었고 이후에 생물학자인 사친 판다 교수의 연구팀이 분석했다. 대부분 실험 대상자는 매일 최소 15시간 동안 끊임없이 무언가를 먹었으며, 오후 6시 이후에 1일 칼로리 섭취량의 3분의 1 이상을 소비했다. 신진대사에 적응 오류가 발생할 정도로 혼란스러운 식사 패턴이 대부분이었다.

판다 교수가 과체중에다 끊임없이 음식을 먹는 일부 사람들에게 음식 섭취를 10~11시간으로 제한하도록 설득했다. 그 결과 이들의 체중이 줄어들었고, 이전보다 훨씬 더 나은 수면의 질을 경험했다는 놀라운 결과를 얻었다.

시간생물학chronobiologen(생물에 내재하는 체내 시계를 연구하는 학문 분야-옮긴이)에 아침에는 황제처럼, 점심에는 왕처럼, 저녁에는 거지처럼 먹으라는 격언이 있듯이 낮에 식사를 제대로 하는 것이 가장 바람직한 것으로 보인다. 적어도 호모 사피엔스는 낮에 활동하는 종이며, 이는 영양학 연구 결과에도 잘 반영되어 있다. 이른 시간에 식사를 하면 체지방은 평소보다 훨씬 잘 녹아내린다.

예를 들어 한 실험에서 제2형 당뇨병의 초기 징후를 보인 남성에게 생존에 필요한 최소한의 칼로리만 포함된 음식을 제공했다. 참가자들은 가능한 한 일찍 하루의 첫 끼를 먹은 다음에 그 이후 6시간 내에만 추가로 음식을 섭취할 수 있도록 허용되었다. 예컨대 오전 7시에 아침 식사를 한 사람들은 오전 10시에 '점심'을 먹고 오후 1시까지 '저녁 식사'를 마쳐야 했다. 그 후에는 다음 아침 식사까지 총 18시간 금식을 했다. 쉽지 않은 일이었지만 8명의 남성이 5주 동안 이러한 식단을 유지했는데 그 후 마치 새로 태어난 듯 몸이 가벼워지는 것을 경험했다. 이전보다 혈압이 낮아지고 당 대사가 크게 개선되었으며 세포의 산화 스트레스가 줄어드는 등 신진대사도 활력을 되찾았다.

약 12시간의 금식 후 몸은 지방조직에 저장된 지방산을 에너지로 전환하기 시작한다. 그리고 이 메커니즘은 낮보다는 밤에 더 효과적으로 작동하는 것으로 알려져 있다. 반면 저녁 늦게 감자칩이나 초콜릿 등을 간식으로 먹으면 다음 날부터 몸은 지방을 연소하지 못하고 오히려 새롭게 지방을 저장하게 된다.

보스턴 브리검여성병원의 시간생물학자인 니나 부조비치Nina Vujović가 이끄는 연구팀은 과체중인 16명의 참가자를 대상으로 비교 연구를 통해 이 현상을 조사했다. 참가자들은 모두 하루 동안 동일한 조건에서 똑같은 식사를 했는데, 단 한 가지 차이점은 식사 시간이었다. 음식 섭취 시간이 하루 중 이른 시간대와 4시간 뒤의 늦은 시간대로 나뉘었다.

참가자들은 여러 날에 걸쳐 이른 아침이나 그 후의 시간에 식사를 하는 실험에 참가했다. 이후 그들은 신체 검사를 받고 배고픔에 대한 느낌도 조사받았다. 일부는 지방조직 생검biopsy을 받기도 했다. 그 결과, 늦게 식사를 한 그룹은 포만감을 느끼게 하는 호르몬인 렙틴의 혈중 농도가 훨씬 낮다는 문제가 발견되었다. 결과적으로 이들은 배고픔을 더 많이 느꼈다. 그리고 지방조직이 훨씬 적게 연소되었다.

솔직히 말하면 사회생활과 저녁의 단식은 그리 잘 어울리는 궁합이 아니다. 친구들과 저녁 식사를 하면서 물만 마신다면 곧 술자리가 급격히 줄어들 것이다. 단식하는 사람 중에는 아침을 거르고 낮 12시 이후에만 식사를 하는 사람도 있다. 물론 이것도 하나의 선택이 될 수 있다. 이 경우 오후 9시경까지 칼로리를 섭취할 수 있으므로 가족이나 친구와 함께 저녁 식사를 할 수 있다. 하지만 이 전략은 정오 이전에 한 끼도 먹지 않는 경우에만 효과가 있다. 정오 12시 이전에는 사과 한 개, 요구르트 한 스푼, 약간의 우유가 든 커피도 허용되지 않는다.

사실 평생 간헐적 단식을 고수할 필요는 없다. 단지 체중을 지금보다 건강한 수준으로 줄일 수 있는 것만으로도 충분하다. 16 대 8 방식은 우선 개인적인 체중 감량 목표를 달성하는 데 도움이 될 수 있다. 그 후에는 칼로리 섭취 시간을 12시간으로 늘릴 수 있다. 예를 들어 오전 8시에 아침을 먹었다면 저녁 8시까지가 칼로리 섭취 가능 시간이다. 그러나 그 이후에는 알코올을 포함해 어떤 칼로리도 섭취해서는 안 된다. 하지만 주말 파티에 손님으로 초대받아서 적당히 즐기는 것은 가능하다.

체중을 일정하게 유지하려면 반드시 절제가 필요하다. 일반적으로 하루 24시간 동안 두 번만 식사를 해야 하는데 이는 우리 문화에서 관습으로 자리 잡은 세 번째의 거창한 식사를 하지 않는 것을 의미한다. 예를 들어 거나한 저녁 식사 후에는 다음 날 아침 식사를 거르는 것이 좋다. 또는 호화로운 아침 식사를 한 후에는 점심을 거르는 것도 좋다.

운동 시간에 따라 감량 효과가 달라진다

　신체 활동이 체중 감량에 미치는 영향에 대해 다시 한번 살펴보자. 처음에 설명한 것처럼 신체는 운동을 통한 에너지 손실을 다른 영역에서 에너지를 절약하는 것으로 보상받으려 한다. 그럼에도 불구하고 운동은 체중 감량을 원할 때 꼭 필요한 조절 나사와 같다. 단식과 마찬가지로 운동도 하루 중 적절한 시간을 선택하는 것이 바람직하다.

　가장 효과적인 운동 시간은 아침 공복 상태, 즉 첫 식사 전이다. 이때 운동은 칼로리 소모에 특히 유리하다. 이는 과체중 또는 고도 비만인 88명을 대상으로 주당 5회씩 훈련 프로그램을 진행한 미국 연구에서 밝혀진 결과이다. 실험 대상자는 하루 중 운동량을 완료하는 시간을 스스로 선택할 수 있었다. 오전 7시에서 정오 사이에 대부분의 운동을 하는 사람, 오후 3시에서 오후 7시 사이에 운동을 하는 사람, 때로는 이른 시간, 때로는 늦은 시간에 산발적으로 운동을 하는 사람 등 세 가지 특정 패턴으로 나누어졌다.

　노스캐롤라이나 대학 채플힐 캠퍼스의 생리학자 에릭 윌리스Erik Willis는 사람들이 선호하는 운동 시간이 체중 감량 성공에도 영향을 미쳤다고 밝혔다.

　"일찍 운동하는 사람은 늦게 운동하는 사람보다 약 4%, 산발적으로 운동하는 사람보다 약 2% 더 많은 체중을 감량했습니다. 이는 칼로리 섭취량 차이가 거의 없다는 사실에도 불구하고 나타난 결과입니다."

아침 일찍 운동하는 사람들 중 상당수는 실제로 오전에 훈련 프로그램의 70%만 완료했지만 여전히 큰 효과를 보았다. 이는 체중 감량 효과를 얻기 위해 반드시 아침에 모든 신체 활동을 할 필요는 없다는 것을 의미한다. 그럼에도 불구하고 다음과 같은 규칙이 적용될 수 있다. 첫 칼로리 섭취 전 아침에 운동을 많이 할수록 체중 감소 효과가 더 커진다는 것이다. 이는 신체의 당분 비축량이 줄어들면서 대신 지방 비축량에서 에너지를 끌어오기 때문이다. 윌리스에 따르면, 연구에 참여한 일부 참가자는 이른 아침 운동 후 식사에서 포만감을 느껴 나머지 하루 동안 음식을 적게 먹었다.

마지막으로, 진부하지만 핵심적인 부분이다. 아침 식사 전에 운동을 하는 것이 매우 실용적인 선택이라는 사실이다. 이 시간대에는 보통 방해되는 다른 약속이 없기 때문에 실천하기가 쉽다.

○ ONE POINT TIPS

근육은 일하게 하고 소화기관은 쉬게 하라

신체 활동을 늘리더라도 체중이 곧바로 빠지지 않을 때가 많다. 신체는 이어지는 휴식기에 에너지 소비를 줄임으로써 체중 감량에 저항한다. 그럼에도 불구하고 체중을 감량하고 심각한 과체중이 되지 않도록 할 방법은 존재한다. 무엇보다도 여러 가지 조절 나사를 동시에 작동시켜야 한다. 운동은 체중 감량에 도움이 될 수 있지만, 중요한 점은 칼로리 섭취를 지속해서 줄이는 것이다. 특히 단 음식과 초가공식품을 피하는 것이 좋다.

1. 단 음식과 가공식품을 줄여라

가정에서 흔히 사용하는 설탕을 꾸준히 섭취하면 신체가 지방을 태우는 것을 차단한다. '달달한 독극물'인 설탕이 전 세계에 널리 비만을 퍼트리는 진짜 원인으로 여겨지는 이유다. 따라서 주로 식물성 식단을 섭취하고 무가공식품이나 가공이 최소화된 식품을 섭취한다.

2. 소화기관을 쉬게 하라

또 다른 방법으로 간식을 끊고 소화기관에 충분한 휴식을 주는 것이다. 건강하려면 무엇을 먹느냐뿐만 아니라 언제 먹느냐도 중요하다. 간헐적 단식은 24시간 주기당 6시간에서 최대 12시간의 시간으로 식사를 제한하는 매우 간단한 개념이다. 이 시간 외에는 아주 작은 간식도 엄격히 제한하고 물, 차 또는 블랙커피 같은 칼로리가 없거나 극도로 낮은 음료만 허용하는 것이다.

이 방식의 강점은 허용된 시간 내에 마음껏 먹으면서도 체중을 감량할 수 있다는 것이다. 즉 식사 사이에 의도적인 휴지기를 취함으로써 하루 평균 칼로리 섭취량을 줄이고 신체에 활력을 불어넣을 수 있다. 단식은 약리학적 영향을 미치는 신체 세포에 생화학적 변화를 일으키는 것으로 나타났다. 에너지 섭취가 없으면 세포의 노화 과정이 느려지는데, 그로 인해 회춘의 효과가 생긴다.

11장

운동할수록 뇌도 젊어진다

해마의 부피도 늘리는 운동이라는 마법

공원을 오래 걷거나 달리면 몸이 튼튼해질 뿐만 아니라 정신에도 좋은 영향을 미친다. 뇌 영역 사이의 연결이 차분하게 이루어지면서 편안한 기분으로 생각을 정리할 수 있다. 또한 문제 해결을 위한 아이디어가 느닷없이 떠오르기도 한다.

많은 사람이 경험을 통해 이 현상을 잘 알고 있다. 그런데 이때 뇌에서는 정확하게 어떤 일이 일어나는 것일까? 그리고 이러한 깨달음을 의도적으로 유도할 수 있을까? 이를 알아보기 위해 베를린 막스플랑크 인간발달연구소의 심리 전문가들이 '평소 신체 활동을 거의 하지 않으며 6개월간의 훈련 연구에 기꺼이 참여할 의향이 있는' 노년층 남녀를 지역신문 공고를 통해 모집했다.

우르술라 세잔느Ursula Cezanne가 우연히 이 광고를 발견하고 연락할 당시 그녀는 이미 70이 넘은 나이였다. 세잔느는 베를린에서 은둔 생활을 하고 있었는데 이로써 은둔 생활에 종지부를 찍게 되었다.

과거에 그녀는 정육점을 운영하며 23년 동안 결혼 생활을 했다. 부부는 베를린 크로이츠베르크의 시장에서 소시지와 고기를 팔며 생계를 이어가던 중 딸을 임신했다. 임신 중 검사 결과 태어날 아이가 다운증후군으로 판명되자 남편은 낙태를 간청했지만 세잔느는 딸을 낳기로 결심했다. 이로 인해 남편과의 관계는 결국 깨지게 되었다.

그 후 세잔느는 학문의 길을 걷는 남자와 사랑에 빠져 결혼했고, 이 남자와 함께 딸을 돌보며 살았다. 10년 후, 그 남자는 젊은 여성과 사랑에 빠졌다는 고백을 했고, 두 사람은 이혼했다. 우르술라 세잔느는 자신의 삶에 일어난 일들을 이해할 수 없었다. 그때부터 그녀는 얼마되지 않은 연금으로 장애가 있는 딸을 키우고 돌보는 데 전념하면서 살아왔다. 하지만 그 부작용은 만만찮았다. 세잔느는 거의 움직일 수 없을 정도로 몸이 나빠졌고 혈압도 높았다.

바로 이 시점에 그녀는 막스 플랑크 연구소의 연구 참여자로 선정되었고, 그때부터 51명의 다른 사람들과 함께 과학적인 조언을 받으며 자전거 에르고미터에서 규칙적인 운동을 했다. 실험 대상자의 평균 연령은 66세였다. 6개월간의 훈련 단계(일주일에 3시간씩 자전거 에르고미터에서 운동) 전후에 세잔느를 비롯한 여러 참가자들은 인지 능력 테스트를 받았다.

데이터 평가 결과, 프로그램이 진행된 후 노인들은 이전보다 더 빠르고 효과적으로 생각할 수 있게 되었다. 실험에 참여한 스포츠 심리학자인 자비네 셰퍼Sabine Schäfer는 말했다.

"지구력 훈련을 통해 두뇌가 다시 젊어졌습니다."

우르술라 세잔느의 말을 빌리면 "반짝 스위치가 켜지는 것 같았어요". 그것은 그녀의 인생을 바꾼 스위치였다. 연구 후 이 백발의 여성은 연기 수업을 받은 적이 없음에도 불구하고 과감히 연극의 작은 배역 오디션에 도전했다. 카페에서 만나 이야기를 나누던 중 그녀는 베를린의 한 유명 극장에서 공연할 예정이라고 말했다. 공연의 티켓은 이미 매진된 상태였고, 나는 겨우 마지막 티켓을 구할 수 있어서 무척 기뻤다. 연극 〈폭군 오이디푸스 Ödipus der Tyrann〉에서 세잔느는 엑스트라로 하얀 성가대 가운을 입은 카르멜 수녀 역을 맡아 맨발로 걸으며 라틴 찬송가를 불렀다. 공연이 끝나자 그녀는 무대 가장자리에 수줍게 서서 동료들의 손을 잡고 인사했다. 박수와 환호. 우르술라 세잔느는 군중의 환호 속에서 자신의 새로운 삶에 감탄하며 고개를 흔들었다.

막스 플랑크 연구소의 연구 결과는 근육과 인간의 뇌가 얼마나 신비한 방식으로 연결되어 있는지를 인상 깊게 보여준다. 그 결과는 우리 모두에게 적용된다. 오랫동안 과학계에서는 인식 능력과 신체 능력을 별개의 세계로 보았다. 허약한 사람이 똑똑하고, 힘이 센 사람은 멍청하다는 속설도 널리 퍼져 있다. 하지만 오래전부터 그것과는 다른 양상이 관찰되었다. 근육을 사용할 때 우리는 자동적으로 뇌의 회색질 gray matter (근육 조절과 보기, 듣기, 기억, 감정, 말하기, 결정, 자기 조절 등 감각의 인지 기능을 담당한다-옮긴이)을 활성화한다. 운동이 사고력을 향상시키는 것이다.

근육과 신경세포 사이의 이러한 연결은 약 200만 년 전에 생겨난 이후 우리 몸에서 핵심 역할을 해온 것으로 보인다. 다시 말해 자전거 타기, 달리기 또는 근력 운동과 같이 근육을 사용하면 뇌의 회색질 활동을 지원하는 특정 마이오카인이 생성되는 것이다.

두뇌와 근력 사이의 이 특별한 연결이 우리에게 미치는 영향이 더 크지는 않을까 하는 의문이 든다. 신체 운동이 부족하면 마음도 질병에 쉽게 걸리지 않을까? 그렇다면 신체 활동 부족으로 인한 질병 목록에 여러 정신 질환이 포함될 수도 있다. 알츠하이머나 과잉 행동, 집중력 장애, 우울증 또는 스트레스에 대한 취약성 등 다양한 정신 질환이 신체 운동과 상관 있다는 말이다.

스트레스와 싸우는 새로운 신경세포

로마의 풍자 작가였던 유베날리우스는 "건강한 신체에 건강한 정신이 깃든다"라고 쓴 바 있다. 2000년이 지난 지금, 의학 전문가들은 그의 희망이 사실로 밝혀진 증거를 점점 더 많이 발견하고 있다.

예를 들어보자. 스웨덴 예테보리 대학의 신경과학자 한스게오르크 쿤Hans-Georg Kuhn은 100만 명이 넘는 남성의 건강 데이터를 분석했다. 이들은 각각 18세에 관찰 대상으로 선정된 후 수십 년 동안 관찰을 받았다. 그 결과 신체 검사에서 건강하고 특정 검사에서 높은 정신력을 보인 남성들은 나중에 치매 전 단계에 이를 가능성이 훨씬 낮았다.

따라서 똑똑하게 살고 싶다면 일찍부터 체력을 단련하는 것이 좋다. 18세 때의 체력이 남은 평생의 정신 능력에 영향을 미칠 수 있기 때문이다.

연구진은 운동이 정신 건강에 도움이 되는 메커니즘도 연구 중이다. 운동을 한 근육세포는 기계적 작업을 더 잘 수행할 뿐만 아니라 더 많은 물질을 생성한다. 가령 달리기를 하는 동안에는 '지구력 인자endurance factor'라고도 불리는 전사 인자transcription factor가 생성되어 근육세포를 강화한다. 미국의 연구자들이 동물 실험에서 발견한 것처럼 이러한 단백질은 해마에서 새로운 신경세포의 형성을 자극하는 뇌에도 영향을 미쳐 신경 생성을 촉진하는 것이 분명하다. 이는 기억력 향상과 연관되므로 지구력 인자는 정신 건강을 유지하는 데 도움을 준다.

또 다른 예로는 신체 자체의 단백질인 뇌 유래 신경 영양 인자brain derived neurotrophic factor, BDNF가 있다. 신체 운동을 하면 BDNF가 더 많이 생성되어 뇌에 치료제와 같은 역할을 한다. 뉴런과 시냅스를 보호하고 해마에서 새로운 신경세포의 성장을 촉진하기 때문이다. 또한 근육을 사용함으로써 뇌의 노화에도 영향을 미친다. 선진국 주민을 대상으로 한 연구에 따르면 대뇌피질은 30세에서 90세 사이에 약 15% 줄어들고 해마는 매년 1~2%씩 부피가 줄어드는 것으로 나타났다. 회색질(뇌의 중추신경계에서 신경세포가 밀집되어 있는 부분-옮긴이)이 분해되고 세포 과정이 후퇴하며 신경세포 수가 감소한다.

이때 활동적인 생활 습관으로 이 같은 감퇴에 대응할 수 있다. 이는 전문가들의 찬사를 받으며 4,800회 이상 인용된 미국의 한 연구에서 밝혀진 바 있다. 이 연구에는 평생 운동 습관을 가져본 적이 없었던 60명의 노인이 참여했다. 먼저 각자의 뇌 용적을 측정하기 위해 MRI를 사용했다. 그런 다음 실험 대상자들은 1년 동안 매일 40

분씩 빠르게 걷기 등 연구 목적에 맞게 생활 방식을 바꾸고 활동적으로 생활했다. 그런 다음 MRI를 사용하여 뇌를 다시 검사한 결과 해마의 부피가 2% 증가했으며 이는 최대 2년의 회춘에 해당하는 것으로 나타났다.

저명한 학술지인《미국 국립과학원 회보 Proceedings of the National Academy of Sciences of the United States of America》에 게재된 이 연구 결과는 뇌가 얼마나 변화할 수 있는지를 보여준다. 논문은 다음과 같이 밝힌다.

> 요약하면 해마는 노년기에도 신경가소성을 유지하며, 1년 동안 유산소 운동을 하면 해마의 부피가 늘어난다는 것을 알 수 있다. 해마 부피가 증가하면 기억 기능이 향상되고 혈청 BDNF 수치가 높아진다. 또한 체력 수준이 높을수록 해마 부피의 손실이 방지되는 것으로 나타났다. 이러한 결과는 유산소 운동이 신경을 보호하며, 노년기에 운동 프로그램을 시작하는 것이 인지력 향상이나 뇌 부피 증가에 효과가 없지 않다는 것을 분명히 보여준다.

9년에 걸친 연구에서도 매일 걷는 것이 신경 건강을 위한 명약이라는 사실이 확인되었다. 활동적인 사람들의 뇌는 게으른 실험 대상자보다 훨씬 더 효율적으로 작동했다. 운동이 뇌에 미치는 영향은 측정 가능한 생화학적 변화와 관련이 있다. 해마에 새로운 혈관이 형성되고 새로운 신경세포가 생성되는 것이다. 신경전달물질이 더 많이 방출되고 신경세포는 새롭게 서로를 연결한다. 이로 인해 정보 처리 속도가 빨라지고 기억력이 향상되며 기분이 좋아진다.

운동 부족은 곧 기쁨 부족

반대로 사람들은 신체 운동이 충분하지 않으면 정신적으로 불편함을 느끼기 시작한다. 이 현상은 과학자 베라 아벨른Vera Abeln과 슈테판 슈나이더Stefan Schneider가 8명을 대상으로 한 얼음나라 실험을 통해 입증됐다.

이 실험에 남극 콩코르디아 기지에서 8개월간 고립 생활을 한 기술자와 연구원이 참여했다. 겨울철 외부 온도는 평균 영하 65도였다. 기지의 주민들은 운동을 할 수 있도록 지구력과 근력 운동 장비를 제공받았다.

베라 아벨른과 그녀의 동료들은 남극 기지의 연구자들과 기술자들이 개인적으로 얼마나 자주 운동하는지, 자신들의 정신 건강을 어떻게 평가하는지를 나중에 조사했다. 또한 이 연구 결과를 《플로스원 PLOS ONE》 저널에 발표했는데, 운동을 거의 하지 않은 직원들은 첫 3개월 동안 정신 건강이 30~40% 악화되었고 나머지 기간에도 똑같이 낮은 수준이었다. 반면, 일주일에 3, 4일 운동한 다른 실험 대상자들의 정신 건강은 전체 기간을 통틀어 안정적인 상태를 유지했다.

운동 중에 분비되는 유익한 전달물질이나 엔도르핀만이 기분을 좋게 하는 것은 아니다. 운동을 하면 뇌에 부담을 주어 다른 생각을 거의 할 수 없을 정도로 주의가 집중되는데, 이 또한 중요한 역할을 하는 것으로 볼 수 있다.

이것은 베라 아벨른과 슈테판 슈나이더와 동료들이 'Mars 500' 실험에 참여한 6명의 남성 참가자를 대상으로 한 또 다른 연구에서 발견한 사실이기도 하다. 화성 여행을 시뮬레이션하기 위해 남성들은 모스크바에 있는 모형 우주 정거장에서 520일 동안 생활했다. 그들이 러닝머신에서 달리기를 하거나, 에르고미터에서 자전거를 타거나, 기억력 훈련을 하는 동안 그 과정에서 수많은 신체적·정신적 데이터가 차곡차곡 기록되었다. 특히 뇌파 측정은 놀라운 결과를 보여주었다. 피험자들이 운동을 할 때마다 인지 및 감정에 중요하며, 스트레스를 받을 때 활동이 증가하는 전전두피질의 전기 활동이 감소하는 것을 볼 수 있었다. 이는 뇌가 움직임에 전적으로 집중한 나머지 스트레스를 더 이상 같은 방식으로 알아차리지 못했기 때문인 것으로 보인다.

이 모든 결과는 우리가 수없이 경험한 사실을 확인해준다. 신체 운동은 재미있을 뿐만 아니라 뇌를 쉬게 하는 생각의 침묵을 선사한다는 것이다. 따라서 운동 후에는 정신적으로 더 큰 성과를 얻게 된다.

체육 수업의 놀라운 효과

이는 어린이와 청소년에게도 적용된다. 신체적으로 활동적인 학생들은 평균적으로 수업에서 특히 좋은 성적을 거두는 것으로 확인되었다. 이 실험의 한 예로 영국의 연구자들이 11세의 남학생과 여학생 4,755명의 체력을 평가했다. 그 후에 과학자들은 아이들이 각각 11세와 13세, 16세에 받은 영어, 수학, 과학 성적을 평가하고 비교했다. 그 결과는 놀랍도록 분명했다. 운동이 아이들을 더 똑똑하게 만들어준 것이다. 영국인 특유의 과소평가 경향이 반영되었지만, 연구 결과는 다음과 같이 요약되었다. 체육 시간에 더 많은 시간을 할애하는 것은 학생들의 건강과 웰빙에 좋을 뿐만 아니라 학업 성취도에도 해롭지 않다.

뮌스터에 있는 건강하게 운동을 즐기는 학생 27명의 자가 실험을 통해서도 이러한 사실이 입증되었다. 이들은 어느 날 3분씩 두 번의 단거리 달리기를 마친 후 15분간 휴식을 취한 다음 어휘 학습 테스트를 했다. 반면 다른 날에는 느긋하게 휴식하거나 테이블에 함께 모여 앉아 놀다가 어휘 학습 테스트를 했다. 결과의 차이는 오로지 신체 훈련에 있었다. 단거리 달기기 후 학생들은 평소보다 20% 더 빨리 학습했다.

그렇다면 아이들이 다음 시험 공부를 하기 전에 집 주변을 한 바퀴 뛰는 것이 좋을까?

스포츠 과학 박사이자 신학 박사인 쾰른의 슈테판 슈나이더 교수는 이렇게 설명했다.

"신체 운동은 뇌를 자극해 우리가 세상을 두루두루 경험하게 해줍니다."

그는 우리 정신이 원하는 것을 이해하기 위해 운동과 뇌라는 두 세계를 통합하려는 노력을 해오고 있다. 고대부터 내려오는 성 베네딕트 수도원의 수행 규칙인 '기도하고 일하라 ora et labora'에 따라 육체적 노력과 정신적 명상을 하는 것이 중요하다고 그는 믿는다.

움직일수록 뇌가 늙지 않는다

'기도하고 일하라.' 시대를 초월한 이 가르침에 따라 40여 명의 수도사들이 암머가우 알프스의 그림 같은 계곡에 위치한 에탈의 베네딕토회 수도원에서 살고 있다. 수도원 문을 찾는 데 한참이 걸릴 정도로 대성당 건물은 웅장했다. 덥수룩한 눈썹과 검은 머리의 한 남자가 문을 열고 나를 안으로 안내했다. 플라시두스^{Placidus} 수사는 올해 92세로 수도원의 원로 수도사였다.

그는 어렸을 때부터 언젠가는 수도원에 들어가고 싶다는 생각을 했다고 말했다. 오버바이에른에서 태어난 그는 처음에는 국가 공인 농업 보조원이 되기 위한 교육을 받았으나 제2차 세계대전 후 미군에 포로로 잡혀 농장에서 일하게 되었다. 1973년에 이곳 수도원에 입회하여 수도사 서품을 받았다. 그 이후로는 수도원에서 은둔 생활을 해왔다.

수도원 독방의 알람 시계는 새벽 4시 반에 어김없이 울렸다. 플라시두스 수사는 5시 4분이 지나면 첫 합동 기도를 드릴 준비를 한다. 그는 하루에 다섯 번 성당에 간다. 점심시간이 되면 식당에서 수도원 양조장에서 만든 헬레스 맥주를 마시고, 저녁에는 뉴스를 보고, 잠자리에 들기 전에는 묵주기도를 한 번 더 드린다. 그를 두고 어떤 수도사는 이렇게 말했다.

"아마 우리 중에서 가장 경건하게 사는 분일 것입니다."

분명 그는 가장 활동적인 사람 중 하나였다. 성가대에서 기도하는 틈틈이 수도원 청소를 도맡아서 한다.

"창문도 닦아야 하고 복도도 깨끗하게 유지해야 합니다."

플라시두스 수도사는 커다란 대걸레를 가져와 수백 미터 길이의 돌로 된 수도원 복도를 조용히 닦았다. 이렇게 일주일에 한 번씩 복도를 걸레질한다.

그는 하루에 몇 시간을 청소하며 보낸다. 수도사는 이 모든 일을 자신의 자유의지로 하고 있다며 장난스럽게 웃었다.

"일이 없으면 여긴 아무것도 아닐 거예요."

그의 놀랍도록 부지런한 생활 습관 덕분에 플라시두스 수사는 연구 대상이 되었다. 슈투트가르트 대학 스포츠 및 운동과학연구소의 카티야 크룰 Katja Krull과 그녀의 동료 나드야 쇼트 Nadja Schott는 뇌를 위한 젊음의 샘물을 찾는 연구 활동을 하고 있다.

노년기에도 여전히 명료한 사고력을 유지하려면 어떻게 살아야 할까? 연구진은 에탈의 베네딕토회 수도원에서 총 4명의 노인 수도사를, 바덴뷔르템베르크의 운터마흐탈 수도원과 로이테 수도원의 수녀 15명과 프란체스코회 수도사 1명을 대상으로 연구를 진행했다. 이들의 평균 연령은 약 78세였다. 대조군으로는 평균 연령 76세의 남성 6명과 여성 14명을 지정했다. 이들은 수도사나 수녀와 비슷한 수준의 교육을 받았지만 평범한 연금 수급자로 살아가는 이들이었다.

카트야 크룰은 먼저 설문지와 만보계를 사용하여 실험 대상자의 신체 활동량을 측정했다. 그 결과, 수녀와 수도사들은 대부분의 시간을 수도원 안에서 보냈지만 신체 활동량은 매우 많았다. 에탈에 있는 베네딕토회 수도원의 한 수도사는 하루 평균 8,481보를 걸었는데, 이는 최소 5킬로미터의 거리에 해당한다. 크룰 팀의 연구원들은 깊은 인상을 받았다.

"날마다 일찍 일어나서 일과를 반복하면서 계속 걸어 다니고 신체를 쓰는 일을 하다 보면, 저절로 아주 많은 활동을 하게 됩니다."

대조군과의 차이는 놀라울 정도였다. 수도원 거주자들은 일반 연금 수급자보다 근육 활동을 하면서 80%나 더 많은 에너지를 사용하는 것으로 나타났다.

다음 단계로 카티야 크롤은 노인들에게 컴퓨터로 다양한 과제를 풀게 하여 인지 능력을 테스트했다. 플라시두스 수사가 평생 컴퓨터를 접한 것은 이번이 처음이었다. 결과를 평가한 결과, 수녀와 형제들은 비교 대상자들보다 훨씬 더 정확하게 컴퓨터로 과제를 해결했다. 카티야 크롤은 말했다.

"수녀와 수도사의 능력은 일반인들과 완전히 달랐습니다. 비록 정신력이 점차 감소하는 건 사실이지만 여전히 일반인들보다 훨씬 더 높은 수준을 유지하고 있었습니다. 이 연구는 육체적으로 활동적인 삶이 노년기에도 뇌를 민첩하게 유지해준다는 증거입니다."

신체 지구력과 인지능력의 상관관계

수도원의 연구 결과가 노인들이 스스로 치매를 예방하는 데 도움이 될 수 있을까? 오늘날 100세까지 살기를 원한다면, 불행히도 마지막 몇 년간은 자신을 잃어버리고 살 것을 각오해야 한다. 60세에서 69세에 이르는 사람 중에서는 100명 중 1명이 치매에 걸리고, 95

세 이상의 경우 4명 중 1명이 치매에 걸린다는 통계가 있다. 더 슬픈 것은 최근 연구에 따르면 현재 독일에서는 약 180만 명이 치매를 앓고 있다는 사실이다.

알츠하이머병을 치료하는 약물(콜린에스테라아제 억제제)이 시중에 나와 있긴 하지만, 2014년 약물 처방 보고서에서 전문가들이 지적했듯이 "그 치료 효과는 미미하고 현실적으로 확실하지 않기 때문에" 논란이 많다. 안타깝게도 삶의 질적인 면에서 실질적으로 이점이 있다는 증거도 없을뿐더러 약물 치료를 한다 해도 요양원 입원을 피할 수 없다.

그렇기 때문에 식견이 풍부한 신경과 전문의들은 대신 운동을 권장한다. 운동은 정신 기능 저하를 효과적으로 예방할 수 있는 과학적으로 입증된 유일한 방법이기 때문이다. 특히 노년층은 뇌를 단련하기 위해 규칙적으로 운동해야 한다. 슈투트가르트의 포이어바흐 스포츠협회에서 나는 이 같은 운동 열풍을 경험했다. 클럽 내 피트니스센터인 비타드롬Vitadrom에서는 비치발리볼, 클라이밍, 요가 등 검증된 코스들을 제공하지만, 나는 그보다 더 특별한 프로그램을 알아보려고 그곳을 찾았다. '마음을 위한 운동'이라는 이름의 이 프로그램에 대해 팸플릿에는 다음과 같은 설명이 적혀 있었다.

> 이 새로운 운동 프로젝트는 운동과 스포츠가 우리의 마음과 기억력에도 커다란 도움이 된다는 것을 증명하려 합니다.

프로그램의 참가자인 한 노신사는 말했다.

"더 늦기 전에 나도 무언가를 하고 싶습니다."

슈투트가르트에서 온 73세 여성은 시험에서 입체 정육면체를 그리는 데 실패한 후로 이 프로그램에 참여하기로 했다. 과거 책 제본사로 일했던 이 여성은 집에 누워서 지내는 삶을 원하지 않았다. 평소 골프장에서 시간을 보내는 것을 즐겼던 75세의 한 남성은 은퇴 후에도 이전과 같이 즐거운 시간을 누리기 위해 그곳에 왔다. 그가 나에게 장난스러운 어조로 말했다.

"너무 늦기 전에 예방 차원에서라도 뇌를 위해 뭔가를 하는 게 좋아요."

포이어바흐 스포츠협회는 바덴뷔르템베르크 알츠하이머협회, 슈투트가르트 및 뮌스터 대학의 스포츠 과학자들과 함께 이 프로그램을 진행했는데 참가비는 무료였다. 실험 대상자들은 1년 반 동안 일주일에 한 번씩 근력, 조정력, 지구력에 중점을 둔 그룹 훈련 프로그램에 참여하는 조건이었다. 또 처음 6개월간은 매주 집에서 운동하는 방법을 알려주는 학생의 도움을 받았다. 연구진이 알고자 한 것은 정신 능력을 유지하거나 요양원 입소를 늦추려면 어느 정도의 신체 활동이 필요한지였다.

비타드롬 2층의 한 실내에는 벽에 기대어 있는 지팡이를 볼 수 있다. 트레이너가 음악을 틀자 1975년에 유행한 팝송 〈무비스타〉가 흘러나왔다. 남자 두 명과 여자 여섯 명이 다리를 들어 올리고 어깨를 돌리며 눈앞에 있는 체조 선수의 동작을 따라 하고 있었다. 앞으로 갔다, 뒤로 갔다, 팔을 열고 닫는 동작이 이어졌다. 이를 단순히 노인의 춤으로 치부해서는 안 된다. 이 춤은 놀라운 결과를 보여주기 때문이다.

과학적 평가 데이터를 통해 볼 수 있듯이 애초에 실험 대상자들이 긍정적인 효과를 기대한 것은 결코 아니었다. 연구에 참여한 슈투트가르트의 스포츠 과학자 나드야 쇼트는 이렇게 말한다.

"이 훈련은 눈에 띄는 인지 능력 향상으로 이어졌습니다."

전직 책 제본사였던 73세 여성은 다시 3차원 정육면체를 그리는 데 성공했다. 아마추어 골퍼의 삶은 활기가 돌았고 이 프로그램 덕분에 자신의 기억력이 크게 향상된 것 같다는 인상도 받았다.

이 연구의 책임자 중 한 명이기도 한 스포츠 매니저 케르스틴 젠트그라프 Kerstin Zentgraf는 다음과 같이 덧붙였다.

"인지 테스트를 통해 신체 지구력과 인지능력 사이에 밀접한 연관성이 있음을 확인했습니다."

뇌 기능의 쇠퇴를 극복할 수 있다는 연구 결과가 점점 더 많이 발표되고 있다. 최근 1만 3,700명 노인의 건강 데이터를 분석한 결과, 중년의 일곱 가지 특정 행동이 노년기 치매 위험을 크게 낮추는 것과 연관 있는 것으로 나타났다. 담배를 피우지 않고 건강한 식단을 섭취하는 것 외에도 비만, 혈당, 혈중 지질 및 혈압 수치를 정상으로 유지하고 규칙적으로 운동하는 것이다. 특히 운동을 통해 혈관성 치매를 예방할 수 있다. 혈관 문제는 노화의 자연스러운 결과가 아니라 혈관 석회화로 인해 순환 장애가 점진적으로 진행된 것이기 때문이다.

라이프치히 신경과 전문의 도로테 사우어 Dorothee Saur는 이를 다음과 같이 설명한다.

"특히 신경 경로가 지나가는 백질이 변화하면서 뇌의 네트워크가 서서히 파괴되는 현상이 발생합니다."

그로 인해 영향을 받은 사람의 행동은 점점 우왕좌왕하게 되며 문제에 직면했을 때 적절한 판단을 내리지 못하게 된다. 사우어 박사는 말한다.

"이는 전형적인 행동 패턴입니다. 혈관성 치매는 기억력 문제가 중심이 되는 알츠하이머 치매와는 매우 다릅니다."

알츠하이머병은 가장 흔한 인지능력 저하 증세를 동반하는 병이다. 비정상적인 단백질이 뇌에 축적되어 신경세포가 죽어가는 질환이기도 하다.

노인의 경우 규칙적인 신체 활동을 하면 알츠하이머병과 경도 인지 장애의 위험이 크게 감소한다. 더욱이 40세에서 50세 사이에 형성된 운동 습관은 평생 지속될 수 있다. 중년기에 규칙적으로 신체 활동을 한 사람은 알츠하이머병에 걸릴 위험이 60%나 낮아진다. 활동적인 삶은 사회적 접촉 및 창의적 자극과 관련이 있으며, 이러한 요소는 추가적인 시냅스를 생성하여 치매에 대한 저항력을 높여주기 때문이다. 라이프치히의 도로테 사우어 교수는 말한다.

"연결이 잘되어 있는 뇌는 손상되더라도 복원 능력이 더 좋습니다. 또한 순환계 장애와 같은 어려운 환경에서도 더 잘 견딥니다. 알츠하이머병의 징후도 인지 능력이 높다면 훨씬 느리게 진행된다는 사실을 볼 수 있습니다."

뇌와 근육은 놀랍도록 연결되어 있다

예전 의사들은 인간의 뇌는 근육의 영향을 크게 받지 않는 기관이라고 생각했다. 실제로 신체의 자동 조절 시스템은 마라톤을 뛰고 있건 해먹에서 졸고 있건 상관없이 뇌의 혈류가 상당히 일정하게 유지되도록 한다.

그럼에도 불구하고 근육과 뇌는 인간의 진화 과정에서 독특한 방식으로 결합되어왔다. 이 사실은 라이프치히의 막스 플랑크 진화인류학연구소 출신으로, 중국 과학원과 공동으로 운영하는 상하이의 실험실에서 연구 활동을 해온 과학자 필리프 카이토비치Philipp Khaitovich가 이끄는 연구팀이 발견한 내용이다. 이들은 침팬지와 인간의 특정 유형의 조직이 서로 다른 생화학적 구성을 가지고 있는지 밝히려고 했다.

이를 위해 연구진은 다섯 가지 신체 조직에서 아미노산, 탄수화물, 비타민 등 1만여 가지 이상의 다양한 내인성 물질을 조사했다. 신장피질과 시각피질, 소뇌, 허벅지 근육 및 전전두피질이 조사 대상이었다. 그 결과 침팬지와 인간의 신장과 시각피질, 소뇌의 신진대사는 매우 유사한 것으로 나타났다. 이러한 유사성이 놀라운 것은 아니었다. 침팬지야말로 우리 인간과 가장 가까운 친척이 아니던가!

그러나 전전두피질의 신진대사에 관해서는 인간과 유인원 사이에 큰 차이가 있었다. 침팬지에 비해 인간의 전전두피질은 진화 과정에서 상당히 성장한 것으로 나타났다. 이 뇌 영역은 호모 사피엔스가 가진 정신적 능력의 물질적 기반이라 볼 수 있다.

마지막으로 허벅지 근육을 비교한 결과 놀라운 사실이 밝혀졌다. 두 집단 사이의 생화학적 차이가 가장 큰 부위가 바로 이곳이었다. 침팬지와 인간의 근육세포는 진화 과정에서 다르게 발달했는데, 그 이유는 대체 무엇일까?

퍼즐을 풀기 위해 연구진은 라이프치히 동물원에서 특이한 영장류 대회를 개최했다. 특별한 유인원 시설에서 생활하는 침팬지들과 전문 스포츠 클라이머를 포함한 인간 상대가 경기를 치르기로 했다. 도르래를 이용해 추를 위로 당기는 경기였는데 유인원에게는 과일을 보여주면서 추를 당기도록 했다. 이 경기는 한쪽 종에게 불리한 종목이었는데 인간 선수들이 패배할 수밖에 없었다. 침팬지에 비해 힘이 절반밖에 되지 않았기 때문이다.

이 실험은 인간의 매우 특별한 에너지 관리 시스템을 보여준다. 진화 과정에서 우리 조상은 전전두피질이 성장할 수 있도록 근력의 일부를 희생해왔다. 근육이 약해져 에너지 사용량이 줄어들었기 때문에 인간의 뇌는 더 강해지고 에너지에 대한 굶주림을 충족시킬 수 있었다. 뇌는 신체 전체 무게의 약 2%에 불과하지만, 휴식 중에도 사용 가능한 에너지의 20%를 소모한다. 연구진은《플로스 바이올로지 PLOS Biology》저널에 쓴 보고서에서 근육은 작아지고 뇌는 커지는 이러한 역진화가 인간에게 '독특한 정신적·신체적 능력'을 제공했을 가능성이 있다고 말했다.

따라서 날씬한 근육은 두뇌의 기초가 되어준다. 이런 근육은 등반에는 적합하지 않지만 지구력 스포츠에는 완벽한 조건이다. 독일의 많은 사람들이 하루에 1킬로미터 정도만 걷는다. 앞서 언급한 바와 같이, 원시 수렵 채집인들에 대한 연구에 따르면, 우리의 몸은 하루에 최소 10~15킬로미터를 걷도록 설계되어 있다. 진화론적 관점의 의사들에 따르면, 현대인의 운동 부족이 뇌에 큰 영향을 미치는 이유는 과거 우리 몸의 활동 수준과 현대의 활동 수준 사이에 큰 차이가 있기 때문이다.

조깅이나 하이킹, 자전거 타기, 훌라후프, 태극권, 트램펄린, 요가, 암벽 등반과 같은 활동적인 운동은 우리 뇌에 자연적으로 필요한 것을 제공해준다.

우르술라 세잔느는 그 살아 있는 증거다. 베를린 출신인 세잔느는 막스 플랑크 인간개발연구소의 훈련 연구에 참여한 이후 새로운 삶을 한껏 만끽하고 있다. 극장에서 단역배우로 활동하기도 하고 다른 연금 생활자들과 함께 컴퓨터 게임에 대한 리뷰를 하는 유튜브 채널 〈노년기의 도박 Senioren zocken〉에 출연하기도 했다. 이 재미있는 영상은 온라인에서 큰 인기를 끌며 세잔느 씨를 유명 인사로 만들었다. 때때로 길거리에서 자신을 알아보는 사람도 있다며 그녀는 자랑스럽게 말했다. 베를린 연구에 참여한 스포츠 심리학자 사비네 셰퍼의 이야기도 흥미롭다. 그녀는 자르브뤼켄에 있는 자를란트 대학 내의 스포츠과학연구소로 자리를 옮겨 운동 과학과 운동 기술 및 인지 분야의 책임자로 일하고 있다. 그녀의 논점은 다음과 같다.

"장기적인 피트니스 훈련은 인지 능력에 긍정적인 영향을 미칠 수 있으며, 이러한 효과는 특히 어린이와 청소년은 물론 노인에게도 강하게 나타나는 것으로 볼 수 있습니다. 신체 활동이 노년기 인지에 미치는 긍정적인 영향은 무엇보다도 특정한 뇌의 구조가 '회춘'한다는 것으로 설명할 수 있습니다. 뇌로의 혈류가 개선되고 신경세포에 에너지 공급이 더 원활하게 이루어집니다."

주인이 더 이상 몸을 움직이지 않을 경우에 뇌에 어떤 영향을 미치는지를 경고하는 동물의 예도 있다.

멍게는 바다에 사는 갑각류이다. 유충으로 태어나 물속에서 자유롭게 헤엄치는 이 바다 동물은 작은 올챙이처럼 생겼다. 이 동물은 몸의 앞쪽에서 꼬리 끝까지 신경관이 뻗어 있으며, 이 신경관이 앞쪽에서 확장되어 뇌소포brain vesicle를 형성하는데 이를 이용해 방향을 파악한다. 태어난 지 몇 시간 후, 유충은 몸에 붙어 있는 돌기를 해저에 부착하며 이후에는 물속에서 먹이를 걸러 먹으며 앉아서 생활하는 습관을 유지한다. 이 과정에서 더 이상 뇌가 필요 없어지기 때문에 멍게는 자신의 뇌를 소화시켜 없애버린다.

> ONE POINT TIPS

죽어가는 뇌세포를 운동으로 되살려라

많은 사람은 뇌를 고정된 구조로서 어려서 한 번 만들어지면 더 이상 스스로 재생할 수 없는 하드웨어라고 생각한다. 그러나 사실 뇌는 노년기에도 더 빠르고 더 잘 작동하는 법을 배울 수 있으며, 장애 증상을 예방할 수도 있고, 결함이 생겨도 다시 재생될 수 있고, 심지어 성인이 된 다음에도 새로운 신경세포를 형성할 수 있다.

오랫동안 통념으로 굳어진 것과는 달리 뇌는 최적의 기능을 발휘하기 위해 정신 활동뿐만 아니라 규칙적인 신체 운동도 필요로 한다. 근육을 운동시키면 지구력 인자와 마이오카인이 풍부하게 생성되어 뇌를 보호하고 뇌의 효율성을 높여준다. 근육을 사용할 때 새로운 시냅스와 신경세포도 만들어진다. 산책이나 달리기를 할 때 종종 좋은 아이디어가 떠오르는 것도 바로 이 때문이다.

뇌와 근육 사이가 이렇게 연결되어 있는 것은 진화의 유산이다. 우리의 뇌가 비활동에 적응하지 못하는 것도 바로 이 때문이다. 가장 흔한 두 가지 유형의 정신 기능 저하인 알츠하이머병과 혈관성 치매는 중년 이후 거의 움직이지 않는 사람들에게서 통계적으로 더 많이 나타난다.

역으로 일주일에 5일 동안의 규칙적인 활동은 신경세포가 모여 있는 회백질 형성에 큰 효과가 있으므로 신경과 전문의는 모든 연령대의 사람들에게 운동을 권장한다. 운동이 개별 사례에서 치매를 예방하는 것은 아니지만, 노년기의 인지 기능 저하를 예방하는 데 전반적으로 효과를 보인다.

사회적 접촉과 친밀한 관계, 창의적 자극도 건강한 뇌를 유지하는 데 도움이 된다. 이것들은 신경세포가 새로운 시냅스를 형성하고 연결성을 높이는 역할을 한다. 이른바 인지의 저장고를 만들어주는 것이다. 이는 뇌가 노년기의 손상을 잘 복구하도록 도와준다. 그리하여 뇌가 더 오래 정상적으로 작동하고 기억을 더 잘 유지하게 할 수 있다.

12장

왜 남성이 여성보다 먼저 죽을까?

기대수명을 깎는 잘못된 생활 습관

    남성은 여성보다 평균적으로 힘이 더 세고 키가 더 크다. 하지만 신체의 '내구성'에 관해서라면 이야기가 달라진다. 남자들은 여자들보다 일찍 죽는다. 이는 거의 모든 사회에서 볼 수 있다. 독일에서는 통계적으로 여성이 남성보다 거의 5년 정도 더 오래 산다.

    남녀의 수적 균형을 유지하기 위한 자연의 상쇄 노력으로 말미암아, 전체적으로 남성이 여성보다 약간 더 많이 태어난다. 즉 평균적으로 여아 100명당 약 105명의 남아가 태어난다. 그런데 약 50년이 지나면 집단 내 성비는 균형을 이루게 된다. 60세가 되면 드디어 여성이 다수를 차지한다. 100세 노인 중 80~90%가 여성이다.

    그렇다면 기대수명은 왜 이렇게 불균등하게 분포되어 있을까? 여성이 애초에 회복력이 강해서일까? 남성의 신체에는 더 빨리 마모되는 약점이 있을까? 여성이 장수하는 비결은 무엇일까? 언뜻 보기에는 하드웨어가 결정적인 차이를 만드는 것처럼 보인다.

생물학적 요인이 노화와 기대수명의 성별 차이에 영향을 미치는 것은 분명한 사실이다.

이는 《성 차이 생물학Biology of Sex Differences》 저널에 실린 비평 기사의 내용이다. 베를린의 로베르트코흐연구소의 과학자들은 다음과 같이 말한다.

"그런데 여성의 평균수명이 길어지는 현상은 전 세계적으로 나타나고 있으며 어느 정도는 생물학적으로 결정되는 것처럼 보입니다."

X염색체와 성 호르몬의 일

남녀의 기대수명에 차이가 나는 이유 중 하나는 세포핵이다. X염색체에는 면역체계에 중요한 유전자가 포함되어 있다. 남성은 X염색체가 하나뿐이고 Y염색체는 작고 발달이 더딘데, 이 염색체에는 유전자가 몇 개밖에 없다. 반면에 여성은 두 개의 X염색체를 가지고 있기 때문에 두 개의 염색체 중 하나에 문제가 생기면 나머지가 손상을 보완한다.

성 호르몬이 영향을 미치기도 한다. 여성 호르몬인 에스트로겐은 심혈관 질환을 예방하는 것으로 알려져 있다. 여성의 체내에서도 남성 호르몬인 테스토스테론이 생산되지만 남성보다 훨씬 그 양이 적다. 테스토스테론이 활성화되면 신체를 무모하게 사용할 가능성이 커지기 때문에, 남성에게 항상 긍정적인 영향만 주는 것은 아니다.

남성은 여성보다 더 공격적이며 더 많은 사고를 일으키고 더 많은 위험을 감수하는 경향이 있다.

　남성은 다음 이야기에서 볼 수 있듯이 화를 못 참는 경향이 더 강하다. 루트비히스하펜에 사는 한 젊은 아빠는 DIY 가구점에서 조립식 주방을 구입한 후 다른 사람의 도움을 받지 않고 혼자서 열정적으로 부엌을 조립하기 시작했다. 며칠 동안 조립을 계속했지만 별다른 진전이 없었다. 어느 월요일 저녁, 그는 조립 작업을 드디어 중단했다. 그리고 괴성을 지르며 새 부엌을 산산이 부숴버렸다. 이웃이 소음을 듣고 경찰에 신고했고 순찰차 두 대가 도착했다. 분노의 폭발은 참으로 경악할 만한 수준이었다고 경찰관은 감탄의 뉘앙스를 담아 보고했다.

　"25세의 젊은 아빠는 부수는 데 아주 큰 재능을 보였습니다. 부엌은 그야말로 폐허가 되었고 각종 가구와 빌트인 가전제품은 고철이 되어 나뒹굴고 있더군요."

　여성이 이렇게 분노를 표출하는 경우는 훨씬 찾아보기 힘들다. 파트너를 찾기 위한 구애 행위도 남성에게 스트레스를 더 많이 줄 수 있다. 진화생물학자에 따르면 조화로운 일부일처제는 타고난 것이 아니라 문화적 성취에 불과하다. 일부 사회에서는 여전히 일부다처제가 널리 퍼져 있으며 남성은 일반적으로 여성보다 가벼운 성관계를 선호하는 경향이 더 크다. 그러나 구애 경쟁이 치열해질수록 통계적으로 평균수명이 크게 단축될 가능성이 크다. 이는 다음 통계에서 확인할 수 있다. 남성이 파트너를 찾기 위해 열정적으로 노력하는 시간은 그 사람의 일생에서 특히 겁 없이 함부로 행동하는 시기이기도 하다. 20~24세 사이에 남성의 사망 위험은 여성보다 두 배 이상 높다. 이 연령대 남성의 가장 흔한 사망 원인은 부상과 질식이며, 질식에는 수영 중 발생하는 치명적인 사고도 포함된다.

이 질풍노도의 시기가 끝나면 많은 남성이 가정을 꾸리거나 안정적인 관계를 유지하는 때가 찾아오는데, 이때 남성의 삶은 보다 안전해지고 남녀의 사망률이 비슷해진다. 그러나 50~55세가 되면 일부 남성의 유효 수명이 심장마비, 폐암 또는 과도한 음주로 인한 간 질환으로 소진되어 여성보다 사망률이 더 높아진다. 많은 러시아인 중에서 특히 남성을 기대수명보다 빨리 무덤으로 데려가는 건, 바로 보드카다. 아무리 건강한 간도 어느 순간이 되면 여기에 당해낼 재간이 없어진다. 게다가 알코올의존증은 간 질환뿐만 아니라 감염에 더 취약해지게 만들어 건강에 치명적인 위협이 된다. 러시아 남성이 여성보다 평균적으로 약 10년 더 일찍 사망한다는 통계가 그 무서움을 여실히 보여준다(이 통계는 푸틴이 우크라이나를 침공하기 이전의 것이다).

일반적으로 남성 조기 사망의 10~20%는 맥주, 와인 또는 증류주 섭취가 원인이다. 유럽 30개국의 사망 원인에 대한 연구 결과가 이를 증명한다. 연방 보건부에 따르면 흡연은 기대수명에서 약 40~60%의 차이를 만들어내며, 여성(20.8%)보다 남성(27%)이 더 많이 피우는 것으로 나타났다.

조선 시대, 내시와 일반 남성의 수명 차이

테스토스테론이 수명을 단축시킨다면, 이를 생성하는 고환을 제거하면 노화를 늦출 수 있을 것이라는 추론이 가능하다. 그리고 실제로 노화 방지 효과가 있을 것으로 보인다. 자발적으로 거세에 동의하는 사람은 거의 없지만, 많은 문화권에서 거세는 형벌의 한 형태였다. 또는 하렘이나 궁정에서 특정 직업을 갖기 위한 전제 조건이기도 했다. 예를 들어 한국의 조선 왕조(1392~1910)에서 환관은 궁전 내에서 시종이나 사신 혹은 경비원 같은 왕실의 여러 업무를 맡았다. 환관들은 왕실 가족을 제외하고는 밤에 궁궐에 머물 수 있는 유일한 남성이었다. 환관들은 결혼하여 여자아이를 입양하거나 거세된 남자아이를 입양할 수 있었다. 이들은 사회적으로 존경받는 가문 출신으로, 그들의 가계도는 철저히 기록되어 후대에 전해졌다. 한국의 계보학자들은 이들의 생활 데이터를 분석했고, 나는 이들이 《현대 생물학Current Biology》에 기고한 놀라운 보고서를 접할 수 있었다. 과학자들은 내시 81명의 수명을 측정하고 평균값을 계산했다. 그 결과, 거세된 남성은 평균 70세까지 살았는데 이는 해당 비교 기간의 평범한 남성보다 약 17년 더 장수한 것이었다. 이는 환관들이 아내나 파트너를 구하는 데 쓸 수 있는 자원을 아껴서 자신의 몸을 건강하게 유지하는 데 사용했다는 것을 의미할 수 있다.

81명의 환관 중 3명은 100세 이상 장수했는데, 이 비율은 오늘날 선진국의 100세 이상을 넘긴 인구와 비교하면 약 130배에 달한다. 조선 시대에 살았던 이 3명의 환관이 고환 없이 사는 삶에 대해 어떻게 느꼈는지, 자신의 삶에 얼마나 만족했는지는 알 수 없다. 그러나 한 가지 확실한 것은 당시 궁궐의 왕족 남성들이 46세 정도밖에 살지 못한 것과는 대조적으로, 그들은 두 배 이상 긴 시간을 살았다는 것이다.

수녀와 수도사의 평균수명이 시사하는 바

여기까지는 남성의 수명이 생물학적 이유로 짧아진다고 생각할 수 있다. 이러한 해석은 또한 대중들의 일반적인 인식에 뿌리를 두고 있다. 하지만 정말 사실일까? 앞서 언급했듯이, 남성들은 일반적으로 더 위험한 삶을 살았으며, 이들이 종종 힘들고 위험한 직업을 가진 것도 큰 영향을 미칠 수 있다.

하지만 여성과 남성이 거의 같은 환경적 영향에 있다면 기대수명 측면에서 어떤 결과가 나올까? 밤베르크의 한 젊은 독일 학생이 놀라운 답을 내놓았다. 마크 루이Marc Luy는 지리학을 전공했지만 실제 관심은 부전공인 인구학에 있었다. 연구 논문 주제를 찾던 그는 1996년 인구통계학자인 라이너 딩켈Reiner Dinkel 교수를 찾아갔다. 그는 한동안 수녀와 수도사의 생활 데이터를 분석해보고 싶다는 생각이 있었다. 수도회의 여성과 남성 구성원은 비슷한 환경에서 생활하며, 식사와 의료 서비스도 동일하게 받는다. 게다가 이들의 수명은 기록 보관소에 정확하게 기록되어 있기 때문이다.

마크 루이는 열정적으로 연구에 착수하여 게뮌덴 암 마인Gemünden

am Main의 성 십자가 사랑의 수녀회를 비롯하여, 밤베르크의 카르멜 Karmel 수녀회와 바이에른의 여러 수도회에 이번 연구 작업에 협조해달라고 요청했다. 가톨릭 수녀와 수도사 1만 1,624명의 데이터를 분석 평가했는데, 1910~1985년 사이에 독일 여성의 기대수명이 급격히 증가했던 시기를 분석 대상으로 삼았다. 그런 다음 그는 이 수치를 일반 인구의 데이터와 비교해보았다. 그리고 놀라운 결론에 도달했다. 수녀와 일반 여성의 기대수명은 통계적으로 큰 차이를 보이지 않는 반면(같은 나이까지 살았다), 남성의 수치는 다른 양상을 보인 것이다. 수도사들은 일반 남성들보다 평균 4년 더 오래 산 것으로 나타났다. 가난하고 순결하며 순종하는 삶을 원하는 여성이 가톨릭 종교 공동체에서 더 행복한 삶을 느낄 수 있지만, 장수를 위해 꼭 수녀원에 들어갈 필요는 없다. 반면, 남성이 장수하고 싶다면 적당한 시기에 수도회에 입회하는 것이 도움이 될 수 있다. 분명 자신의 생물학적 잠재력을 최대한 활용할 수 있으며 기본적으로 여성과 마찬가지로 오래 살 수 있기 때문이다. 이는 수도원 연구에서도 확인된 바와 같이, 수도사의 기대수명은 수녀의 기대수명과 비교했을 때 그 차이가 1년도 되지 않았다.

남성이 여성만큼 오래 사는 섬이 있다?

여성만큼 오래 살기 위해 수도원에 들어가고 싶은 남성은 거의 없을 것이다. 그런데 이탈리아 사디니아 Sardinia의 연구자들은 굳이 그럴 필요가 없다는 것을 보여주었다. 이들은 「남성이 여성만큼 오래 사는 곳, 빌라그란데 스트리사일리Villagrande Strisaili」라는 논문을 《노화 연구 저널Journal of Aging Research》에 발표했다.

이곳을 지도에서 찾아보았다. 빌라그란데 스트리사일리는 해발 700미터 고도에 위치한 사디니아 지역의 산악 마을이다. 이 논문의 저자 중 한 명이 사디니아의 사사리 대학에서 노인연구학자로 일하는 지아니 페스Gianni Pes 박사였다. 나는 논문을 다 읽은 다음 지아니 페스 박사에게 방문해도 되는지 이메일을 보냈다.

몇 주 후, 우리는 사디니아에서 만났다. 페스 박사는 따뜻한 사람이었다. 그는 낡은 피아트 판다를 타고 해안 도시로 나를 마중 나와주었다. 우리가 구불구불한 도로를 따라 산을 올라가는데 가랑비가 내리기 시작했다. 페스는 끊임없이 말을 이어갔고, 자신이 하는 말을 강조하기 위해 운전대에서 양손을 떼지 않고 비에 젖은 도로를 바라보는 대신 나를 자꾸 쳐다보았다. 나는 장수 현상을 연구하는 사람이 왜 이렇게 구불구불한 도로를 빠른 속도로 달리는지, 속이 울렁거리는 가운데서도 궁금하지 않을 수 없었다.

다행히도 지아니 페스는 맞은편에서 자동차와 트럭이 다가올 때는 전방을 주시했고 제때 길을 비켜주었다. 페스 교수의 집안에서도 조기 사망은 흔치 않은 일이었다. 어머니, 할머니, 삼촌 모두 90세가 넘도록 살았다고 페스 교수는 말했다. 심지어 그의 친할아버지의 형은 110세까지 살았다고 한다. 사디니아에서는 흔한 일이었다.

페스는 빌라그란데 스트리사일리 공동묘지 앞에 피아트 판다를 주차한 후, 차에서 내려 몇 걸음 걸어가 무거운 철문을 밀어서 열었다. 어두운 사이프러스 나무 사이로 옅은 안개가 피어올랐다. 무덤과 유골함 벽면 곳곳에 고인의 모습을 담은 작고 다채로운 사진이 걸려 있었다. 초상화에는 만족스러운 표정의 노인들 모습이 담겨 있었는데, 대부분 90세 이상의 노인이었다. 이 묘지에서는 흔히 볼 수 있는 풍경이었다. 내가 방문한 날만 해도 그곳에는 100세 이상의 고령자가 40명 묻혀 있었다. 그중 정확히 50%는 여성이고 나머지 50%는 남성이었다. 그리고 빌라그란데 스트리사일리 주민 3,300명 중에도 100세가 넘는 사람이 6명 있었다. 그중 3명은 여성이고, 나머지 3명은 남성이었다.

이 아름다운 지중해 섬에 이렇게 많은 사람이 초고령으로 살아간다는 사실은 놀라웠다. 하지만 더욱 놀라운 것은 이 산골 마을의 남녀 평균수명에 차이가 없다는 점이었다.

페스는 인구학자인 루이사 살라리스 Luisa Salaris, 미셸 폴랑 Michel Poulain과 함께 이 특이한 현상의 비밀을 밝히기 시작했다. 이는 사디니아의 사망 등록부가 꼼꼼하게 보관되어 있었기에 가능했다. 세 과학자는 먼저 사디니아 전역의 출생 및 사망 등록부를 분석했다. 주민 사무소에서 주민들의 호적을 찾아냈는데, 그중에는 1880년에 작성된 서류도 있었다. 얼룩덜룩한 종이의 왼쪽에는 각 지자체별로 주민의 이름과 생년월일이, 오른쪽에는 주민의 사망일자와 장소가 적혀 있었다.

연구자들은 주민들의 기대수명이 가장 높은 마을을 파란색 펜으로 지도에 표시했다. 그 결과, 섬 동쪽의 바위가 많은 고원지대에서는 100세까지 살 확률이 사디니아의 다른 곳보다 두 배나 높았다.

과거 이 지역의 주민들은 이곳에 말 그대로 터를 잡은 이래로 로마인의 문명화에 격렬하게 저항했다. 유명한 저항 정신으로 인해 이들은 '야만인Barbaren'이라는 이름을 얻었으며, 이는 이 지역의 현재 이름인 바르바자Barbagia에도 반영되어 있다. 바르바자는 사디니아에서 가장 높은 봉우리가 있는 광활한 산악 지역이다. 코르크 참나무와 밤나무가 자라고 거의 뚫고 지나가기 어려울 만큼 초목이 빽빽한 숲으로 이루어져 있다.

페스와 두 인구통계학자는 이 연구 결과를 발표하면서 지도에서 가장 푸른색을 띠는 지역을 '블루존blue zone'이라고 불렀다. 이 용어는 이제 장수인들이 많이 사는 지역을 설명할 때 일반적으로 사용된다. 일본 오키나와현은 그리스 이카리아섬과 마찬가지로 블루존으로 여겨진다.

그러나 사디니아 동부의 블루존에는 특별히 놀라운 점이 있다. 남녀의 평균수명에 차이가 없는 이곳에서는 남성과 여성이 똑같이 바위만큼이나 오래 생존한다.

"이곳 주민들의 나이 스펙트럼의 맨 끄트머리에 있는 남성 비율이 어떻게 여성과 같을 수 있을까?"

연구자들은 빌라그란데 스트리사일리에서 답을 찾고자 위와 같은 질문을 던졌다. 이곳은 진한 파란색에 속하는 영역이다.

유전인가? 환경인가?

이 놀라운 수명의 남녀평등에 유전자가 영향을 미친 것일까? 수세기 동안 이 섬은 사실상 단절되어 있었고 일부 마을 주민들은 친척과 결혼하는 풍습이 있었기에 유전적 요인도 중요한 고려 대상이었다. 바바리안산맥에서 대가족이 형성되었고, 그 구성원들이 유리한 유전자 덕분에 특히 오래 살 수 있었던 것은 아닐까?

지아니 페스는 가계도를 분석했지만, 무드셀라Methuselah(『성경』속 등장인물 중 969세로 가장 나이가 많은 사람-옮긴이)의 유전자가 전승되었다는 증거는 찾을 수 없었다. 오히려 이런 사실이 드러났다.

"100세 노인들의 부모 중 다수는 그렇게 오래 살지 못했습니다."

따라서 원인은 개인의 환경에 있는 듯하다. 빌라그란데 스트리사일리에는 중절모를 쓴 노인들이 문간에 앉아 마을 일에 관여하는 모습을 흔히 볼 수 있다. 이곳의 노인들은 대부분 가족과 함께 황혼기를 보내며 지역사회에서 존경을 받는다.

의사인 페스는 진료를 하면서도 사디니아의 수백 명 노인들을 방문해 건강검진을 진행했고, 상당수가 여전히 놀라울 정도로 건강하다는 사실을 기록했다. 이들 중 10%만이 노인성 치매를 앓고 있을 뿐, 대부분 정신적으로 건강한 상태였다. (비교를 위해 브레멘 대학의 추산에 따르면 독일에서는 90세 이상 노인의 32%가 치매를 앓고 있다.) 페스는 노인들의 허리둘레와 혈압을 측정하고 청력과 시력을 검사했다. 그리고 눈을 감고 10초 동안 서 있을 수 있는 사람이 누군지, 바닥에 놓인 줄자 위에서 4미터 정도 균형을 잡고 걸을 수 있는 사람은 누구인지 또 의자에서 다섯 번 연속으로 쉽게 일어날 수 있는 사람은 누구인지를 조사했다.

다음은 무드셀라의 피를 이어받은 남성들에게서 공통으로 볼 수 있는 특징이다. 이들은 담배를 거의 피우지 않았다. 또 대부분은 어렸을 때부터 양치기로 일했다. 일부 남성들은 1년 중 9개월 동안 양떼와 함께 산에 머물기도 했다. 이들은 평균적으로 매일 10킬로미터 이상을 걸었다. 페스 박사는 산을 오르는 활동이 양치기들의 건강에 특히 도움이 되었다고 말하며 그 이유를 다음과 같이 요약했다.

"지형이 가파를수록 수명이 길어집니다."

남자들의 식단 역시 단출했다. 이들은 주로 발효해서 만든 빵을 먹었고 당근과 셀러리, 양파, 감자, 회향 등으로 만든 수프를 즐겼다. 설탕 대신 감미료로 꿀을 사용했다. 디저트로는 서양 딸기 열매를 먹었다. 그리고 칼슘, 인, 아연이 풍부한 염소젖으로 만든 신선한 치즈를 자주 먹었다. 페스는 특히 치즈가 건강에 좋다고 생각한다.

덧붙이자면, 100년 전에는 사디니아산맥에서 생선을 거의 구할 수 없었다. 해안까지 접근하기도 어려웠고 양치기에게 냉장고가 있을 턱이 없었다. 육류(돼지고기나 양고기)는 비싸서 기껏해야 1년에 2~4번만 먹었다. 그러나 최근 수십 년 사이 사디니아에서는 육류 소비가 증가했다. 페스는 동물성 단백질은 노년기의 점진적인 근육량 감소를 늦추기 때문에 이것이 노인들의 건강에 긍정적으로 작용했다고 믿는다.

반면, 파스타와 피자는 양치기들의 메뉴에 없던 음식이었다. 이 요리들은 나중에 이탈리아 본토에서 섬으로 들어왔다. 인터넷상의 정보에 따르면 사디니아 레드 와인이 수명 연장 효과가 있다고 한다. 특정 품종에는 항염증 효과가 있는 폴리페놀이 특히 많이 함유되어 있다고 한다. 오늘날 많은 사디니아 사람들이 와인을 즐겨 마시지만, 과거에는 와인이 부족했기 때문에 와인을 거의 마시지 않았다.

이것은 사디니아에는 생산 100주년을 기념할 만한 와인이 없다는 말이다. 지난 세기 초, 사디니아 산악 지역의 마을 환경은 장수하려는 이들에게 매우 바람직하게 조성되어 있었던 것 같다. 단순하고 자연적인 식단과 가난한 목동으로서 활발한 신체 활동을 해야 하는 삶의 조건이 독특한 실험의 기틀을 만들어냈다. 사디니아의 연구 결과에 따르면 생물학적으로 남성도 올바른 생활 방식을 유지한다면 여성과 기대수명이 같을 수 있다는 것을 보여준다.

기대수명을 높이기 위해 반드시 해야 하는 일

하지만 가톨릭 수도원과 사디니아산맥의 연구 결과는 남성의 수명을 단축시키는 특정 환경적 요인이 분명히 존재한다는 것을 보여주는 결과이기도 하다. 비엔나 인구학연구소의 마크 루이와 카트린 가스트 Katrin Gast는 이러한 유해 요인을 보다 정확하게 파악하고자 독일, 오스트리아, 스위스 그리고 다른 선진국의 사망률에 관한 70개 이상의 연구를 분석했다. 그 결과 건강에 거의 관심을 기울이지 않고 많은 위험을 감수하며 사망률이 높은 남성의 특정 하위 그룹(하위 인구집단)이 있다는 것을 확인했다. 이는 건강하지 않은 소수의 남성이 남성의 평균수명을 크게 줄인다는 것을 의미한다.

건강에 관심이 없는 이 괴짜들은 진료 예약을 미루거나 아예 피할 가능성이 크다. 이는 하노버에 본사를 둔 상업용 건강보험 회사의 데이터 분석 결과다. 분석에 따르면 건강보험에 가입한 여성의 약 94%가 1년에 한 번 이상 의사를 방문한 데 반해 남성은 84%에 불과했다. 조기 발견을 위한 검진을 연기하거나 예약을 놓치는 것이 실제로 수명을 단축시키는지는 과학적으로 정량화하기 어렵다. 하지만 예방 검진을 받지 않는 남성이 일반적으로 건강을 소홀히 한다는 것은 어느 정도 상관관계가 입증되었다.

따라서 기대수명 측면에서 남성이 여성을 따라 잡으려면 라이프 스타일에 관심을 기울이는 것이 중요하다. 이에 대해 루이와 가스트는 《노년학Gerontology》에서 설명한다.

> 공중 보건 정책에서 주목할 점은 사망률의 비유전적 요인이 주로 흡연이나 음주, 식습관, 폭력 노출과 같은 건강에 해로운 행동이라는 것이다. 대부분 사람들은 이런 행동이 건강에 미치는 위험을 잘 알면서도 몸에 해로운 생활 방식을 시작하거나 지속하는 쪽을 선택한다.

다시 말해 남성과 여성의 기대수명 차이를 없애고 싶다면 굳이 생물학적 원인을 계속 연구할 필요가 없다. 오히려 건강 문제를 소홀히 하는 남성 그룹을 대상으로 교육 프로그램을 실시하는 것이 더 의미가 있다.

ONE
POINT
TIPS

최대한 수도사처럼 살아라

여성은 남성보다 더 오래 산다. 이는 모든 국가에서 공통적으로 나타나며, 독일에서는 통계적으로 남성이 여성보다 거의 5년 더 일찍 사망할 것으로 예상한다. 지금까지 과학자들은 이러한 차이를 생물학적 요인에 기인한다고 생각했지만, 그 원인을 정확히 밝혀내지는 못했다.

남성이 더 위험한 행동을 한다는 데는 의심의 여지가 없다. 자신의 짝을 찾는 생애 단계에서 남성은 특히 무모하게 행동한다. 20세에서 24세 사이의 남성 사망률이 특히 높은 데는 치명적인 부상이나 질식사를 당할 확률이 더 높기 때문이다. 후자는 종종 익사를 동반한 수영 사고와 관련이 있다. 역사적 자료에 따르면 내시나 환관들이 특히 장수했다는 점에서 남성 성호르몬인 테스토스테론이 수명에 영향을 미친다는 사실을 알 수 있다.

50세 이후 남성은 심장마비, 폐암, 간 질환에 더 취약하다. 또한 여성보다 술이나 담배를 더 많이 한다. 유럽의 한 연구에 따르면 흡연은 남성과 여성의 기대수명 차이의 원인에서 40~60%를 차지하는 것으로 나타났다.

그런데 이러한 점은 오로지 환경에 의해 형성된 행동으로 설명할 수도 있다. 실제로 여성과 남성이 비슷한 조건에서 생활하면 기대수명의 차이가 사라지는 것을 볼 수 있다.

수녀와 수도사의 기대수명이 거의 같은 가톨릭 수도원이나 통계적으로 남성이 여성과 같은 나이까지 사는 사디니아 산악 마을의 경우가 이에 해당한다. 따라서 기대수명 측면에서 남녀의 차이는 생물학적으로 미리 결정된 것이 아니라 행동에 따라 형성된다고 볼 수 있다. 남성도 여성과 마찬가지로 100세까지 살 수 있는 잠재력이 있으며, 적절한 생활 방식으로 이를 최대한 활용하기만 하면 된다. 그러니 건강관리 대책은 건강에 소홀한 남성 하위 그룹에 초점을 맞춰야 한다.

13장

마음에도 근력이 필요하다
마음을 위한 운동, 명상의 치유력

　내가 요가와 명상을 처음 경험한 것은 보스턴 찰스타운에 있는 매사추세츠 종합병원에서였다. 1층의 조용한 방에는 나 외에도 네 명의 다른 참가자가 있었다. 먼저 신발을 벗고 알록달록한 매트 위에 양반다리를 하고 앉았다. 그리고 눈을 감고 젊은 선생님의 목소리에 귀를 기울였다.

　"몸의 고요함에 주의를 기울이세요. 생각이 방황한다면 지금 이 순간으로 돌아오세요."

　놀랍게도 명상은 나에게 너무나 좋은 영향을 미쳤다. 그 시간이 나에게는 몸과 마음을 위한 운동처럼 느껴졌다. 명상 수업이 끝난 후에는 활력이 넘치고 상쾌한 기분이 들었다. 수업을 진행한 선생님도 훌륭했다. 그녀는 브리타 횔첼Britta Hölzel이라는 독일 출신의 심리학자였다. 프랑크푸르트 암마인에서 공부하는 동안 그녀는 요가 지도자로서 훈련도 전문적으로 받았다.

"그건 마치 과학과 명상이라는 두 개의 세계에 걸쳐 살아가는 느낌이었어요."

기센에서 박사 학위를 마친 후, 횔첼은 자신의 주장을 증명하기 위해 미국으로 떠났다. 명상은 영적 깨달음뿐만 아니라 정신 질환을 극복하는 데도 도움이 된다는 믿음이 있었다.

브리타 횔첼은 저녁에 명상과 요가를 결합한 강의를 진행했다. 낮에는 심리학자 사라 라자르Sara Lazar의 실험실에서 연구원으로 일하면서 명상을 해본 적 없는 정신 질환자들이 평온함을 얻기 위해 몇 주간 명상을 할 때, 뇌에서 일어나는 일에 대한 흥미로운 질문을 던지는 연구를 시작했다.

불안 장애를 겪는 26명의 남녀를 대상으로 이 연구를 진행했다. 먼저 횔첼과 라자르의 연구팀은 MRI를 사용하여 환자의 뇌를 검사했다. 그런 다음 연구 참가자를 두 그룹으로 나누었다. 그중 11명에게는 스트레스에 대처하는 일반적인 조언을 제공하고 명상 훈련은 하지 않았다. 나머지 15명은 스트레스 감소에 효과가 있다고 알려진, 마음챙김에 기반한 고대 불교 명상법을 8주 프로그램으로 진행했다. 참가자들이 명상 중 우울한 사색에 빠지는 것을 방지하기 위해 '지금 여기에' 주의를 집중할 수 있게 특별히 지도했다.

참가자들은 일주일에 한 번 90분 동안 그룹 명상를 통해 내면의 거리를 두는 방법을 배웠고, 나머지 날에는 집에서 최소 45분 동안 혼자 명상을 했다. 참가자들을 대상으로 한 설문조사에 따르면 8주간의 명상 후 대부분 참가자들은 훨씬 마음이 좋아졌다고 대답했다.

그런 다음 횔첼과 라자르는 MRI를 사용하여 두 번째로 뇌를 검사하여 그 결과를 확인했다. 사고 기관의 변화가 의학적으로도 향상된 결과로 이어질 수 있을까?

그 결과, 특정 영역에서 회색질의 밀도가 크게 증가했다. 쪼그라든 신경세포가 다시 커지고 새롭게 확장된 것으로 보였다. 기억 내용의 형성과 유지, 학습 과정에 특히 중요한 해마에서는 추가로 신경세포가 발달한 것처럼 보였다. 반면 스트레스 대처에 대한 학습만 받았던 11명의 뇌에서는 이러한 변화를 감지할 수 없었다.

이 연구 결과는 명상이 뇌를 변화시키고 불안 장애를 예방하는 데 도움이 될 수 있다는 것을 명백히 보여주었다. 브리타 휠첼의 연구팀은 이 연구 결과를 《신경영상의학Neuroimage Clinical》 저널에 다음과 같이 발표했다.

> 우리의 연구 결과는 마음챙김 훈련이 건강한 사람과 불안 장애가 있는 사람 모두에게 감정 조절을 원활하게 하는 데 중요한, 여러 뇌 영역을 활성화하고 신경세포의 연결성을 증가시키는 것과 관련이 있음을 보여준다.

명상과 요가는 열반을 추구하는 것 이상의 의미를 지닌다. 스스로 고요함과 평온을 깨우치려는 사람들의 뇌에는 명상하는 동안 정신 장애를 억제하는 생리적 변화가 생긴다. 이러한 발견은 기존 의학에서도 점점 더 중요하게 인식되고 있다. 점점 더 많은 심리학자와 의사가 종교적 맥락에서 시작된 명상 기법을 정신을 치유하는 데 활용하고 있다.

이 접근법이 걱정, 두려움, 불안, 우울증을 극복하는 데 어떻게 사용될 수 있는지는 튀빙겐에서 진행된 우울증 환자를 대상으로 한 연구에서도 인상 깊게 입증되었다. 참가자들에게 정신 질환을 극복하기 위해 명상 프로그램을 제공했다. 그리고 명상 과정 전후에 20명 이상의 실험 대상자의 뇌를 신경생리학적으로 검사했다. 또한 튀빙겐의 연구진은 우울증을 앓는 참가자들에게 특정 소리를 들려주면서 동시에 뇌세포의 전기적 활동을 측정했다.

그 결과 우울증 환자들의 사고 기관은 8주간의 명상 과정 후 청각 자극에 더 강하게 반응하는 것으로 나타났다. 뇌는 끊임없이 우울한 기분을 조절하는 법을 배우며, 여유 자원을 소리에 집중하는 데 사용할 수 있게 되었다. 뇌파의 측정 곡선은 연구 참가자들의 개인적인 경험과 완벽하게 일치했다. 연구에 참여한 심리학자 필리프 큐네Philipp Keune는 다음과 같이 설명한다.

"명상은 주의력을 조절하는 데 도움이 됩니다. 그 결과 환자가 부정적인 생각에 빠질 가능성이 줄어들지요."

연구가 끝날 무렵, 참가자 중 한 명에게 개인적인 경험을 물어보았다. 이 남성은 슈바벤 사투리를 쓰는 중년의 가장이었다. 그는 의학 박사이자 병원용품 제품관리자로 좋은 직장을 가지고 있었다. 겉으로는 평온한 삶을 누리는 것처럼 보였다. 하지만 이 남성은 세 차례의 심각한 우울증을 경험했다. 그는 몇 주 동안 집 밖을 나갈 수가 없었다고 나에게 이야기했다.

그는 서재에서 명상을 하면서 느낀 소감을 다음과 같이 설명했다. 의자에 앉아 자신이 화성에서 지구에 막 착륙했으며 한 번도 건포도를 본 적이 없다고 상상했다. 그런 다음 그는 말린 포도를 건네받았다. 쪼글쪼글한 건포도를 사방에서 바라보고 꽉 쥐었다가 코 밑에 대고 달콤한 향기를 들이마시고 입에 털어 넣는 상상을 했다. 그러면서 그는 의식적으로 현재를 느끼기 위해 애를 썼다. 또한 자신이 느낀 것을 판단하지 않고 호기심을 가지고 열린 마음으로 관찰하려 했다. 그는 일주일에 한 번은 그룹 명상에 참여했고, 다른 날은 집에서 혼자 45분 동안 명상했다.

처음에는 의구심에 가득 차 있었다고 그는 나에게 고백했다. 이전에 명상을 해본 적이 없었을 뿐 아니라 박사 학위를 가진 의사로서 순수한 전통 의학에 전념해왔기 때문이다. 가부좌 자세로 앉아서 그는 스스로 물음을 던졌다. 내가 여기서 뭘 하는 거지?

하지만 시간이 길어질수록 그는 명상에 점점 빠져들었다. 그는 그때를 회상하면서 다음과 같이 말했다.

"내 인생 최고의 건포도였습니다."

연구를 마친 후 그는 다시 일터로 돌아갈 수 있었다. 그동안 먹던 약도 끊었다. 그 대신 매일 명상을 했다.

보스턴과 튀빙겐의 연구를 다른 연구와도 비교할 수 있다. 현재 여러 병원의 심리학자와 의사들은 불교와 힌두교의 명상 기법을 현대 의학과 결합하기 위해 노력하고 있다. 승려와 수행자들이 열반에 이르는 길에서 질병을 치료하는 방법을 찾아내려는 것이다.

조지타운 대학 메디컬센터의 엘리자베스 호지 Elizabeth Hoge 박사팀은 비교 연구를 통해 명상이 검증된 약물만큼이나 불안 장애에 효과적일 수 있음을 증명했다. 연구진들은 200명 이상의 환자를 무작위로 배정하여 8주간의 마음챙김 명상 프로그램 또는 항우울제인 에스시탈로프람escitalopram(선별적으로 세로토닌을 재흡수하는 억제제)을 2개월 동안 복용하게 했다. 연구진은 실험 전후와 실험 12주, 그리고 24주 후에 환자의 불안 증상을 진단해보았다. 두 그룹 모두에서 불안 증상의 심각도가 약 30% 감소했다. 이는 마음챙김에 기반한 스트레스 감소법이 항우울제만큼이나 사람들에게 도움이 되었다는 것을 의미한다.

그런데 명상은 뇌뿐만 아니라 미주신경에도 영향을 미치는 것으로 추정된다. 미주신경은 뇌간에서 목을 따라 흉강을 거쳐 장까지 이어지며 여러 갈래로 나뉘어져 있다. 신경의 갈라지는 특성 때문에 라틴어로 방랑을 의미하는 '바구스vagus'라는 이름이 붙었다. 미주신경은 외이도와 인두, 후두, 폐, 위, 장, 심장에 신경 자극을 전달한다.

숨을 들이마실 때 심장은 내쉴 때보다는 살짝 더 빨리 뛰는 경향이 있다. 이 차이가 미주신경의 긴장 상태를 초래한다. 높은 맥박은 소화 기능을 조절하고 오르가슴을 포함한 여러 생리적 반응에도 긍정적인 영향을 미친다. 또한 사회적 접촉에도 필수적이다. 눈빛이나 공감의 미소, 수긍의 고개 끄덕임 등 모든 행동에 미주신경이 관여되어 있다.

미국의 심리학자 바버라 프레드릭슨Barbara Fredrickson이 이끄는 연구팀은 명상에서 미주신경이 어떤 역할을 하는지 알아보기 위해 매일 저녁 65명의 남녀 실험 참가자들에게 그날의 좋은 감정과 나쁜 경험을 설문지에 기록하는 연구를 진행했다. 참가자들은 모두 9주 동안 이 의식을 수행했다. 또한 그들 중 절반 정도는 명상 과정에 참여했다. 명상 과정에서 이들은 사랑과 선의, 연민과 같은 감정을 느끼도록 지도받았다. 그 결과, 대조군과 달리 명상 그룹에서는 미주신경의 활동성이 크게 증가하는 것을 관찰할 수 있었다. 따라서 미주신경은 긍정적인 생각을 좋은 건강으로 끌어올리는 일종의 변압기 역할을 하는 것이다.

부정적인 생각은 뇌에 안 좋은 흔적을 남긴다

긍정적인 사고는 질병을 치유하는 데 분명 큰 도움이 된다. 의사가 환자에게 자신감을 불어넣으면 환자의 뇌에서는 약물과 같이 작용하는 생리적 반응이 활성화한다. 아픈 사람들에게 통증에 도움이 될 것이라는 의사의 조언과 함께 일반 식염수를 주사하는 실험을 해보았다. 그 후 양전자 방출 단층 촬영을 통해 신체 자체의 진통제(엔도르핀)가 방출되는 것을 확인할 수 있었다. 뇌의 수용체와 결합한 신체 자체 진통제(엔도르핀)가 실제로 통증에 대한 민감성을 감소시킨다는 것을 알 수 있었다. 환자들의 바람이 뇌에도 측정 가능한 화학적 변화의 흔적을 남긴 것이다.

암시의 힘은 파킨슨병을 앓는 환자에게서도 입증되었다. 이 질환은 뇌의 특정 영역에 있는 신경세포의 활동이 비정상적으로 증가하여 환자의 손이 떨리게 된다. 이탈리아의 연구자들이 일부 환자에게 강력한 약이라며 식염수를 투여하는 실험을 해보았다. 환자들은 치료의 가능성에 큰 기대를 가졌고, 지나치게 긴장된 뇌 부위가 이완

되는 효과를 얻었다. 개별 신경세포를 측정한 결과 신경세포의 발화 빈도가 줄어든 것으로 나타났다. 그 결과 환자들의 수전증이 줄어들었다.

이 현상을 '플라세보 효과'(라틴어로 '내 마음에 든다'라는 뜻)라고 하며 강력한 의학적 활성 원리를 말한다. 이는 특히 제2차 세계대전 중에 입증되었는데, 모르핀이 바닥난 상황에서 외과의사들은 많은 부상병에게 약 대신 식염수를 은밀하게 투여했다. 그럼에도 불구하고 부상당한 병사들은 치료에 안도감을 느꼈다.

또 다른 연구에서 의사들은 임산부에게 메스꺼움을 억제하는 약물을 투여했다고 믿게 했다. 그 결과 대부분의 여성들은 뱃속이 진정되는 느낌이 들었고 기분이 훨씬 나아졌다. 이들은 실제로는 구토제를 투여받지 않았다는 사실을 알지 못했다. 이들의 기대감에 의해 촉발된 위약 효과는 약물의 약리학적 효과를 완전히 뒤집어놓았다. 추정에 따르면 위약 효과의 영향은 전체 의학 분야에서 의학적 향상도에 30~40% 기여한다.

왜 그럴까? 진화론적 관점의 의사들에 따르면, 자신감을 통해 스스로를 건강하게 만드는 능력이 우리 인간에게 내재되어 있다. 이는 진통제나 전달물질로 구성된 우리 신체의 약국을 정확하게 사용하도록 만들어주므로 회복 가능성을 높여주고 생존 가능성을 향상시킨다.

본질적으로 모든 사람의 몸에는 정서적 지원 없이도 효과를 발휘할 수 있는 일종의 구급 상비약이 있다. 조직을 재생하여 부상을 회복시키고, 간의 도움을 받아 독소를 분해하며, 병원균에 대한 면역세포를 설정하고, 특히 통증을 유발하여 아픈 사람이 치료를 받을 수 있게 한다.

그러나 이러한 개입에는 대가가 따른다. 에너지를 소모해야 할 뿐 아니라 때로는 질병 자체보다 더 심각한 부작용이 발생할 수 있다. 구토와 설사는 병원균을 외부로 옮길 수도 있고, 영양분과 체액을 몸 밖으로 배출하기도 한다. 열은 세균을 열사병으로 몰아넣을 뿐만 아니라 신체 기관의 온도를 위험하게 높이기도 한다.

지나치게 빈번한 응급 처치를 방지하기 위해 신체가 치유력을 관리하는 데 도움이 되는 일종의 제어 시스템이 개발되었다. 이것이 영국의 신경심리학자 니콜라스 험프리 Nicholas Humphrey와 존 스코일스 John Skoyles의 관점이다. 이 제어 시스템은 에너지를 절약하기 위해 척박한 겨울철에는 면역체계가 낮은 열로 유지되도록 한다. 그 대가로 우리 몸은 감기에 걸리는데, 감기는 특히 1년 중 추운 계절에 인간을 괴롭히는 대표적인 증상이다.

인간의 진화 과정에서 신체의 제어 시스템은 뇌의 도움을 받아왔다. 그러다 뇌가 충분히 발달한 후에는 과거로부터 학습하고 미래를 계획할 수 있게 되었다. 그 이후로 뇌는 제어 시스템의 센서 역할을 해왔다. 외부의 응원을 받거나 명상을 통해 긍정적인 상태가 되면 뇌는 신체 자체에 있는 천연 진통제와 신경전달물질을 분비하라는 신호를 보낸다.

험프리와 스코일스는 이 이론을 통해 자신감이 건강에 미치는 부정할 수 없는 영향력에 대해 《현대 생물학》 저널에 이렇게 기고했다.

사람들은 일반적으로 병원에 갈 때 더 낙천적이 된다. 햇볕이 내리쬐는 날이나 주말이 다가올 때도 마찬가지다.

역학 연구에 따르면 낙관주의자가 더 오래 사는 것으로 나타났다. 예를 들어 미국 여성 약 16만 명의 수명 데이터를 분석한 결과, 가장 낙관적인 태도를 가진 25%는 가장 부정적인 관점을 가진 25%보다 기대수명이 5.4% 더 길고, 90세 이상 생존할 가능성이 10% 더 높은 것으로 나타났다.

이와 같은 연구 결과는 우리가 자신감을 가지고 살아야 한다는 것을 보여준다. 이 연구의 제1저자인 하버드 대학의 하야미 코가Hayami Koga 연구원은 다음과 같이 말한다.

"우리는 건강에 영향을 미치는 부정적인 위험 요인에 집중하는 경향이 있습니다. 하지만 낙관적이고 긍정적인 자원에 대해 생각하는 것도 중요합니다. 이런 자원들은 건강에 긍정적인 영향을 미칠 수 있습니다."

플라세보 실험의 흥미로운 결과

의학에서 플라세보 실험의 진실을 어떻게 다룰 것인가 하는 질문은 매우 흥미롭다. 의사가 환자에게 설탕 약을 약이라고 속여 파는 것은 명백한 거짓말이다. 하지만 개인적으로 병이 낫기만 한다면 나는 속아도 상관없다고 생각한다. 공개적인 위약 사용 경험에서 드러나듯이 진실은 전혀 필요하지 않을 수도 있다.

이 분야의 선구자로 하버드 의과대학의 의학자인 테드 캅추크Ted Kaptchuk를 들 수 있는데, 얼마 전 매사추세츠주 케임브리지에서 그의 연구에 대해 인터뷰할 기회가 생겼다. 그의 주요 연구 대상은 과민성대장증후군 환자들이었다. 실험에서 그는 일부 환자들에게는 아무런 처치를 하지 않았다. 또 다른 환자 그룹은 캅추크의 연구팀으로부터 활성 성분이 없는 약을 받게 될 것이라는 말을 들었다. 캅추크는 이들에게 '위약'이라고 적힌 병을 보여주며 위약이 인체의 통증 시스템에 어떤 영향을 미치는지 설명했다. 그 결과는 놀라웠다. 이 알약들은 실제 약물과 유사한 효과를 나타냈으며, 심지어 플라세보와 유사한 효과를 보였다.

그렇다면 위약은 일상적인 임상 진료에서 어떻게 사용될 수 있을까? 이를 알아보기 위해 나는 함부르크-에펜도르프 대학 의료센터 UKE의 저명한 통증 전문가인 심리학자 레지네 클링거Regine Klinger를 찾아갔다. 그녀는 자신의 한 환자에 관한 놀라운 이야기를 들려주었다. 보조 목수로 일해온 이 남성은 요통으로 오랫동안 고생하고 있었다. 그래서 통증 연구에 참여하도록 초대받았는데 당시 그의 나이는 67세였다. 연구원들이 초기 검사에서 이 남성에게 바닥에서 물통을 들어 올려보라고 요청했고, 그는 시키는 대로 물통을 들어 올려야만 했다. 통증이 말할 수 없이 심했다.

흰 가운을 입은 의사가 주사액이 담긴 병을 꺼냈다. 의사는 그 안에 들어 있는 약물이 '허리 통증에 매우 효과적'이라며 환자를 안심시켰다. 그 약이 엔도르핀으로 알려진 신체 자체의 오피오이드 분비를 유도하고 통증 완화 효과를 지원한다는 것이었다. 이 남성은 튜브와 수액병과 연결된 커다란 접착 파스Pflaster를 등에 붙이고 있었다. 두 개의 거울을 통해 그는 접착 파스가 허리뼈를 덮은 모습을 잘 볼 수 있었다. 주사액이 들어가자 그는 액체가 피부에 스며드는 것을 느꼈다. 25분 후, 연구원들은 참가자의 몸에서 파스를 제거하여 자유롭게 풀어주었다.

일주일 후, 이 남성은 후속 검사를 받으러 왔는데 이전과는 달라진 모습이었다. 그는 통증이 눈에 띄게 줄었다고 말했다. 연구진이 구석에 있는 물통을 가리키자 남성은 그 물통을 거뜬하게 들어 올렸다.

함부르크 연구진은 90명 이상의 환자를 대상으로 파스 요법을 시험해보았다. 그 결과 대부분 환자의 통증이 가라앉고 다시 움직일 수 있게 되었다. 그런데 심리학자 클링거가 회복의 비결은 다름 아닌 본인들의 자신감 덕분이라고 말했을 때 실험에 참여한 사람들은 크게 놀랐다.

사실, 주입된 수액에는 단순한 식염수만 들어 있었다. 마지막에 이 사실을 밝히는 것도 치료의 일부였다. 이 실험을 통해 환자들은 자신이 생각했던 것만큼 고통에 무력하게 지배당하지 않는다는 사실을 분명히 깨달았다. 레지네 클링거는 이렇게 말했다.

"나는 환자들에게 진통제는 환자가 직접 만든 것이라고 설명합니다. 환자 스스로 만성 통증에 대항해 행동에 나섰다는 점을 확실히 알려주죠."

위약은 입증된 약물의 효과를 최적화하는 데도 도움이 될 수 있다. 한 연구에서 신경과 전문의 울리케 빙겔Ulrike Bingel 연구팀은 20명 이상의 피실험자에게 불쾌한 열 자극을 가한 후 강력한 진통제를 투여했다. 모든 사람에게 동일한 용량을 투여했지만 실험은 각기 다른 조건에서 진행되었다. 어떤 사람들은 약물을 인지하지 못한 상태로 투여받았는데, 이처럼 은밀한 투여 방식은 통증의 강도를 살짝만 감소시켰다. 반면에 어떤 피험자들은 자신이 강력한 진통제를 투여받고 있다는 것을 정확히 인지했는데 이 공개된 투여에서는 약물이 은밀한 투여에서보다 두 배 더 효과적이었다. 약리학적 효과에 심리적 효과가 더해진 것이다.

세 번째 그룹의 피험자들은 진통제를 전혀 투여받지 않으므로 통증이 더 악화될 것이라는 말을 의사로부터 들었다. 실제로는 진통제를 은밀히 투여받았지만, 이들은 진통제를 전혀 투여받지 않은 것처럼 심한 통증을 경험했다. 부정적인 기대가 약물의 약리학적 효과를 무력화시킨 것이다.

의사와 상담할 때 우리는 자신의 현재 상태에 대해 극도의 주의를 기울여 듣는다. 부주의한 말 한마디에도 우리는 아픔을 느낀다. 치과 진료실에서나 검진실에서나, 이러한 상황에서 우리는 특히 부정적인 의견에 민감하게 반응한다. 그러므로 상담의 심리적 영향을 인식하는 의사를 만날 수 있기를 바랄 수밖에 없다.

레겐스부르크의 마취과 의사 에르닐 한센Ernil Hansen이 바로 그런 사람에 속한다. 젊은 의사 시절엔 그도 때로 환자에게 무심코 말을 하기도 했다고 고백했다. 한번은 마취 중인 젊은 환자의 목에서 튜브를 빼낸 적이 있었다. 환자가 짧은 기침을 한 후 잠든 사이 한센은 마취 간호사에게 튜브를 건네며 이렇게 말했다.

"살균해주세요."

그 순간 여성 환자가 자리에서 일어나 눈을 뜨고 공포에 질린 얼굴로 소리쳤다.

"안 돼요, 살균하지 말아주세요!"

한센은 겨우 환자를 진정시켰지만, 이 에피소드는 환자가 마취 상태에서도 주변의 상황이나 말에 반응하며 잠재의식은 잠들지 않고 많은 것을 저장한다는 교훈을 남겼다. 그때부터 그는 단어 선택에 세심한 주의를 기울였다.

"이제 그걸 독극물 캐비닛에서 꺼내 올 거예요." "지금 줄을 연결하겠습니다." "이제 방사선 벙커로 들어갈 거예요." "인공 호흡기를 달겠습니다." 이 같은 문장을 더 이상 그는 내뱉지 않게 되었다. 그리고 한센은 마취를 유도하는 동안 "이제 잠이 들 거예요"라는 말 대신 "우리 팀은 지금 환자분의 안전과 안녕을 돌보고 있습니다"라는 말을 건네는 것을 더 좋아한다.

그 외에도 한센은 수술실을 좀 더 친근하게 만들기 위해 노력했다. 수술 직전에 수술대에 누워 있는 환자는 어쩔 수 없이 보통 환기구와 눈부신 조명, 갑자기 수면 마스크를 얼굴에 들이미는 마스크를 쓴 사람들을 보게 된다. 한센은 천장에 휴양지를 묘사한 포스터를 걸고 마스크를 쓰지 않은 얼굴로 환자에게 다정한 인사를 건넨 다음 환자가 직접 수면 마스크를 집어 들게 했다.

은퇴 후에 그는 레겐스부르크 대학 병원에서 '치료 커뮤니케이션'을 주제로 학생들을 가르쳤다. 또한 마취 상태의 환자가 수술실에서 말하는 내용을 무의식에서 어느 정도까지 이해하는지도 연구했다.

한센은 의사 니나 제흐Nina Zech를 비롯한 연구진과 함께 환자에게 자신감과 위안을 주기 위해 최면 치료 원리를 기반으로 한 오디오 녹음용 텍스트를 개발했다. 연구진은 여러 병원에서 마취 환자들에게 이 오디오 녹음을 들려줬을 때 수술 후 어느 정도 영향을 미치는지 조사했다.

데이터 분석 결과, 수술 후 환자들은 소리가 없는 헤드폰을 착용한 비교 환자들에 비해 통증이 평균 25% 감소했으며, 진통제의 필요성도 34%나 낮은 것으로 밝혀졌다. 에르닐 한센은 이렇게 말했다.

"조사 대상 환자 전체를 보면, 환자 6명 중 1명은 시술 후 진통제가 전혀 필요하지 않았습니다."

이는 분명 환자들에게도 도움이 되었다. 메스꺼움 같은 부작용이 적고 약물 의존성 위험도 감소했기 때문이다.

심장 수술과 같은 개심술에서도 자신감은 성공의 핵심 요소다. 마르부르크 대학의 심리학자와 외과의사들은 우회술이 필요한 사람들을 대상으로 연구를 진행했다. 수술 예정일 열흘 전에 환자들은 긍정적인 기대감을 갖도록 고안된 세미나에 참여했다. 먼저 환자들에게 질병의 원인을 설명한 다음 수술을 통해 어떤 이점을 얻을 수 있는지 설명했다. 마지막으로 우회 수술 후 다시 하고 싶은 일들을 상상해보라고 했다. 또한 좋은 생각을 떠올리기 위한 명상 기법을 지도했다. 수술 당일, 심리학자들은 환자들과 다시 이야기를 나누고 추가 정보를 제공했다. 우회 수술의 정상적인 결과와 예상치 못한 합병증을 구분하여 불필요한 걱정을 하지 않도록 하기 위해서였다.

환자들은 심리적 지원을 기꺼이 받아들였을 뿐만 아니라 이는 더 나은 치료 과정으로 이어졌다. 튀빙겐에서 열린 학회에서 관련 심리학자인 빈프리트 리프Winfried Rief는 이렇게 말했다.

"환자는 칼 아래 가슴이 열린 채 누워 있고, 심폐 기계에 의지한 상황입니다. 정말로 힘들지요. 그럼에도 불구하고 우리는 환자의 수술 전 기대감이 3개월 후 그가 다시 일할 수 있을지, 얼마나 오래 불편함을 느낄지를 결정하는 데 중요한 역할을 한다는 것을 입증할 수 있었습니다."

나에게 맞는 명상법 찾기

위약 효과나 명상 모두 우리의 마음이 치유될 수 있다는 것을 보여준다. 그런데 명상의 종류는 혼란스러울 만큼 많으며 마음챙김에서 선禪 수행에 이르기까지 다양하다. 명상의 핵심은 자신의 내면으로 시선을 돌리는 것이다. 조용한 장소와 편안한 자세, 그리고 긴장을 풀고 싶은 마음만 있으면 된다. 지금 바로 시작할 수도 있다. 그렇다면 명상은 정확히 어떻게 작동하는 것일까?

심리학자 울리히 오트Ulrich Ott는 자신의 저서 『회의론자를 위한 명상Meditation für Skeptiker』에서 말한다.

> 명상 기법은 다양하므로 이 질문에 대한 답은 여러 가지가 있을 수 있다.

태극권이나 기공, 하타 요가, 수피들의 데르비쉬dervish 춤과 같은 방식은 모두 몸의 움직임을 수반한다. 가톨릭이나 불교에 기반한 명상은 대체로 침묵 속에서 수행되지만 반드시 고요해야만 하는 것은 아니다. "옴-"이라는 소리를 끊임없이 반복해서 읊조리는 명상법도 있다.

움직이건 가만히 있건, 시끄럽건 조용히 하건 명상은 수행자의 의식을 변화시키는 데 도움이 된다. 일반적으로 명상의 특성 중에서 전문가 모두가 동의한 바는 바로 명상이 '논리의 이완'에 도달할 수 있는 하나의 기술이라는 것이다. 명상을 하다 보면 분석과 판단이 줄어든다. 반면에 정신적 평온과 생각의 고요함을 경험하게 된다.

만트라mantra나 그림 또는 촛불의 불꽃과 같은 명상 대상에 주의를 집중함으로써 이러한 목표에 접근할 수 있다. 자신의 호흡 과정을 관찰하고 집중하는 것은 특히 초보자에게 적합한 방법이다. 전문가 울리히 오트에 따르면 호흡은 자동으로 일어나지만 횡격막과 가슴의 움직임이 동반되기 때문에 '의식적으로 알아차리기가 매우 쉽다'.

선불교의 전통에서는 명상을 하면서 자신의 호흡을 헤아리고, 요가에서는 구체적인 몸동작으로 호흡 기술을 연습하며, 가톨릭의 명상에서는 단순히 자신의 호흡에 귀를 기울인다. 시선을 안쪽으로 향하게 하는 훈련도 있다. 예를 들어, 바디 스캔 명상은 새끼 발가락부터 머리 끝까지 내부의 시선을 몸으로 향하게 하는 방식이다.

손과 발은 특히 신경 섬유가 밀집되어 있기 때문에 다른 신체 부위보다 더 정확하게 인식할 수 있다. 따라서 손은 주의를 집중하는 데 훌륭한 닻이 되어준다. 심리학자 오트는 말한다.

"참선 명상법으로 손바닥을 배 앞에 모아 엄지손가락 끝이 닿도록 하는 경우가 많습니다."

요가에서는 이러한 손 자세를 '무드라mudra'라고 부른다. 또 가톨릭에서의 기도하는 자세와 같이 손바닥을 가슴 앞에 모아놓으면 왼손과 오른손이 합쳐지면서 의식을 집중할 수 있게 된다. 오트에 따르면, 이렇게 몸에 의식을 고정하면 마음이나 머릿속 생각에 지나치게 집중하지 않을 수 있으며 '시간이 지나면서 두려움, 분노, 슬픔이 줄어들고 긍정적인 감정이 생기는 내면의 정화 과정'으로 이어진다.

명상가의 또 다른 과제는 마음을 진정시키는 것이다. 생각과 환상, 아이디어, 감정, 기억이 끊임없이 머릿속을 스쳐 지나간다. 하지만 생각을 관찰하거나 집중하면 그 속도를 늦출 수 있다. 이것은 심지어 무한한 기쁨과 깊은 평화, 모든 것을 아우르는 사랑, 영원의 호흡과 같은 신비로운 경험으로 이어질 수도 있다.

말로 설명하기 어려운 이러한 경험은 그 종류에 상관없이 모든 명상법이 주는 매력이기도 하다. 사물을 있는 그대로 본다는 뜻의 위빳사나vipassana는 깨달음을 목표로 하는 불교의 마음챙김 명상이다. 선禪은 깊은 깨달음인 '사토리satori'를 얻기 위한 일본 불교의 수행법이다. 달라이 라마가 실천하는 티베트 불교는 모든 것을 아우르는 지혜를 추구한다. 기독교 신비주의는 신과 하나가 되는 것을 목표로 하며, 유대교의 카발라는 신과 함께하는 상태를 달성하는 것을 목표로 한다.

병원에서 의사와 심리학자들은 환자에게 튀빙겐 연구에서도 사용된 8주 프로그램인 이른바 마음챙김 기반 스트레스 감소법mindfulnessbased stress reduction, MBSR을 처방하는 경우가 많다. MBSR이 의학계에서 인기를 끌게 된 것은 미국의 존 카밧진 Jon Kabat-Zinn 덕분이기도 하다. 매사추세츠 대학 의과대학의 명예교수인 그는 불교와 서양 과학을 결합하여 아픈 사람들에게 도움을 주고 있다. 오늘날 MBSR은 많은 클리닉에서 널리 사용되는데 스트레스, 우울증, 불안 장애와 통증에 효과적이라고 입증되었다.

    누구나 자신에게 가장 적합한 명상법을 스스로 찾을 수 있다. 당신도 직접 시도해보라. 이 세상에는 진정한 자아로 연결되는 많은 길이 있다.

ONE
POINT
TIPS

항우울제만큼 효과적인 마음 이완에 힘쓰라

명상과 요가, 플라세보 효과는 질병 치료에 도움이 되는 이완과 자신감을 주는 방법들이다. 오랫동안 기존 의학에서는 이러한 방법들을 신비주의 요법으로 무시해왔다. 그러나 신경과학은 이러한 견해를 설득력 있게 반증하고 있다. 불안 장애나 우울증 환자는 일정한 명상 기술을 배우고 실천하면 증상이 호전된다. 이러한 성과는 뇌에서 일어나는 변화와 관련이 있으며, 이는 영상 기술로 확인할 수 있다. 병원에서 의사와 심리학자들은 불교와 힌두교에서 유래한 기술을 현대 뇌 연구와 결합하기 시작했다. 스님들과 요가 수행자들은 우리가 '열반'으로 가는 길에서 정신 질환을 어떻게 치료할 수 있는지를 가르쳐준다.

상상의 힘은 고통을 치유하는 데 큰 도움이 된다. 의사가 긍정적인 생각을 일깨우면 환자의 뇌에서 약물처럼 작용하는 생리적 반응이 활성화하는 것이다. 공감의 말과 함께 식염수를 투여하면 환자의 통증에 도움이 되는 것으로 나타났다. 이와 같은 심리적 현상은 의학적 성공 요인 중 30~40%를 차지할 수 있다. 위약 효과를 활용하기 위해 의사와 심리학자들이 굳이 환자를 속일 필요도 없다. 신체 자체의 통증 시스템에 대해 설명하면 명백한 위약 치료도 성공으로 이어지는 경우가 많다. 우리는 생각만큼 질병에 무력하게 당하고만 살지 않는다. 스스로 치료법을 믿으면 실제로 치료 가능성이 훨씬 더 커지는 것이다.

    신경 과학적 발견을 바탕으로 건강에 대해 낙관적인 관점을 취하고, 초기 단계에서 치유 의지를 증진하여 정신적 문제가 애초에 병리적 차원을 띠지 않도록 하는 방법을 배울 수도 있다. 이를 위해서 요가 코스와 이완 기술이 효과적이다. 세상에는 명상법이 다양하게 존재한다. 누구나 자신에게 맞는 이완 방식을 찾아 자아로 가는 길을 따라가면 된다.

정리하며

몸과 마음을 위한
궁극의 건강 마스터플랜

 궁극적인 노화 방지 치료법이 있다면 바로 젊은 사람의 건강한 신체를 취하는 것이다. 한마디로 인생을 다시 시작하는 것이다. 노년의 삶에서 얻은 노련한 경험도 함께 지니고 있다면 아주 매력적이리라. 직장 생활을 한다면 신입사원의 활력과 노련함, 냉철함을 모두 갖춘 직원이 될 것이다. 연애를 한다면 이전 연애의 실수에서 배운 교훈으로 행복한 동반자 관계나 결혼 생활을 이어갈 수 있을 것이다.

 젊은 사람이 자신의 몸을 늙은 몸으로 바꾸고 싶어 할 리 만무하지만, 이것이 기술적으로 가능할지에 대한 의문은 여전히 남아 있다. 어떻게 늙은 뇌를 젊은 몸에 이식할 수 있을까? 한 가지 방법이 있다면 외과의사가 오래된 몸에서 머리 전체를 조심스럽게 분리하여 머리가 없는 젊은 몸에 꿰매는 것이다.

 이 모험적인 프로젝트가 성공한다면 역사상 최초의 두부頭部 이식이 될 것이다. 이탈리아의 외과의사 세르지오 카나베로Sergio Canavero

는 얼마 전에 자신이 중국의 한 병원에서 이 수술을 진행하겠다고 발표했으며 이미 세부 사항을 공개했다. 시신 기증자는 뇌사자이며, 수혜자는 아마 영원한 젊음을 갈망하는 한 겁이 없는 노인일 것이다. 카나베로 팀은 노인의 기도와 식도, 신경, 근육, 혈관, 척수를 절개하고 다섯 번째와 여섯 번째 경추 사이의 척수를 톱으로 잘라낼 계획이었다. 그런 다음 늙은 머리를 어린 몸통에 올려놓고 모든 유기적 구조를 하나로 연결하면 놀라운 일이 벌어질 것이다.

카나베로는 기획사를 통해 이 끔찍한 프로젝트를 보도하도록 나를 설득했다. 보낸 이메일에서 그는 "세계 최초의 머리 이식술이 임박했다"라며 나에게 인터뷰할 절호의 기회를 주겠다고 말했다. 프랑스 신문 《르몽드》와 미국 《뉴욕타임스》를 비롯한 전 세계 언론이 이 기회를 보고 뛰어들었다. 하지만 나는 거절했다. 나는 이 프로젝트에 애초에 회의적이었고 발표 이후에도 어떤 일도 일어나지 않으리라고 확신했다.

실제로 내 말대로 되었다. 중국 당국은 그의 계획에 절대 동의하지 않았고 소문만 무성했던 머리 이식술은 실현되지 않았다. 나는 이에 대한 보도는 시간 낭비일 뿐이라고 생각했다. 인간은 절대 자신의 몸을 다른 몸으로 맞바꿀 수 없으며, 부모가 물려준 몸으로 만족해야 한다. 우리는 이 형태로 세상에 단 한 번만 존재하는 독특한 모델인 것이다.

"장수를 원한다면 부모를 매우 신중하게 선택해야 한다"라고 일부 의사들이 농담하곤 한다. 그만큼 유전자의 역할이 중요하다는 것이다. 실제로 어떤 사람은 태어날 때부터 건강상의 위험에 노출될 수도 있다.

가족성 고高콜레스테롤 혈증은 선천적으로 콜레스테롤 수용체가 온전하지 않거나 완전히 결함이 있는 경우다. 콜레스테롤이 혈액에서 체세포로 거의 운반되지 않아 콜레스테롤 수치가 상승한다. 수치는 데시리터당 350~1,000밀리그램에 이른다. 이 수치가 높은 사람들은 종종 심각한 동맥경화가 발생하므로 다른 사람들보다 일찍 심장마비로 사망할 위험이 매우 높다. 인구의 약 0.2%가 이런 영향을 받는다.

또 다른 예로 열성 유전 질환이 있다. 부모는 건강하지만 각각 특정 질병의 소인을 가지고 있으므로 생식 과정에서 질병을 유발할 수 있다. 통계적으로 자녀의 25%는 이러한 질환에 대한 모계 및 부계 소인을 모두 가지고 있으며 이로 인해 기형이나 정신 장애와 같은 질병 인자를 가지고 태어난다. 독일에서는 전체 신생아의 0.5%가 이 같은 질환의 영향을 받는 것으로 추정된다.

그럼에도 불구하고 유전자의 영향을 과대평가해서는 안 된다. 대다수의 아기는 건강하게 태어나기 때문이다. 연구에 따르면 일생 동안 사람의 건강 요소 중 20%는 유전자에 의해 미리 결정되고, 30%는 태어난 환경에 의해 결정된다. 따라서 각 개인의 의학적 운명을 좌우하는 가장 큰 부분은 바로 자신의 손에 달려 있다.

미디어에서는 종종 사람이 몇 살까지 살 수 있는지는 유전자에 달려 있다고 말한다. 미국 의사 토머스 펄스Thomas Perls가 이끄는 연구팀은 무드셀라 유전자를 발견했다고 주장하여 전 세계적으로 큰 화제를 불러일으켰다. 펄스는 동료들과 함께 뉴잉글랜드에서 95세에서

119세 사이의 초고령자 수백 명의 혈액을 검사한 결과, 유전물질에서 매우 긴 수명을 보장하는 특정 패턴을 발견했다고 확신했다. 이 유전 결정체를 이용하여 신생아의 기대수명을 예측할 수 있을 뿐만 아니라 유전적으로 위험한 인자를 알아볼 수 있으리라 믿은 것이다. 연구에 직접 참여하지 않았지만 한 과학자는 《뉴욕타임스》 기자와의 인터뷰에서 이렇게 말했다.

> 그야말로 획기적인 발견이라고 생각합니다. 우리 모두를 건강하게 만들 다음 단계가 아닐 수 없습니다.

하지만 그의 판단은 섣부른 것이었다. 독립적인 연구자들은 곧 무드셀라 이야기에 여러 가지 모순점이 있다는 점을 비판했고, 펄스는 방법론적 오류를 인정하고 《사이언스》 잡지에서 이 주제를 다룬 자신의 논문을 철회했다. '철회'는 이 모든 과정의 결과로서 과학계에서 최고의 징벌로 간주된다. 펄스는 핵심 요점을 증명하지 못했다. 수정된 논문은 잘 알려지지 않은 전문 저널에 실렸고, 그 내용은 자신의 이전 논거를 부정하는 것처럼 읽혔다.

> 이러한 복잡한 상황을 고려할 때, 단일 유전자나 몇몇 유전자만으로 생존의 이점을 제공할 가능성은 매우 낮다. 다시 말해, '무드셀라 유전자'는 존재하지 않는다.

유전자가 노화에 미치는 영향은 기껏해야 미미한 수준이라는 것이 이제 과학적으로 입증되었다. 종합 연구에서 연구자들은 유전자와 생활 방식이 관상동맥 석회화에 어느 정도 기여하는지 알아보기로 했다. 이를 위해 연구진은 5만 5,000명 이상의 데이터를 분석했다. 《뉴잉글랜드 의학 저널》 연구진들은 한 사람이 '유리한' 혹은 '불리한' 유전적 패턴을 갖고 있든 없든 상관없이 건강한 생활 방식을 지켜간다면 질병의 위험을 거의 절반까지도 줄일 수 있다는 놀라운 결과를 발표했다.

앞서 언급했듯이 모든 심혈관 질환의 80~90%는 예방할 수 있으며, 석기시대에는 이 같은 질병이 거의 없었다. 암의 경우 새로운 암 환자의 40%는 예방이 가능했다. 예방을 통해 생명을 구하는 것은 아니지만, 수명을 연장할 수는 있는 것이다. 질병의 발병이 수십 년 정도 지연된다면 노화가 자연스러운 사망 원인이 되는 삶의 단계로 이어지는 것이다. 미국의 의사이자 저술가인 셔윈 뉼런드Sherwin B. Nuland는 그의 저서 『사람은 어떻게 죽는가』(세종서적, 2008)에서 다음과 같이 말한다.

> 노인은 질병에 굴복하는 것이 아니라 노화와 관련된 신체 물질과 활력의 손실에 굴복하는 것이다.

아무리 훌륭하게 몸을 관리하는 사람이라도 수명이 제한되어 있다는 사실을 바꿀 수는 없다. 하지만 너무 일찍 부분적으로나 전체적인 건강을 상실하는 것을 예방하고 특히 노년기에 더 오래 건강하고 평안한 삶을 누릴 수 있도록 토대를 마련할 수는 있다. 건강 마스터플랜을 따르면 수명을 최대 23년까지 연장할 수 있다.

  이 수치는 하이델베르크에 있는 독일암연구센터 전문가들의 연구에 기반한 것이다. 역학자 루돌프 카크스Rudolf Kaaks가 이끄는 연구팀은 약 20년 동안 자신의 생활 습관을 정기적으로 제공해온 독일 남녀 수천 명의 데이터를 분석했다. 연구진은 위험도가 가장 낮은 사람과 가장 높은 사람을 비교하고 사망자 수와 데이터를 비교해보았다.

  이러한 방식으로 연구진은 건강한 삶을 사는 경우의 최대 기대수명을 추정했다. 그 결과 남성은 22.7년, 여성은 14년의 수명이 연장될 수 있다는 사실을 밝혀냈다. 남녀 간의 큰 차이는 건강에 소홀한 일부 남성들이 자신의 수명을 극적으로 단축시킬 때가 종종 있기 때문이다.

  연구진은 예측을 위해 생활 습관과 직접적으로 관련이 있는 일곱 가지 요인(흡연, 체질량 지수, 허리둘레, 음주, 신체 활동, 당뇨병, 고혈압)과 혈액 내 다섯 가지 특정 단백질의 수치를 전체적으로 조사해보았다. 단백질 GDF-15는 미토콘드리아 기능 장애를 나타내고, 시스타틴 C 수치는 신장 기능 상태를 보여주며, NT-proBNP는 심장박동의 강도를 보여주고, HbA1c 수치는 제2형 당뇨병을, C 반응성 단백질 CRP는 전신 염증을 나타내준다. 이 다섯 가지 측정값은 사람의 생물학적 나이를 반영하므로 연구진은 이를 측정 기준으로 삼았다.

  동맥경화, 고혈압, 대사 장애에 속하는 제2형 당뇨병, 심각한 비만, 알츠하이머를 비롯한 여러 형태의 치매, 암, 면역 방어력 저하 등 사망으로 이어지는 질병의 전조는 중년기에 이미 눈에 띄게 나타난다. 셔윈 B. 뉼런드는 이렇게 말한다.

"이 일곱 명의 저승사자가 나타나면 대부분 사람들은 죽음을 맞이합니다."

하지만 그 이전에 사람들은 막대한 비용을 들여 현대의학의 치료를 받는다. 그곳에는 온갖 질병에 맞서는 약이 있다. 수많은 사람이 매일 다섯 가지가 넘는 약을 삼키고 의사를 차례로 찾아다니며 병을 고쳐주리라 믿는다. 이제 이러한 환상에서 벗어나 자신이 운전석에 앉아 있다는 사실을 깨달아야 할 때다. 현대 의료 시스템에서는 신체의 잘못된 사용으로 인한 질병을 치료하기 위해 너무나 많은 노력을 기울이고 있다. 하지만 의사는 증상을 치료할 뿐, 근본적인 치유의 힘은 우리 자신에게서 나온다.

적극적으로 질병을 예방하고 그에 따른 생활을 하는 사람들을 우리는 종종 '피트니스 매니악fitness maniac'이라 비아냥대기도 한다. 물론 아무리 예방도 좋지만 살아 있음의 기쁨을 잃어버리고 살 필요는 없다. 『의학의 오류와 착각Torheiten und Trugschlüsse in der Medizin』에서 저자 페트르 스크라바넥Petr Skrabanek과 제임스 맥코믹 James McCormick은 심장마비 위험이 가장 낮은 여성의 삶이 어떻게 될지 그려보았다.

> 자전거를 타고, 실직 상태이며, 저체중의 아직 폐경 전 여성으로 베타지단백질LDL과 혈중 지질이 낮고, 1925년 이전에 크레타섬의 좁은 방에서 껍질을 한 겹만 벗긴 곡물과 홍화유, 물로 살아가고 있다.

심장 건강이 최적화된 상태인 한 남자의 삶도 암울하기는 마찬가지였을 것이다.

육체적으로나 정신적으로 무기력하고 활력도 야망도 경쟁심도 없으며, 마감 기한을 지키려 노력해본 적이 한 번도 없는, 식욕도 없어 옥수수기름과 고래기름을 뿌린 채소와 과일로 연명하는 도시 사무원이나 장의사 같은 남자를 상상해보라. 비흡연자이며 라디오, 텔레비전, 자동차를 소유하는 것을 싫어하고 머리칼은 풍성하지만 마른 체격이다. 운동선수 같지는 않지만 근육을 단련하기 위해 끊임없이 노력하는 남자다. 소득도 혈압도 낮고 혈당, 요산 수치, 콜레스테롤 수치가 낮은 그는 예방적 피임 수술 이후 비타민 B2와 B6를 복용하고 혈액 희석제를 장기간 복용하고 있다.

이 글은 매우 재미있게 읽히긴 하지만 실제 과학적으로 이상적인 상태와는 거리가 멀다. 질병에 대한 예방법은 절대 복잡하지 않으며 의외로 간단하다. 진화의학의 관점에서 볼 때, 대부분의 질병은 원래 설계되지 않은 방식으로 자신의 몸을 대하는 데서 그 원인을 찾을 수 있다. 이러한 몸의 잘못된 '사용'은 서로 연결되어 있으며 상호 의존적인 다양한 질병으로 이어진다. 뒤집어 말하면 이는 몇 가지 단순한 변화만으로도 우리의 몸을 진화적 요구와 합일되는 조화로운 상태로 되돌릴 수 있으며, 여러 질병을 쉽게 피할 수 있다는 것을 의미한다.

흡연은 세월을 통째로 앗아간다

아무리 기를 쓰고 외면해도 피할 수 없는 사실이 있다. 흡연은 건강에 가장 큰 해로운 영향을 미친다는 것이다. 성공한 경영자나 실무자들을 포함한 많은 흡연자가 규칙적인 운동과 건강한 식습관으로 흡연의 위험을 상쇄할 수 있다고 믿는다. 하지만 그들은 성공하지 못할 것이다. 숲속 달리기나 채식 위주의 식단으로는 흡연으로 인한 건강상의 결과를 만회하는 것이 불가능하다. 독일암연구센터의 역학자인 루돌프 카스크는 또 다른 연구에서 이를 증명했다. 그는 자신의 연구팀과 함께 35세에서 65세 사이의 남녀 2만 5,000명 이상의 건강 데이터를 분석하여 흡연이 정확히 어떤 역할을 하는지 알아냈다. 그 결과는 충격적이면서도 분명했다. 독성 담배 연기를 흡입하는 대부분 사람들이 생명의 시간을 빼앗긴다는 것이었다. 하루에 10개비 이상의 담배를 피우는 여성은 평균 7.3년, 남성은 9.4년의 시간을 잃어버린다. 하루에 담배를 10개비까지 피우는 사람은 5년 정도 일찍 사망할 수 있다.

위의 수치로 각 개인의 수명을 예측할 수는 없지만(예외적이지만 흡연자라도 고령에 도달할 수는 있다) 우연의 일치가 고르게 나타나는 대규모 그룹에서 도출된 반박할 수 없는 결과다. 흡연자는 폐암이나 기타 질병에 놀라울 정도로 취약하며, 대다수 흡연자들이 자신의 수명보다 훨씬 일찍 사망한다.

지혜롭게 먹으면 오래 산다

키타바Kitava는 파푸아뉴기니에 속한 솔로몬해의 외딴 섬이다. 오랫동안 주민들은 올바른 식단에 대해 걱정할 필요가 없었다. 주로 고구마나 참마, 파인애플, 파파야, 멜론, 호박, 코코넛 또는 생선을 먹었기 때문이다. 서구인들이 먹는 가공식품은 그들이 섭취하는 전체 칼로리의 0.2%에 불과했다. 섬 사람들의 식단에는 섬유질과 귀중한 다당류가 많이 포함되어 있어 건강에 완벽했다.

키타바에서는 심혈관 질환이 존재하지 않았다. 유럽의 인류학자들이 30년 전 2,300명의 섬 주민들을 조사하면서 이 사실을 발견했다. 주민들 중 일부는 매우 나이가 많았다. 그럼에도 불구하고 섬의 평균수명이 다른 곳보다 높지 않은 것은 사람들이 사고로 죽는 일이 많았기 때문이다. 바다에 빠지거나 야자수에서 떨어져 사망하는 사람들도 제법 있었다. 반면에 독일에는 약 17만 가지의 다양한 식품이 있다. 매일 10종류씩 먹는다 해도 한 번씩 다 맛보려면 46년 이상이 걸릴 것이다. 키타바에 비하면 우리의 식생활은 재앙에 가깝다. 독일 국민의 대부분은 과체중이며 건강한 식습관을 갖기 어려운 상황에 처해 있다.

자칭 영양 전문가들이 등장해 끊임없이 새로운 권유 사항을 제시하는 바람에 이런 혼잡한 상황은 더 복잡해진다. '건강에 좋은 음식은 왜 우리를 병들게 하는가'에 대한 질문에서 시작한 책 한 권이 나왔다. 그 제목은 『나쁜 채소Böses Gemüse』다. 전 세계적으로 영양에 관한 100만 건의 연구가 전문 학술지에 발표되었지만, 그중 90% 이상은 결함이 있는 것으로 간주된다.

이는 하버드 의과대학 공중보건대학원의 예방의학 전문가인 프랭크 색스Frank Sacks가 인정한 것처럼 연구자 간의 경쟁 때문이기도 하다.

"특정 식단을 지지하는 사람들은 자신의 의견을 너무 확신하기 때문에 다른 연구 결과에는 거의 관심이 없습니다. X식단을 지지하는 사람은 X식단이 Y식단보다 못하다는 연구 결과에 대해 늘 오류를 찾을 준비가 되어 있습니다."

많은 식이요법이 과학적으로 입증되지 않았지만 돈벌이 수단으로 전파되고 있다. 그 예로 팔레오paleo 다이어트를 들 수 있다. 이에 따르면 고기, 생선, 과일, 채소는 허용되지만 곡물은 금지된다. 이렇게 하여 석기시대 사람들의 식습관을 따르고자 하는 식단이다. 문제는 당시에는 통일된 식단이 존재하지 않았고, 다양한 식단이 있었다는 것이다. 예를 들어 아프리카 마사이족의 조상은 그린란드의 원주민과는 완전히 다른 식단을 가지고 있었다.

그럼에도 불구하고 모순된 식생활 조언을 따르기보다는 각자에게 올바른 식습관을 찾는 것이 훨씬 쉽다. 나는 2017년에 출간된 영양학 책 『여전히 맛있나요Schmeckt's noch?』에서 신뢰할 만한 연구를 평가하고 권장 사항을 비교한 결과, 과학적으로 입증된 건강한 식생활의 기본 원칙을 발견했다.

이 원칙은 요리할 때 의외로 간단하고 쉽게 실천할 수 있다. 정제된 전분이나 설탕, 초가공식품은 피하고 과일과 채소, 살코기, 생선, 가금류(채식주의자나 비건이 아니라면)를 섭취하는 것이 좋다. 물론 장내 유익균을 고려하여 그것에 섬유질을 공급하는 음식을 먹는 것이 좋다. 주로 식물성 식품을 섭취하고 직접 조리하며 대체로 너무 많이 먹지 않아야 한다.

지중해의 전형적인 저칼로리 식단인 채소와 시리얼, 불포화 지방산이 함유된 올리브 오일, 과일, 생선 또는 마늘 등으로 이루어진 식단이 이상적이다. 이 식단은 맛도 좋을 뿐만 아니라 치매와 제2형 당뇨병, 심장마비, 암의 위험을 줄이는 것으로도 입증되었다. 이 식단은 엄격한 원칙이 아니라 가이드라인에 불과하다. 개인의 취향에 따라 적절히 활용할 것을 명시적으로 권장하며, 요리의 재미와 먹는 즐거움이 가장 중요한 재료이므로 언제든 채소가 들어간 자신만의 요리를 개발할 수 있다.

와인과 맥주에 대해서는 안전한 한계선이 있다는 생각을 버려야 한다. 과거에는 여성의 경우 주당 70그램, 남성의 경우 주당 140그램이 살짝 건강에 위험한 수준의 음주로 간주되었지만 최근 연구에 따르면 매우 극소량의 알코올일지라도 몸에 해롭다는 것이 밝혀졌다. 또한 알코올 음료에는 많은 칼로리가 들어 있다. '맥주 배'라는 표현이 괜히 나온 게 아니다.

병적 비만을 피하기 위해서는 1일 칼로리 섭취량을 측정하는 것이 좋다. 아무리 건강에 좋아도 너무 많이 먹어서 살이 찌면 소용없다. 매주 화장실 체중계로 몸무게를 확인하고 체질량 지수BMI를 최소 30 미만으로 유지하는 것이 좋다.

간헐적 단식(시간 제한 식사)은 원하는 체중을 달성하는 데 특히 효과적이고 실행하기 쉬운 방법인데 일단 초기의 14시간 단식을 예로 들어보자. 오전 8시 이후부터는 원하는 만큼 먹을 수 있지만 오후 6시부터 다음 날 아침까지는 칼로리를 절제한다. 신체 활동 외에도 단식은 신체 세포의 노화를 늦추는 유일한 방법이다.

운동의 치유력을 믿어라

최근 수십 년간 독일을 비롯한 여러 선진국 사람들은 신체 활동을 마치 심각한 질병처럼 외면해왔다. 수많은 의사가 이를 부추기고 운동을 악마화해왔다. 영향력 있는 미국의 심장 전문의 피터 스타인크론Peter Steincrohn은 『게으르면서도 건강하고 활기차게 사는 법Wie man faul, gesund und fit wird』이라는 가이드북을 발간했는데 다음과 같이 주장했다.

운동은 쓸모없을 뿐만 아니라 오히려 위험할 수 있다.

이 주장은 과학적 연구를 통해 반박되었지만 독일에서도 많은 의사가 여전히 환자에게 오랜 관행처럼 운동을 쉬라고 조언한다. 렘샤이트의 내과 전문의이자 심장 전문의인 헤르베르트 뢸겐Herbert Löllgen은 병원 측에서 퇴원과 함께 환자에게 주는 처방전을 읽다가 경악할 때가 한두 번이 아니다.

"의사들은 환자에게 오만가지 약을 처방하고 집으로 돌려보내면서 생활 습관을 바꾸라는 말은 전혀 하지 않습니다."

평생 수익(규칙적인 운동이 몸에 미치는 영향)

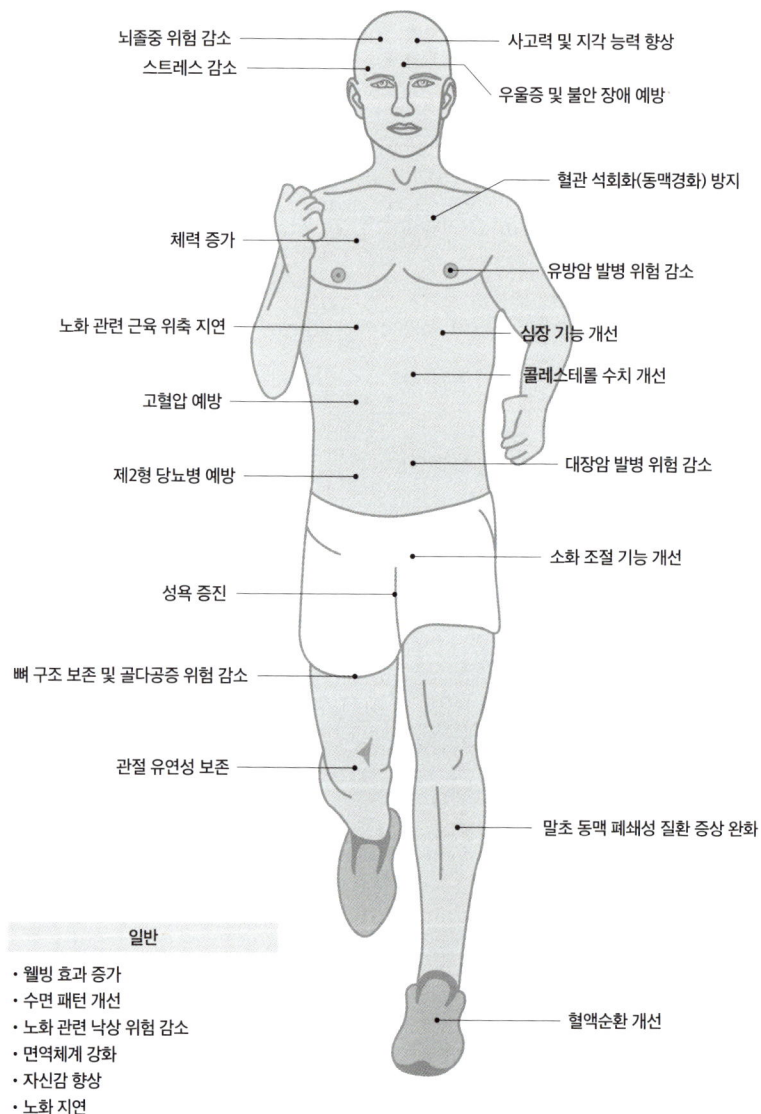

일반
- 웰빙 효과 증가
- 수면 패턴 개선
- 노화 관련 낙상 위험 감소
- 면역체계 강화
- 자신감 향상
- 노화 지연

신체 활동이 일으키는 마법.

헤르베르트 뢸겐은 독일 스포츠 의학 및 예방 학회의 명예회장이며, 독일에서 최초로 환자들에게 운동 처방전을 서명과 진료소 도장을 찍어 발급한 의사 중 한 명이었다. 자신의 환자들이 매우 효과적인 치료법을 받고 있다는 것을 인식시키고자 함이다. 실제로 규칙적인 신체 활동은 신체의 세포와 기관에 약물 효과와 비슷하거나 더 뛰어난 생화학적 작용을 일으킨다.

운동으로 잘 치료할 수 있는 만성질환은 대략 26가지 있다. 이때 신체 활동이야말로 마법의 공식과 같다. 수많은 아픈 사람을 다시 건강하게 만들어주기 때문이다. 또한 건강한 사람은 애초에 병에 걸리지 않게 해준다.

천 리 길도 한 걸음부터

세계보건기구WHO의 신체 활동과 좌식 행동 지침에 따르면, 성인은 매주 최소 150분 이상의 중등도 유산소 운동을 하거나 75분에서 150분간 강도 높은 신체 활동을 해야 한다. 또한 앉아서 보내는 시간을 줄이고 대신 신체 활동을 늘려야 한다. WHO의 권장 사항은 단순히 근거 없이 만들어진 것이 아니라 수천 명의 남녀를 대상으로 활동 수준과 사망률의 상관관계에 대한 역학 연구 데이터를 기반으로 한 것이다.

그럼에도 불구하고 주당 150분의 중등도 유산소 운동을 모든 사람이 할 수 있는 것은 아니다. 다만 다행인 점은 모든 사람이 최소

150분의 운동을 해야만 효과를 볼 수 있는 것은 아니라는 사실이다. 사실 운동 시간에 임계값이란 없다. 살짝 운동하는 것만으로도 놀라운 효과를 볼 수 있다.

심부전 환자의 경우 하루에 10분만 더 운동하더라도 사망률이 감소하는 것으로 나타났다. 어떤 연구에서는 하루에 5~10분 가볍게 걷는 것만으로도 상당한 생리적 개선이 이루어진다는 것을 알 수 있었다. 앉아서 일하는 직장인은 20분에 한 번씩 의자에서 일어나 2분간 움직이기만 해도 혈당 수치가 눈에 띄게 긍정적으로 변화하는 것을 볼 수 있었다. 캐나다 연구진이 다양한 연구를 분석한 결과, 매주 75분간 적당한 운동을 하기만 해도 대부분 사람들이 벌써 상당히 건강해졌다고 느낀다는 사실을 발견했다. 3,000만 명 이상의 데이터를 대상으로 한 또 다른 종합 연구에 따르면 하루 11분 동안 활동적인 운동을 하기만 해도 사망률은 크게 낮아졌다.

매일 만 보를 걸으라는 보편적인 조언도 시대에 뒤떨어진다. 이 마법의 숫자는 한 일본 회사가 만보계 판매를 위해 고안한 것으로 알려져 있다. 15개의 연구를 평가한 결과 결론은 조금 달랐다. 하루에 6,000에서 8,000보만 걸어도 건강에 상당한 효과를 얻을 수 있다.

지구력 + 근력 = 장수

운동의 치유력을 최대한 활용하려면 특정 근육 그룹(이두근, 삼두근, 어깨, 가슴, 등, 허벅지, 종아리, 엉덩이)을 일주일에 최소 이틀 이상 훈련하는 등 목표를 정해서 근육을 강화해야 한다. 초보자라면 적은 운동량으로 시작하여 점차 늘려가는 것이 이상적이다. 신체 운동을 할 때는 각 2~3세트를 하는 것이 바람직하다. 주당 30에서 60분간의 근력 운동은 그 자체로 사망률을 낮추는 것과 큰 관련성이 있다.

지구력과 근력을 결합할 때 운동의 이점이 가장 커진다. 미국 유타주 브리검 영 대학의 연구자 아든 포프Arden Pope가 이끄는 연구팀은 체계적인 설문조사를 통해 두 가지 훈련 방법에 대한 41만 6,000명 이상의 남녀 의견을 분석했다. 과학자들은 이들의 답변뿐만 아니라 연구 기간 사이에 발생한 사망자 수도 비교했다.

분석 결과 운동 그룹을 세 범주로 나눌 수 있었다. 매주 1시간씩만 지구력 훈련을 한 사람들은 전혀 훈련을 받지 않은 비교 대상자보다 사망 위험이 낮았다. 일주일에 3시간씩 훈련한 사람들의 사망 위험은 훨씬 더 낮았다. 마지막으로 지구력 훈련과 더불어 일주일에 한두 번 근력 운동을 한 그룹이 있었는데 이들이 가장 큰 효과를 얻은 것으로 밝혀졌다. 전혀 운동을 하지 않은 그룹에 비해 이 그룹은 사망 위험이 40%나 낮은 것으로 나타났다.

건강도 인생도 마음 쓰기에 달렸다

신체 운동이 뇌에 미치는 영향도 놀랍다. 운동을 하고 나면 기분이 나아지는 것을 즉시 느낄 수 있다. 우리가 규칙적으로 운동을 해야 하는 가장 멋진 이유이기도 하다. 운동은 우리의 기분을 들뜨게

하고 가볍게 한다. 그 효과는 상상하는 것보다 훨씬 더 광범위하다.

라이프니츠회복력연구소의 신경학자이자 정신과 의사인 올리버 튀셔Oliver Tüscher와 그의 연구팀은 60에서 80세 사이의 300여 명의 남녀를 대상으로 정신력을 연구했는데 조사 대상자 중에는 90대 노인도 있었다. 연구는 특정 학습 과제에 답을 해야 하는 테스트 결과를 통해 이들의 인지 능력을 확인하는 방식이었다. 인지 능력은 대체로 45세부터 저하되기 시작하므로 보통 노인이 젊은 사람보다 이러한 테스트에서 더 나쁜 성적을 보이기 마련이었다.

하지만 튀셔의 연구에서는 노인의 20%가 젊은 시절의 정신력을 유지하고 있어서 통념과 같은 결과가 나오지 않았다. "노년에도 불구하고 이들은 수십 년 전과 마찬가지로 여전히 순발력이 뛰어났습니다"라고 튀셔는 말했다.

"이는 특정 학습 과제에만 적용되는 것이 아니라 다른 인지 기능에도 그대로 적용되었죠. 이들의 두뇌 활용 능력은 전반적으로 뛰어난 편이었습니다."

MRI 검사를 통해 이 초고령자들은 특정 뇌 영역이 특히 긴밀하게 네트워크로 연결되어 있을 뿐만 아니라 뇌의 양쪽 기능이 모두 원활하게 사용된다는 것이 밝혀졌다. 튀셔는 다음과 같이 말했다.

"보통 뇌의 한쪽은 다른 쪽 도움을 받아 부족한 부분을 보완합니다. 그런데 대부분 노인들은 좌반구와 우반구로 뇌의 업무가 나뉘어 있는 것을 볼 수 있습니다."

건강한 두뇌의 비결에는 낙관적인 태도도 포함된다. 물론 지난 몇 년간 코로나바이러스 팬데믹이 우리 삶을 위협하고 괴롭혔으며, 푸틴 러시아 대통령은 우크라이나를 침공했고, 인플레이션이 우리 삶을 각박하게 만들었다. 자신감을 가지고 미래를 내다보기 힘들 때가 많다. 그렇다고 장밋빛 안경을 쓰고 세상을 바라보라는 말은 아니다. 트리어 대학에서 동기부여 관련 연구를 하는 미하엘라 브롬-바드리 Michaela Brohm-Badry는 말한다.

"낙관주의자들은 스스로 자신의 행동을 통제할 수 있고, 영향력을 발휘하며, 어떤 상황에서도 자기 주도적 결정권을 가지고 행동한다고 느낍니다."

실제로 아직 유리잔에 물이 반이나 남아 있다고 생각하는 낙관주의자들은 스트레스 호르몬을 덜 분비한다. 성가신 상황에 휘둘리지 않고 자신의 삶에서 스스로 결정할 수 있는 많은 것들을 인식하고 있다.

이런 태도는 배워서 익힐 수 있다. 하지만 어떻게 가능할까? 심리학에서 입증된 한 가지 방법은 그날의 좋은 경험을 알아차리는 연습을 하는 것이다.

"예를 들어 그날 하루 좋았던 점을 저녁에 기록하는 습관을 가져보세요."

동기부여 연구자인 브롬-바드리는 말한다.

"이웃이 친절하게 말을 건네왔고, 회사 동료와 즐거운 대화를 나누었으며, 구내식당의 점심이 맛있었다 같은 몇 가지 그날의 좋았던 일을 적어보세요. 아니면 스스로에게 물어보세요. 오늘은 어떤 감사한 일이 있었지? 이런 질문들은 즉시 우리의 마음을 밝게 만들어줍니다."

새로운 운동을 시작하거나, 악기나 언어를 배우거나, 새로운 취미를 발견한다거나 하는 식으로 낙천적 성격을 기르는 활동을 시도해 보는 것도 좋다. 마지막으로 우리의 감정 형성에 결정적인 역할을 하는 친구를 잘 선택해야 한다. 브롬-바드리 박사는 이렇게 말한다.

"긍정적인 사람들과 함께하는 사람은 스스로도 긍정적인 사람이 될 확률이 훨씬 높습니다."

낙관주의 노인이 행복한 노후를 보낸다

삶에 대한 의지와 낙관주의가 상당한 자기 결정권을 가지고 오래 사는 비결일까? 에를랑겐-뉘른베르크 대학에서 진행 중인 연구 결과가 바로 이 점을 시사한다. 바이에른에는 90세 이상 인구가 약 10만 7,000명에 달한다. 이들 중 대다수는 요양원에 거주하지 않고 자신의 집에서 생활한다. 하지만 이들의 생활 방식에 대해서는 알려진 바가 거의 없다. 초고령자들은 어떻게 자기 삶을 꾸려가는 것일까?

정신노년학과의 프리더 랑^{Frieder Lang}은 90세에서 100세 사이의 남녀 125명을 면담했다. 고령 주민들의 몸과 마음을 검사하고 여러 가지 질문을 던졌는데 그 결과는 놀라웠다. 갖가지 질병에 시달리고 있음에도 불구하고 많은 노인이 여전히 삶에 대해 긍정적인 태도를 지니고 있었고, 활동적인 라이프스타일을 유지했으며, 연구진에 따르면 '특히 강력한 의지력'을 가지고 있었다. 이들은 대부분 건강한 식단과 충분한 수분 섭취에 신경을 썼다. 술을 마시는 사람은 거의 없었으며, 마시더라도 적당량만 마셨다. 120명은 비흡연자였고, 3명은 하루에 1~2개비를 피우거나 시가 또는 파이프 담배를 피우는 흡연자였다.

"신체 활동을 매우 중요하게 생각하며, 대다수가 적극적으로 운동한다고 응답했습니다"라고 연구자가 말했다. 초고령의 응답자들은 혼자서도 집안일을 잘 꾸려가며 이웃과도 사이가 좋았으며 사회적 환경에 잘 적응하고 있었다. 연구 참여자 중 한 명인 B씨는 비 오는 날을 제외하고는 매일 산책을 한다고 연구진에게 말했다.

"나는 스스로 행복을 만들어낼 수 있답니다."

98세의 나이에도 여전히 자택에서 살고 있는 F씨는 일주일에 한 번 가사도우미의 도움을 받으며 함께 산책을 하거나 가끔 술집에 같이 가기도 한다.

"가끔은 이 나이에 아직도 이렇게 잘 지내고 있다는 사실이 부끄러울 정도이지요."

연구에 따르면 참가한 90세 노인들은 실제 나이보다 훨씬 자신을 젊게 느낀다고 한다. 이들이야말로 행복하게 나이 들 수 있는 건강 마스터플랜을 발견한 것이 틀림없다.

ONE
POINT
TIPS

이렇게 당신의 건강수명을 23년 연장하라

---

1. 움직일수록 건강해진다

질병이 발생하는 이유는 우리 몸이 현대사회에 맞게 진화하지 않았기 때문이다. 이 점을 반드시 인식해야 한다. 거기에는 당신도 예외일 수 없다. 부적응은 불가피하게 의학적 문제를 초래하여 삶을 불행하게 하거나 단축시킨다. 찰스 다윈처럼 생각하고, 애니메이션 〈고인돌 가족〉의 주인공들처럼 행동하라.

2. 슈퍼에이저가 되라

노화에 대한 이미지를 바꿔보라. 신체는 시간순으로 변하는 것이 아니라 생물학적으로 변화한다. 세포의 재생을 깨우고 신진대사를 활성화함으로써 노화 과정을 눈에 띄게 늦추거나 어느 정도 되돌릴 수 있다. 그 누구도 나이가 드는 것을 막을 수는 없다. 하지만 그 과정에 영향을 미칠 수 있다. 일찍 시작할수록 슈퍼에이저super agers가 될 확률이 높아진다. 슈퍼에이저는 80세가 넘은 나이에도 뇌의 기능이 퇴화하지 않고 신체 기능도 뛰어난 사람을 일컫는 신조어다.

3. 자신의 건강은 스스로 지켜라

자신의 몸과 건강에 대한 책임은 자신에게 있다. 다른 누구에게 그 책임을 위임하지 말라. 질병 치료나 예방을 위해 우리는 당연한 듯 병원을 찾는다. 하지만 의학은 우리 몸을 근본적으로 치료할 수 없다. 만약 주치의가 더 건강한 생활 방식을 권장하는 경우 일찍부터 주치의의 조언에 귀를 기울이는 것이 좋다. 보다 활동적인 생활을 해보라. 그 어떤 명의보다도 스스로의 건강을 잘 지킬 수 있는 방법이다.

4. 30그램의 섬유질을 먹어라

당신은 혼자가 아니라는 사실을 기억하라. 매일 적어도 30그램의 섬유질을 섭취해야 한다. 당신 몸속 장내세균이 고마워할 것이다.

5. 일주일에 5일 이상 운동하라

오랜 기간 활동하지 않았다면 하루에 1분씩 걷기나 조깅으로 운동 프로그램을 시작하는 것도 좋다. 매주 운동 시간을 두 배로 늘리면 6주 후에는 30분 이상 운동할 수 있는 수준에 도달할 수 있다. 그 이후에는 이를 유지하기만 해도 된다. 일주일에 이틀은 적당한 근력 운동을 하는 것이 이상적이다.

6. 정기적으로 체중을 확인하라

연구에 따르면 약간의 과체중은 해롭지 않지만 병적으로 과체중, 즉 비만은 피해야 한다. 영구 체질량 지수가 30이 넘으면 온갖 질병을 불러들이는 원인이 되며 식단을 변경해야 하는 이유다. 간헐적 단식을 시도해보라. 비만을 조절할 수 없다면 의사의 도움을 받아야 한다.

7. 금연은 필수

담배를 끊거나, 처음부터 아예 담배를 시작하지 마라.

8. 자신감을 가져라

혼자서 고군분투하지 말고 다른 사람들과 함께 운동하라. 파트너와 함께하거나 여럿이 운동하면 재미있고 새로운 우정을 쌓을 수 있다. 낙관주의는 전염성이 있으므로 삶을 긍정하는 사람들로 주변을 채워라. 그리고 자신감을 가져보라.

감사의 말

이 책은 건강 문제에 대해 직업적 또는 개인적 이유로 연구하고 다양한 조언과 통찰을 나눠준 많은 분들의 연구와 발견을 토대로 하고 있다. 25년 동안 의학 저널리스트로서 나는 그들을 만나왔고, 그 모든 분에게 큰 빚을 지고 있다. 그분들이 제공해준 귀중한 정보와 자료 덕분에 이 책이 완성될 수 있었다. 자료의 해석과 정리는 내가 맡았으며 만약 실수가 있다면 그것은 전적으로 나의 책임이다.

이 책은 독일출판협회DVA와 슈피겔SPIEGEL 출판사의 협력으로 출판되었다. 《슈피겔》은 내가 지식 분야의 저자로 활동할 수 있는 자유를 주었다. 그 과정에서 작성한 기사나 이야기, 연구 결과가 이 책에 녹아 있다. 이 책을 편집하고 시리즈에서 눈에 띄는 자리를 마련해준 DVA의 크리스티안 나우만Christiane Naumann과 카렌 구다스Karen Guddas에게 감사의 마음을 전한다. 이 책의 훌륭한 그래픽을 담당한 페터 팜Peter Palm에게도 고마움을 전한다.

특히 이 책의 출판을 담당한 슈피겔 출판사의 안젤리카 메테 Angelika Mette에게 감사를 표한다. 오래전에 그녀는 나의 첫 번째 책이었던 『인간의 오랜 친구 미생물 이야기』를 편집했던 인연이 있다. 또다시 공동 프로젝트를 진행하여 행복했다.

이 프로젝트 소식을 듣자마자 확신을 갖고 나를 격려해준 나의 오랜 동반자가 있다. 내가 필요할 때 항상 곁에 있어 주었고, 나의 이전 작업들도 성공적으로 이끌어준 에이전시 책임자 마티아스 란트베흐 Matthias Landwehr와 그의 직원들에게 감사를 전한다.

무엇보다도 가족에게 고마움을 전한다. 어머니는 내가 오랫동안 글쓰기 연습을 할 동안 커다란 이해심으로 봐주셨으며 나의 세 아이들은 프로젝트 내내 나를 응원해주었다. 마지막으로 나의 아내 안케에게 가장 큰 감사를 전한다. 이 모두가 당신 덕이야!

그림 및 도표 출처

*70쪽의 표를 제외한 모든 그림 및 도표, 그래프 자료는 베를린의 페터 팜이 제작했다. 개별 출처는 다음과 같다.

- 36쪽

미토콘드리아에 관한 인포그래픽 Memme, Jonathan M., Erlich, Avigail T., Phukan, Geetika 및 Hood, David A.: Exercise and mitochondrial health. The Journal of Physiology, 2021, Vol. 599, Issue 3, pp.803-817. https://doi.org/ 10.1113/jp2788S3

- 65쪽

Schaupp, Anna, Martini, Sebastian, Schmidmaier, Ralf 및 Drey, Michael: Diagnostisches und therapeutisches Vorgehen beiSarko-penie. Zeitschrift für Gerontologie und Geriatrie, 2021, Vol. 54, pp.717-724. https://doi.org/10.1007/s00391-021-01968-7

- 83쪽

Carrick-Ranson, Graeme, Howden, Erin J., Levine, Benjamin D의 인포그래픽 참고.: Exercise in Octogenarians: How much is too little? Annual Review ofMedicine, 2022, Vol. 73, pp.377-391. https://www.annualreviews.org/doi/10.1146/annurev-med-070119-115343

- 92쪽

인포그래픽 111쪽 Blech, Jörg:
Heilsamer Infekt. Der Spiegel, 2020, Nr. 47, pp.110 – 114

- 139쪽

Wallace, I. J., Worthington, S., Felson, D. T., Jurmain, R., Wren, K. T., Maijanen, H., Woods, R.J. und Lieberman, D. E.의 그래프 2 참고: Knee osteoarthritis has doubled in prevalence since the mid-20th century. Proceedings of the National Academy ofSciences, 2017, Vol. 114, No. 35, pp.9332－9336. https://doi.org/10.1073/pnas.1703856114

- 162쪽

독일암연구센터(Deutsches Krebsforschungszentrum, DKFZ) 보도자료의 그래프 참고, Koh: Erstmals für Deutschland ermittelt: Vermeidbare Risikofaktoren verursachen 37 Prozent aller Krebs-fülle. 2018, Nr. 48. dkfz. https://www.dkfz.de/de/presse/pressemitteilungen/2018/dkfz-pm-18-48-Vermeidbare-Risikofaktoren-verursachen-37-Prozent-aller-Krebsfaelle.php

- 229쪽

Pontzer, H., Durazo-Arvizu, R., Dugas, L. R., Plange-Rhule, J., Bovet, P., Forrester, T., Lambert, E. V., Cooper, R. S., Schoeller, D. A. und Luke, A.의 그림 1 가져옴: Constrained Total Energy Expenditure and Metabolic Adaptation to Physical Activity in Adult Humans. Current Biology, 2016, Vol. 26, Issue 3, pp.410－417. https://doi.org/10.1016/j.cub.2015.12.046

- 243쪽

Blech, Jörg의 p.116 인포그래픽 참고: Mealtime. Der Spiegel, 2018, No. 46, pp.114-116

- 326쪽

Rowe, G. C.,Safdar, A. und Arany, Z.의 그래픽 1 참고: Running Forward. Circulation, 2014, Vol. 129, Issue 7, pp.798-810. https://doi.org/10.1161/ circulationaha.113.001590

참고문헌

1부 몸과 진화의학

1장 인간은 왜 병에 걸리는가

Blech, J.: Geheirnnis der Gesundheit. In: *Der Spiegel* 40/2009. Carrier, David R. et al.: The Energetic Paradox of Human Running and Hominid Evolution (and Comments and Reply). In: *Current Anthropology* 25(4), 1984: S. 483-49 5.

Elliott, D. E. und Weinstock, J. V.: Where are we on worms? In: *Current Opinion in Gastroenterology* 28(6), 2012: S. 551-556.

Lieberman, D.: *Unser Körper. Geschichte, Gegenwart, Zukunft*. Aus dem Amerikanischen von Sebastian Vogel. Frankfurt am Main, 2013.

Memme, J. M., Erlich, A. T., Phukan, G. und Hood, D. A.: Exercise and mitochondrial health. In: *The Journal of Physiology* 599(3), 2021: S. 803-817.

Natterson-Horowitz, B. et al.: The futuire of evolutionary medicine: sparking innovation in biomedicine: and public health. In: *Frontiers in Science*, 2023: 1:997136.

Nesse, Randolph M. und Williams, George C.: *Warum wir krank werden. Die Antworten der Evolutionsmedizin*. Aus dem Amerikanischen von Susanne Kuhlmann - Krieg. München, 1997.

Trevathan, W.R., et al. (Hg.): *Evolutionary Medicine and Health: New Perspectives*. Oxford, 2007.

2장 앉거나 눕는 것은 망하는 지름길이다

Asher, R. A. J.: The dangers of going to bed. In: *British Medical Journal*, 13.12.1947.

Blech, J.: Ära des Faultiers. In: Der Spiegel 39/2016.

Kramer, A., et al.: High-Intensity Jump Training Is Tolerated during 60 Days of Bed Rest and Is Very Effective in Preserving Leg Power and Lean Body Mass: An Overview of the Cologne RSL Study. In: *PLoS One*, 2017, 12;12(1): e0169793.

3장 근력은 나이까지 되돌린다

Blech, J.: Fit wie in der Steinzeit. In: Der Spiegel 5/2006. Cruz-Jentoft, A. J., et al.: Sarcopenia: revised European consensus on definition and diagnosis. In: *Age and Ageing*, 2019, 48(1): S. 16-31.

Drey, M., et al.: Relation between muscle mass, motor units and type of training in master athletes. In: *Clinical Physiology and Functional Imaging* 36(1), 2016: s. 70-76.

Evans, W und Rosenberg, I. mit Jacqueline Thompson: Biomarkers. *The 10 Keys to Prolo η!giηg Vitality*. New York, 1992.

Fiatarone, M.A., et al.: High-intensity strength training in nonagenarians. Effects on skeletal muscle. In: *JAMA*, 1990, 263(22): S. 3029-3034.

Grande, A. J., Keogh, J., Silva, V. und Scott, A. M.: Exercise versus no exercise for the occurrence, severity, and duration of acute respiratory infections. In: *The Cochrane Database of Systematic Reviews*, 2020, 4(4): CD010596.

Guralnik, J. M., et al.: Limited physician knowledge of sarcopenia: A survey. In: *Journal of the Ameri.can Geriatrics Society*, 2023, 10.1111/jgs.18227.

Moiseeva, V., et al.: Senescence atlas reveals an aged-like inflamed niche that blunts muscle regeneration. In: *Nature*, 2023, 613(7942) : S.169-178.

Mugahid, D. A., et al: Proteomic and Transcriptomic Changes in Hibernating Grizzly Bears Reveal Metabolic and Signaling Pathways that Protect against Muscle Atrophy. In: *Scientific Reports*, 2019, 9(1) : 19976.

Schaupp, A., Martini, S., Schmidmaier, R. und Drey, M.: Diagnostisches und therapeutisches Vorgehen bei Sarkopenie. In: *Zeitschrift für Gerontologie und Geriatrie*, 2021, :54(7): S. 717-724.

Stanaway, F. F., et al.: How fast does the Grim Reaper walk? Receiver operating characteristics 1curve analysis in healthy menaged 70 and over. In: *BMJ (Clinical' Research ed.)*, 2011, 343:d7679.

Szaroszyk, M., et al.: Skeletal muscle derived Musclin protects the heart during pathological overload. In: Nature Communications, 2022, 13(1):S.149.

4장 면역력은 당신의 생활 습관에 달렸다

Blech, J.: »Es ist nie zu spät.« In: *Der Spiegel* 16/2020.

Blech, J.: Wettlauf gegen das Virus. In: *Der Spiegel* 25/2020.

Blech, J.: Heilsamer Infekt. In: *Der Spiegel* 47/2020.

Blech, J.: Gefahrlicher Hokuspokus. In: *Der Spiegel* 23/2023.

Braun J., Loyal L., Frentsch M., et al.: SARS-CoV-2-reactive T cells in healthy donors and patients with COVID-19. In: *Nature*, 2020, 587(7833): s. 270-274.

Loyal L., Braun J., Henze L., et al.: Cross-reactive CD4⁺ T cells enhance SARS-CoV-2 immune responses upon infection and vaccination. In: *Science*, 2021, 374(6564) eabhl823.

2부 질병과 운동

5장 삶을 망치는 허리 통증, 수술만이 답이 아니다

Blech, J.: Ein schmerzlicher Vorfall. In: *Die Zeit* 30/1999.

Blech, J.: Was den Rücken stark macht. In: *Der Spiegel* 40/2011.

Blech, J.: Zurn Laufen geboren. In: *Spiegel Wissen* 4/2011.

Brinjikji, W., et al.: Systematic literature review of imaging features of spinal degeneration in asymptomatic populations. In: *American Journal of Neuroradiology*, 2015, 36(4): S. 811-816.

Feldmann, P. H. und Wittenberg, R. H.: Geschichte der Behandlung von Wirbelsäulenerkrankungen. In: *Der* Orthopäde, 2001, 30(10): S. 776-783. Luecke, T.: Behandlungsoptionen beim Postnukleotomiesyndrom. In:*Schmerzmedizin*, 2021, 37(4): S. 36-39.

Mannion, A. F., Müntener, M., Taimda, S. und Dvorak, J.: Comparison of three active therapies for chronic low back pain: results of a randomized clinical trial with one-year follow-up. In: *Rheumatology*, 2001, 40(7):s. 772-778.

Myatt, J. P., Schilling, N. und Thorpe, S. K.: Distribution patterns of fibre types in the triceps surae muscle group of chimpanzees and orangutans. In: *Journal of Anatomy*,

2011, 218(4): S. 402-412.

Schiltenwolf, M. und Schwarze, M.: Diagnostik und Therapie von Rückenschmerzen: Was ist empfehlenswert? Was sollte unterbleiben und warum wird es dennoch gemacht? In: *Bundesgesundheitsblatt* 63, 2020: S. 527-534.

6장 무릎 통증의 명약은 체중 감량이다

Blech, J.: Auf die Knochen. In: *Der Spiegel* 47/2018.

Blech, J.: Bewegung gegen den Schmerz. In: *Der Spiegel* 27/2014.

Chen, J., Zhou, R., Feng, Y. und Cheng, L.: Molecular mechanisms of exercise contributing to tissue regeneration. In: *Signal Transduction and Targeted Therapy*, 2022, 7(1): S. 383.

Husar-Memmer, E., et al.: Premature osteoarthritis as presenting sign of type II collagenopathy: a case report and literature review. In: Seminars in *Arthritis and Rheumatism*, 2013, 42(4): S. 355-360.

Jansen, M. P., Mastbergen, S. C., MacKay, J. W., Turmezei, T. D. und Lafeber, F.: Knee joint distraction results in MRI cartilage thickness increase up to 10 years after treatment. In: *Rheumatology*, 2022, 61(3):s. 974-982.

Moseley, J. B., et al.: A controlled trial of arthroscopic surgery for osteoarthritis of the knee. In: *The New England Journal of Medicine*, 2002, 347(2): s. 81-88.

Nehrer, S. und Neubauer, M.: Möglichkeiten und Grenzen der konservativen Therapie der Arthrose: Sportberatung, Trainingstherapie, Orthesen und Knorpeltherapeutika .. In: *Der Orthopäde* 2021, 50(5):s. 346-355.

Wallace, I. J., et al.: Knee osteoarthritis has doubled in prevalence since the mid-20th century. In: *Proceedings of the National Academy of Sciences USA*, 2017, 114(35): S. 9332-9336.

Zingg, M. A., et al.: No damage of joint cartilage of the lower limbs in an ultra-endurance athlete-an MRI-study. In: *BMC Musculoskeletal Disorders*, 2013, 14: S. 343.

7장 암을 이겨낸 사람들의 선택

Baumann, F. und Schüle, K. (Hg.): *Bewegungstherapie in der Onkologie*. Köln, 2022.

Behrens, G., Gredner, T., Stock, C., Leiltzmann M.F., Brenner, H. und Mons, U.: Cancers due to excess weight, low physical activity and unhealthy diet – estimation of the attributable cancer burden in Germany. In: *Deutsches Ärzteblatt International*, 2018, 115: S. 578-585.

Chen, L. H., Irwin, M. R., Olmstead, R. und Haque, R.: Association of Physical Activity With Risk of Mortality Among Breast Cancer Survivors. In: *JAMA Network Open*, 2022, 5(11): e2242660.

Hojman, P., Gehl, J., Christensen, J. F. und Pedersen, B. K.: Molecular Mechanisms Linking Exercise to Cancer Prevention and Treatment. In: *Cell Metabolism*, 2018, 27(1): S.10-21.

Kaelin, C. mit Coltrera, F.: *Living Through Breast Cancer: What a Harvard Doctor and Survivor Wants You to Know About Getting the Best Care While Preserving Your Seximage*. New York, 2006.

Li, X., Jansen, L., Chang-Claude, J., Hoffmeister, M. und Brenner, H.: Risk of Colorectal Cancer Associated With Lifetime Excess Weight. In: *JAMA Oncology*, 2022, 8(5): S. 730-737.

Moore, S.C., et al.: Association of Leisure-Time Physical Activity With Risk of 26 Types of Cancer in 1.44 Million Adults. In: *JAMA Internal Medicine*, 2016, 176(6): S. 816-825.

Pedersen, L., et al.: Voluntary Running Suppresses Tumor Growth through Epinephrine- and IL-6-Dependent NK Cell Mobilization and Redistribution. In: *Cell Metabolism*, 2016, 23(3): S. 554-562.

Schwappacher, R., et al.: Physical activity and advanced cancer: evidence of exercise-sensitive genes regulating prostate cancer cell proliferation and apoptosis. In: *The Journal of Physiology*, 2020, 598(18): S. 3871-3889.

Es gibt zahlreiche Rehabilitationssportgruppen, die auf die Bedürfnisse von Menschen mit Krebs während und nach ihrer Behandlung spezialisiert sind. Möchten Sie eine geeignete Gruppe und Angebote in Ihrer Nähe finden, können Sie sich an folgende Organisationen wenden:

- Deutscher Olympischer Sportbund (DOSB): https://gesundheit.dosb.de/ angebote/bewegung-gegen-krebs
- Deutscher Verband für Gesundheitssport und Sporttherapie e. V.:https://dvgs.de/ de/
- Bundesverband Rehabilitationssport Rehasport Deutschland e. V.:www.rehasport-deutschland.de/
- Deutscher Behindertensportverband e. V.: Rehabilitationssportgruppen in Deutschland: www.dbs-npc.de/rehabilitationssportgruppenin-deutschland.html
- https://cio.uk-koeln.de/leben-mit-krebs/bewegung/

8장 소리 없이 찾아오는 심혈관 질환을 막아라

Blech, J.: Das Blut in Wallung bringen. In: *Der Spiegel* 3/2010.

Blech, J.: Krank auf der Strecke. In: *Der Spiegel Wissen* 3/2012.

Blech, J.: Selbstheilende Herzen. In: *Der Spiegel* 11/2012.

Lerchenmüller, C., et al.: Restoration of Cardiomyogenesis in Aged Mouse Hearts by Voluntary Exercise. In: *Circulation*, 2022, 146(5): S. 412-426.

Meier, P., Hemingway, H., Lansky, A .. J., Knapp, G., Pitt, B. und Seiler C.: The impact of the coronary collateral circulation on mortality: a metaanalysis. In: *European Heart Journal*, 2011, 33(5): S. 614-621.

Möbius-Winkler, S., et al.: Coronary Collateral Growth Induced by Physical Exercise: Results of the Impact of Intensive Exercise Training on Coronary Collateral Circulation in Patients With Stable Coronary Artery Disease (EXCITE) Trial. In: *Circulation*, 2016, 133(15):S.1438-1448.

Vujic, A., Lerchenmiiller, C., et al.: Exe1rcise induces new cardiomyocyte generation in the adult mammalian heart. In: *Nature Communications*, 2018, 9(1): 1659.

3부 운동과 건강한 삶

9장 장 속의 슈퍼히어로가 활력을 만든다

Abbasi, J.: Are Probiotics Money Down the Toilet? Or Worse? In: *JAMA*, 2019, 321(7): s. 633-635.

Blech, J.: *Leben auf dem Menschen - warum Billionen van Bakterien gut für unsere Gesundheit sind*. Frankfmrt am Main, 2015.

Blech, J.: Iss gut jetzt! In: *Der Spiegel* 27/2019.

Byndloss, M. X., Pernitzsch, S. R. und Bäumler, A. J.: Healthy hosts rule within: ecological forces shaping the gut microbiota. In: *Mucosal Immunology*, 2018, 11(5): S.1299-1305.

Desai, M. S., et al.: A Dietary Fiber-De1prived Gut Microbiota Degrades the Colonic Mucus Barrier and Enhances Pathogen Susceptibility. In: *Cell*, 2016, 167(5): S.1339-1353.

Kim, H. S.: Do an Altered Gut Microbiota and an Associated Leaky Gut Affect COVID-19 Severity? In: *mBio*, 2021, 12(1): e03022- 20.

Martens, E. C., Neumann, M. und Desai, M. S.: Interactions of commensal and pathogenic microorganisms wi1th the intestinal mucosal barrier. In: *Nature reviews. Microbiology*, 2018, 16(8): S. 457-470.

Reynolds, A., et al.: Carbohydrate quality and human health: a series of systematic reviews and meta-analyses. In: *The Lancet*, 2019, 393(10170): s. 434-445.

Silverman, M. S., Davis, I. und Pillai, D. R.: Success of self-administered home fecal transplantation for chronic Clostridium difficile infection. In: *Clinical Gastroenterology and Hepatology*, 2010, 8(5): S. 471-473.

Sonnenburg, E. D. und Sonnenburg, J. L.: Starving our microbial self: the deleterious consequences of a diet deficient in microbiota-accessible carbohydrates. In: *Cell metabolism*, 2014, 20(5): S. 779-786.

Wolter, M., et al.: Leveraging diet to engineer the gut microbiome. In: *Nature reviews. Gastroenterology & Hepatology*, 2021, 18(12): s. 885-902.

10장 왜 운동해도 몸무게가 줄지 않을까

Blech, J.: Sportlich dick. In: *Der Spiegel* 10/2016.

Blech, J.: *Schmeckt's noch? Die falschen Versprechen der Lebensmittelindustrie und wie wir einfach gesund essen können*. Frankfurt am Main, 2017.

Blech, J.: Mahl-Zeit. In: Der Spiegel 46/2018.

Deota, S. und Panda, S.: Aligning mealtimes to live longer. In: *Science*, 2022, 376(6598): S.1159-1160.

Eckel-Mahan,K: The importance of :.»when« in calorie restriction-induced lifespan extension. In: *The Journal of Cardiovascular Aging*, 2023, 3(1): s. 5.

Hang, D., et al.: Ultra-processed food consumption and risk of colorectal cancer precursors: results from 3 prospective cohorts. In: *Journal of the National Cancer Institute*, 2023, 115(2): S.155-164.

Hatori, M., et al.: Time-restricted feeding without reducing caloric intake prevents metabolic diseases in mice fed a high-fat diet. In: *Cell Metabolism*, 2012, 15(6): S. 848-860.

Kolb, H., Kempf, K, Röhling, M. und Martin, S.: Insulin: too much of a good thing is bad. In: BMC Medicine, 2020, 18(1): S. 224.

Martin, S., mit Kempf, K. und Rommelfanger, J.: *Wie Insulin uns alle dick oder schlank macht*. Hilden, 2020.

Patterson, R. E. und Sears, D. D.: Metabolic Effects of Intermittent Fasting. In: *Annual*

Review of Nutrition, 2017, 37: S. 371-393.

Pontzer, H., et al.: Constrained Total Energy Expenditure and Metabolic Adaptation to Physical Activity int Adult Humans. In: *Current Biology*, 2016, 26(3): s. 410-417.

Popkin, B. M., et al.: Towards unified and impactful policies to reduce ultra-processed food consumption and promote healthier eating. In: The Lancet *Diabetes & Endocrinolog* 2021, 9(7): S. 462-470.

Vujović, N., et al.: Late isocaloric eating increases hunger, decreases energy expenditure, and modifies metabolic pathways in adults with overweight and obesity. In: *Cell Metabolism*, 2022, 34(10): S.1486-1498.

Wang, Y., et al.: Maternal consumption of ultra-processed foods and subsequent risk of offspring overweight or obesity: results from three prospective cohort studies. In: *BMJ(Clinical Research ed.)*, 2022, 379: e071767.

Willis, E. A., et al.: The effects of exe1rcise session timing on weight loss and components of energy balance: midwest exercise trial 2. In: *International Journal of Obesity*, 2020, 44(1): S. 114- 124.

11장 운동할수록 뇌도 젊어진다

Abeln, V., et al.: Exercise in isolation – a countermeasure for electrocortical, mental and cognitive impairments. In: *PloS one*, 2015, 10(5): e0126356.

Agudelo, L. Z., et al.: Skeletal muscle PGC-1αl modulates kynurenine metabolism and mediates resilience to stress-induced depression. In: *Cell*, 2014, 159(1): s. 33-45.

Blech, J.: Schlaulaufen. In: Der Spiegel 32/2015.

Booth, J. N., et al.: Associations between objectively measured physical activity and academic attainment in adolescents from a UK cohort. In: *British Journal of Sports Medicine*, 2014, 48(3): S. 265-270.

Bozek, K., et al.: Exceptional evolutionary divergence of human muscle and brain metabolomes parallels human cognitive and physical uniqueness. In: *PLoS Biology*, 2014, 12(5): el001871.

Erickson, K. I., et al.: Exercise training increases size ofhippocampus and improves memory. In: *Proceediŋrgs of the National Academy of Sciences USA*, 2011, 108(7): S. 3017-3022.

Gallardo-G6mez, D., et al.: Optimal dose and type of exercise to improve cognitive function in older adults: A systematic review and bayesian model-based network metaanalysis of RCTs. In: *Ageing Research Reviews*, 2022, 76: 101 591.

Kleemeyer, M. M., Kühn, S., Prindle, J., Bodammer, N. C., Brechtel, L., Garthe, A., Kempermann, G., Schaefer, S. und Lindenberger, U.: Changes in fitness are associated with changes in hippocampal microstructure and hippocampal volume among older adults. In: *NeuroImage*, 2016, 131: S.155-161.

Kobilo, T., Yuan, C. und van Praag, H.: Endurance factors improve hippocampal neurogenesis and spatial memory in mice. In: *Learning & Memory*, 2011, 18(2): S. 103-107.

Livingston, G., et al.: Dementia preven1tion, intervention, and care: 2020 report of the Lancet Commission. In: *The Lancet* 2020, 396(10248):s. 413-446.

Nyberg, J., et al.: Cardiovascular and cognitive fitness at age 18 and risk of early-onset dementia. In: *Brain*, 2014, 137(Pt 5): S. 1514-1523.

Schneider, S., et al.: The influence of exercise on prefrontal cortex activity and cognitive performance during a simulated space flight to Mars (MARS500). In: *Behavioural Brain Research*, 2013, 236(1):S.1-7.

Schott, N. und Krull, K.: Stability of Lifestyle Behavior - The Answer to Successful Cognitive Aging? A Comparison of Nuns, Monks, Master Athletes and Non-active Older Adults. In: *Frontiers in Psychology*, 2019, 10: S. 1347.

12장 왜 남성이 여성보다 먼저 죽을까?

Bergeron-Boucher, M. P., Alvarez, J. A., Kashnitsky, I. und Zarulli, V.: Probability of males to outlive females: an international comparison from 1751 to 2020. In: *BMJ open*, 2022, 12(8): e059964.

Blech, J.: Die Methusalem-Formel. In: *Der Spiegel* 18/2016.

Luy, M.: Warum Frauen länger leben. Erkenntnisse aus einem Vergleich von Kloster-und Allgemeinbevölkerung. In: *Materialien zur Bevölkerungswissenschaft*, 106. Wiesbaden, 2002: Bundesinstitut für Bevölkerungsforschung (BIB). https://nbn-resolving.org/urn:nbn:de:Ol68-ssoar-333988.

Luy, M. und Gast, K.: Do women live longer or do men die earlier? Reflections on the causes of sex diffi:!rences in life expectancy. In: *Gerontolog*, 2014, 60(2), 2014, S. 143-153.

Min, K. J., Lee, C. K. und Park, H. N.: The lifespan of Korean eunuchs. In: *Current Biology*, 2012, 2:2(18): R792-R793.

Poulain, M., Pes, G. und Salaris, L.: A population where men live as long as women: Villagrande Strisaili, Sardinia. In: *Journal of Aging Research*, 2011, 153 756.

13장 마음에도 근력이 필요하다

Blech, J.: Heilen mit dem Geist. In: *Der Spiegel* 21/2013.

Blech, J.: Viele Wege zum Selbst. In: *Der Spiegel* 21/2013.

Bostanov V., Keune, P. M., Kotchoubey, N. und Hautzinger, M.: Eventrelated brain potentials reflect increased concentration ability after mindfulness-based cognitive therapy for depression: a randomized clinical trial. In: *Psychiatry Research*, 2012, 199(3): S.174-180.

Hölzel, B. K., Hoge, E. A., Greve, D. N., et al.: Neural mechanisms of symptom improvements in generalized anxiety disorder following mindfulness training. In: *Neuroimage*. Clinical, 2013, 2: S. 448-458.

Hoge, E. A., Bui, E., Mete, M., Dutton, M. A., Baker, A. W und Simon, N. M.: Mindfulness-Based Stress Reduction vs Escitalopram for the Treatment of Adults With Anxiety Disorders: A Randomized Clinical Trial. In: *JAMA* Psychiatry, 2022, 1e223679.

Humphrey, N. und Skoyles, J.: The Evolutionary Psychology of Healing: a Human Success Story. In: *Current Biology*, 2012, 22(17): R695-R698.

Klinger, R., Kothe, R., Schmitz, J., Kamping, S. und Flor, H.: Placebo effects of a sham opioid solution: a randomized controlled study in patients with chronic low back pain. In: *Pain*, 2017, 158(10): S.1893-1902.

Kok, B. E., et al.: How positive emotions build physical health: perceived positive social connections account for the upward spiral between positive emotions and vagal tone. In: *Psychological Science*, 2013, 24(7): S.1123-1132.

Nowak, H., et al.: Effect of therapeutic suggestions during general anaesthesia on postoperative paint and opioid use: multicentre randomised controlled trial. In: *BMJ(Clinical Research ed.)*, 2020, 371: m4284

Ott, U.: *Meditation fur Skeptiker*. München, 2010.

Schmitz, J., Müller, M., Storк J., Eichler, I., Zöllner, C., Flor, H. und Klinger, R.: Positive Treatment Expectancies Reduce Clinical Pain and Perceived Limitations in Movement Ability Despite Increased Experimental Pain: A Randomized Controlled Trial on Sham Opioid Infusion in Patients with Chronic Back Pain. In: *Psychotherapy and*

Psychosomatics, 2019, 88(4): S. 203-214.

Schwartz, M., Fischer, L. M., Bläute, C., Stork, J., Colloca, L., Zöllner, C. und Klinger, R.: Observing treatment outcomes in other patients can elicit augmented placebo effects on pain treatment: a double-blinded randomized clinical trial with patients with chronic low back pain. In: *Pain*, 2022, 163(7): S. 1313-1323.

정리하며 몸과 마음을 위한 궁극의 건강 마스터플랜

Blech, J.: Das Schicksal in unserer Hand. In: *Der Spiegel* 1/2018.

Blech, J.: *Die Heilkraft der Bewegung. Wie Sie Krankheiten besiegen und Ihr Leben verlängern*. Frankfurt am Main, 2018.

Coleman, C. J., McDonough, D. J., Pope, Z. C. und Pope, C. A.: Doseresponse association of aerobic and muscle-strengthening physical activity with mortality: a national cohort study of 416 420 US adults. In: *British Journal of Sports Medicine*, 2022, bjsports-2022-105519.

Garcia, L., et al.: Non-occupational physical activity and risk of cardiovascular disease, cancer and mortality outcomes: a dose-response meta-analysis oflarge prospective studies. In: *British Journal of Sports Medicine*, 2023, bjsports-2022-105669.

Koga, H. K., et al.: Optimism, lifestyle, and longevity in a racially diverse cohort of women. In: *Journal of the American Geriatrics Society*, 2022, 70(10): s. 2793- 2804.

Lang, F. R., Rupprecht, R., Schulz, M. und Rohleder, N.: Die munteren Neunziger – Leben in der zehnten Dekade in N[irnberg. FriedrichAlexander-Universität Erlangen-Nürnberg: *Ipg Research Notes 15/2019*. Download von: www.geronto.fau.de/lebendig

Li, K., Hiising, A. und Kaaks, R.: Lifestyle risk factors and residual life expectancy at age 40: a German cohort study. In: *BMC Medicine*, 2014, 12: 59.

Skrabanek, P. und McCormick, J.: *Torheiten und Trugschlüsse* der Medizin, 4. Aufl. Mainz, 1995.

Srour, B., Hynes, L. C., Johnson, T., Kühn, T., Katzke, V. A. und Kaaks, R.: Serum markers of biological ageing provide long-term prediction of life expectancy-a longitudinal analysis in middle-aged and older German adults. In: *Age and Ageing*, 2022, 51(2), afab271.

옮긴이 **이덕임**

동아대학교 철학과와 인도 뿌나 대학교 인도철학 대학원을 졸업했다. 오스트리아 빈에서 독일어 과정을 수료했으며, 현재 바른번역 소속 번역가로 활동하고 있다. 옮긴 책으로 『행복한 나를 만나러 가는 길』, 『선생님이 작아졌어요』, 『비만의 역설』, 『구글의 미래』, 『시간의 탄생』, 『내 감정이 버거운 나에게』, 『어렵지만 가벼운 음악 이야기』, 『엘리트 제국의 몰락』, 『안 아프게 백 년을 사는 생체리듬의 비밀』, 『불안사회』, 『세상의 모든 시간』, 『세균, 두 얼굴의 룸메이트』, 『괴짜 과학자와 신비한 안개상자』, 『도시의 미래』 등이 있다.

운동 혁명

초판 1쇄 발행 2024년 11월 29일

지은이 외르크 블레히
옮긴이 이덕임

발행인 이봉주 **단행본사업본부장** 신동해
편집장 조한나 **편집** 김예빈
디자인 studio forb **교정교열** 남은영
마케팅 최혜진 이은미 **홍보** 허지호
국제업무 김은정 김지민 **제작** 정석훈

브랜드 웅진지식하우스
주소 경기도 파주시 회동길 20
문의전화 031-956-7210(편집) 02-3670-1123(마케팅)

홈페이지 www.wjbooks.co.kr
인스타그램 www.instagram.com/woongjin_readers
페이스북 www.facebook.com/woongjinreaders
블로그 post.naver.com/wj_booking

발행처 (주)웅진씽크빅
출판신고 1980년 3월 29일 제 406-2007-000046호

한국어판 출판권 ⓒ (주)웅진씽크빅, 2024
ISBN 978-89-01-29065-2 13690

- 웅진지식하우스는 (주)웅진씽크빅 단행본사업본부의 브랜드입니다.
- 저작권법에 의해 한국 내에서 보호를 받는 저작물이므로 무단전재와 무단복제를 금합니다. 이 책 내용의 전부 또는 일부를 이용하려면 반드시 저작권자와 ㈜웅진씽크빅의 서면 동의를 받아야 합니다.
- 책값은 뒤표지에 있습니다.
- 잘못된 책은 구입하신 곳에서 바꾸어 드립니다.